重症患者のアセスメントとベストプラクティス

序文

　臨床現場で働くすべての人々の使命の本質は，いつの時代も変わることがなく，医療を受ける人々がその状態にふさわしい質の医療サービスを受け，可能な限り回復し，悪化せず再入院・退院を繰り返さず，社会への復帰を遂げることにあります。

　しかし，医療技術がかなりの進歩を遂げた今の医療の現場においては，人口の高齢化や慢性疾患患者の増加が進み，①再入院を含む受診率の増加，②転院の受け皿となる後方病床施設の確保の困難，③在宅医療ニーズの増加に対する応需能力の乏しさなどの難しい課題を抱えています。一方，国の医療政策は診療報酬の改定によって，早期退院と在院日数の短縮化が進められています。

　このような趨勢を鑑みて，超急性期医療を担うクリティカルケア部門で働く看護師たちは，クリティカルケア部門から先の医療・看護について不安と閉塞感を感じてしまうかもしれません。しかし，その一方では医療社会が転換・変革期だからこそ，クリティカルケア領域の近未来を見据えた医療ユーザーからの信頼に足る看護実践の提供が不可欠と言えます。

　クリティカルな状況にある患者への看護とは，生命を急激に脅かす重度の侵襲に苛まれた人々（急性・重症患者）に対してさまざまな生体反応を緩和し，現在の機能を最大限に高めていく援助の実践です。

　その中で最も重要なポイントは，ICUなどのクリティカルケアユニット入室中からの退院へ向けたゴール設定です。それは，理想論を述べるならば，入院前のADL，退院後の住宅環境，家族の協力体制，患者・家族の希望などの情報を収集し，個々の患者に相応した目標を明確化することです。その上で，全身機能のアセスメントと多職種共同による早期離床を実践し，二次合併症の予防，廃用障害の回避と退室後のQOLアップを最大限行っていくことにあります。

　看護師の生業と機能・役割は，保助看法で言うならば，「療養上の世話」と「診療の補助」です。つまり，医療サービスのCureとCareを両立する実践が求められているということです。この意味するところは，患者を単なる健康障害者あるいは対疾病の闘病者ではなく，一人の生活者として位置づけた看護をすることが必要かつ最も重要ということです。生命が危ぶまれるような状況に陥り，またはそのような状況に陥るリスクが極めて高い状態にある一人の生活者である患者が，そこからの回復過程において，看護のコアとなる「すべ」は患者の身体的な適切なアセスメントと心理・社会的アセスメントの知的技術です。これは，広い概念で表現するならば「トータルヘルスアセスメント」とも呼べるかもしれません。その上で，患者にとってのケアのベストプラクティスを探し，選び，提供することが重要です。

　例えば，高度な侵襲下にある患者の疾病や人工呼吸器療法，補助循環装置などを駆使した治療経過，それと共存する身体・精神状態とハイリスク性との関連性，患者のセルフケアの状況と促進のための評価とケア実践，患者の現在におけるQOLと今後の予測される状況との関連性，患者・家族間のダイナミクスについての評価とケア実践などが挙げられます。チーム医療の観点からも，メディカルチームにおいて看護職は専門的なアセスメントの知的技術を持ち，患者に相応した看護実践を提供すべく，自らの専門分野で専門性（志向）を発揮することが必須の時代です。

　本書は，フィジカルな側面に焦点を当てたアセスメントと臨床現場における看護の主なベストプラクティスとその周辺について綴ったもので，読者の皆様には，いわばベッドサイド，あるいはデスクの参考書（reference book）として活用していただきましたらうれしい限りです。

2019年5月

道又元裕

Contents

アセスメント編

- 8 患者アセスメントの基本（患者アセスメントの視座）［道又元裕］
- 11 栄養状態［清水孝宏］
- 14 耐糖能［石田幹人］
- 17 体温調節機能［松村千秋］
- 20 運動機能・抗重力機能［川上悦子］
- 26 痛み［赤間幸江］
- 29 せん妄［永田明恵］
- 32 意識レベル［菅原直子］
- 37 脳神経機能（NIHSSを中心に）［露木菜緒］
- 40 脳圧亢進［廣本幸枝］
- 44 けいれん［髙橋ひとみ］
- 48 呼吸機能［菅 広信］
- 53 血液ガス［長坂信次郎・石川智也］
- 57 人工呼吸器同調性［戎 初代］
- 60 人工呼吸器グラフィック［戎 初代］

- **63** 循環機能—心肺血行動態　［辻本雄大・小橋郁美］
- **68** 末梢動脈循環機能—血圧　［清田和弘］
- **73** 心電図　［佐藤大樹］
- **78** 体液動態　［髙橋健二］
- **81** 消化管機能　［安藤有子］
- **84** 皮膚・軟部組織　［佐藤晃子］
- **87** ドレーン類　［鎮目祐子］
- **90** 基本検査データ　［森安恵実］
- **93** 画像（胸部，腹部，留置物）　［佐々木謙一］

ベストプラクティス編

- **102** 過大侵襲と生体反応　［道又元裕］
- **111** 急性脳循環・神経障害（くも膜下出血）　［沖　良一］
- **120** 急性呼吸障害（ARDS）　［諸見里　勝］
- **127** 慢性呼吸器疾患の急性増悪　［鈴木　淳］
- **132** 人工呼吸器離脱　［辻本雄大］

- 140 敗血症性ショック 〔平井 亮〕
- 147 心原性ショック 〔増田貴生〕
- 153 出血性ショック 〔神谷健司〕
- 159 栄養障害 〔清水孝宏〕
- 166 急性肝障害 〔阿部絵美・栗原知己〕
- 173 凝固・線溶障害（DIC） 〔菅 広信〕
- 179 多臓器障害 〔五十嵐竜太〕
- 186 痛み 〔更科陽子〕
- 195 せん妄 〔清水 祐〕
- 202 鎮静 〔宮本毅治〕
- 207 体温管理：発熱時のケア 〔露木菜緒〕
- 212 皮膚・軟部組織管理 〔志村知子〕
- 218 感染管理 〔渡邊健太〕
- 224 早期リハビリテーション 〔小幡賢吾・高橋哲也〕
- 229 PICS対策 〔春名純平・卯野木 健〕
- 234 家族ケア 〔藤野 崇〕
- 239 終末期ケア 〔立野淳子〕
- 244 ME機器管理 〔奥田晃久〕

アセスメント編

- 患者アセスメントの基本
- 栄養状態
- 耐糖能
- 体温調節機能
- 運動機能・抗重力機能
- 痛み
- せん妄
- 意識レベル
- 脳神経機能
- 脳圧亢進
- けいれん
- 呼吸機能
- 血液ガス
- 人工呼吸器同調性
- 人工呼吸器グラフィック
- 循環機能—心肺血行動態
- 末梢動脈循環機能—血圧
- 心電図
- 体液動態
- 消化管機能
- 皮膚・軟部組織
- ドレーン類
- 基本検査データ
- 画像（胸部，腹部，留置物）

アセスメント編

患者アセスメントの基本
（患者アセスメントの視座）

国際医療福祉大学成田病院 準備事務局　道又元裕

　クリティカルケアの対象となる患者の多くは，何らかの原因により生体が高度な侵襲に苛まれています。その時，患者の生体内部では，身体・精神活動の大変動が起こり，大なり小なりの組織と細胞の破綻，つまり「カタストロフィ：catastrophe」とも呼べる状態にあると言えます。そのような状態にある患者に適切な医療的介入が行わなければ，いとも簡単に生命の危機的状態に陥ってしまいます。したがって，刻一刻と変化する患者の全身状態の事実とその変化を総合的にとらえ，また，新たな侵襲の到来を予測した上でそれらを未然に防ぎ，さらにはその影響を可能な限り最小限にくいとどめることが大切です。

　これらに必要となる，シビアな状態の中での患者変化をとらえる「評価する知と技術」こそが，全身状態を総合的に見極める，アセスメントなのです。すなわち，患者個々に合った看護を提供するためには，フィジカルアセスメントを行うことが非常に重要かつ不可欠と言えます。

変調の発見は意図的な出会いから

　変調状態やその前駆状態の早期発見は，「出会い」から始まります。しかし，この「出会い」は「意図的に出会う」ための行動がなければ成立しません。つまり，「出会い」は患者が発信している大なり小なりの異常なサインと症状は，それを異常だと判断しなければ，単なる「データ」に過ぎません。このデータを異常だと判断する意味づけをした時に，必要な「情報」に変わるのです。したがって，変調を発見するには異常と正常を見極めるためのフィジカルアセスメントの知識と常に患者の状態が正常ではないかも知れないという疑いの思考と観察行動が必要なのです。

　変調は時間的経過を見ると極めて短時間に急激的に起こることが多く，それまでに前ぶれがある場合もあれば，全くない場合もあります。また，理論的に説明がつかないこともあるような気がします。したがって，変調を起こすケースを先んじて明確に予測することは現実的にはそう簡単なことではないかもしれません。変調と「うまく出会うため」には，「おや，何かおかしい」，「いつもと違う」という鋭い感覚が必要です。その感覚を支えるものが患者の既往歴・原疾患の把握，バイタルサインの変化への気づきと意味ある観察です。そして，「経験」と「知」に裏づけられたフィジカルアセスメントが重要になってきます。

アセスメント（フィジカルアセスメント）とは…

　フィジカルアセスメントとは，患者を観察し，可能ならばインタビューによっ

表 フィジカルアセスメント

- 主観的情報
- 客観的情報
- インタビュー
- フィジカルイグザミネーション

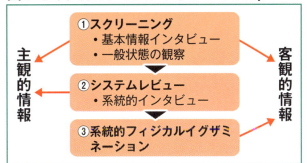

図1 フィジカルアセスメント3つのStep

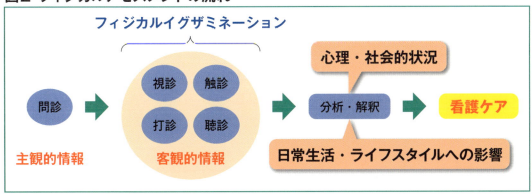

図2 フィジカルアセスメントの流れ

て健康歴の主観的情報を聞き，観察と科学的な検査，さらにフィジカルイグザミネーション（身体診査）を行い，これらの情報を統合して，患者の健康問題について評価することです（表）。

フィジカルアセスメントは，通常3つのStepによって構成され，それは別々に，あるいはほぼ並行して行われます。3つのStepは，基本情報を得るインタビューと一般状態の観察，種々の検査データによるスクリーニング（Step1），次に系統的インタビューによるシステムレビュー（Step2），さらに身体を医療者のスキルによって診査する系統的フィジカルイグザミネーション（Step3）によって構成されています（図1）。このうち，基本情報インタビューと系統的インタビューは，問診によって導き出される主観的情報になります。一方，一般状態の観察，検査データ，系統的フィジカルイグザミネーションは客観的情報として位置づけられます。

フィジカルイグザミネーションは視診，触診，打診，聴診，嗅診によって構成されます。その主な目的は，①患者の健康状態のベースラインのデータ収集，②既往歴などから補足データの確認，あるいは反論，③医学判断の確認と確定，④患者の健康状態の変化および治療方法に関する臨床判断，⑤治療・ケアの生理学的アウトカムの評価です。

つまり，フィジカルアセスメントは，問診，そして視診，聴診，触診，打診のいわゆる五感を働かせ，全身を診て評価（分析・解釈）するということです。身体状況の表層的な現象だけを単に把握するだけにとどまらず，患者の身体に今どのようなことが生じているのか，いかなる状況にあるのかを，得ることができたすべてのデータ・情報から評価します（図2）。

これらの情報収集には，目的を持ったインタビューの技術や精度の高い検査方法，正しい診査技術が基本となります。そのため，正常と異常とを区別するための解剖生理，疾病，病態などに関する基本的知識を得るために幅広く学習することと同時に有益な診査の結果を得るための技術訓練を重ねていかなければならないのです。その上で，データを関連づけ，統合する専門的知識と洞察力による判断，評価が必要となります。さらには経験の積み重ねによって洗練された技術や知識も大きな力となります。

クリティカルケアとアセスメント

クリティカルな状態となっている，または放置したらそのようになるリスクの高い患者の多くは，誰が見ても異常だと判断できるサインや症状を認めますが，クリティカルな状態であってもサインや症状が見られない，または，非常に分かりづらいこともよくあります。この何かしらのサインや症状には，注意深く観察してもよく分からないもの，また，注意深く観察すれば分かるもの，さらには，意図的に観察すれば割と分かるものまであるためです。アセスメント，特にフィジカルなアセスメントの能力をしっかりと備え，それを根拠に「いつもと違う」「何かおかしい，変だな」と思えるセンスとそれなりの経験を身につければ，こ

れらに気づき，もしかして変調の前駆状態かも知れない，あるいはまさに変調状態だと判断することができます。この知識とセンスによって観察行動の始まりと，幅や深さが変わってきます。

アセスメントをベッドサイドで実践する際，ファーストステップとして，高度な侵襲が患者に与える影響とそれらから恒常性を維持しようとする患者の状態を理解することが必要です。その上で，超急性期から回復期に至るまでの病態（メカニズム）の身体的理解とSerious（重篤）な状態によって大きく影響を受けた患者の心理と生活行動の変化を総合的にアセスメントするプロセスが不可欠です。そのため，ある特定の疾病や症状を持つ患者のフィジカルアセスメントを行う場合にでも，特定範囲に関連した項目，事柄はもちろんのこと，頭頸部・顔，上肢，胸部・背部，腹部，消化管，生殖器，下肢，筋・骨格系，神経系の状態までhead to toeで（頭からつま先まで）チェックすることが基本です。そして，種々の検査データやモニタリングデータ，患者の主観的情報とを組み合わせて，統合的に特定範囲だけでなく，全身状態と関連づけてアセスメントすることが重要です。

その結果を踏まえて，対象患者のその時の状態と未来に予測される（洞察的）ケアニーズに対応していけることがベストと言えます。

栄養状態

アセスメント編

那覇市立病院 看護部
急病センター 看護師長
集中ケア認定看護師 **清水孝宏**

栄養状態の必須アセスメント

1. 患者の主病名や既往歴から，栄養障害に結びつく疾患の有無を確認する。
2. 患者の身長と体重を測定し，BMIを算出する。
3. 算出したBMIから，「標準」「痩せ」「肥満」を鑑別する。
4. BMIが「痩せ」または「肥満」であれば，標準体重を算出する。
5. 口腔内の衛生・歯牙・舌・粘膜の状態と嚥下機能を評価する。
6. 上下肢の筋肉量や浮腫の有無を観察する。
7. 入院前のADLや活動量を把握する。
8. 過去数カ月以内の体重減少の有無を問診し，記録に残す。
9. 1日何食，どのような内容でどれくらいの量を摂取していたか食生活の情報を得る。
10. 下痢や嘔吐などの消化器症状を確認する。
11. 血清アルブミン値，CRP値，血清コレステロール値，血清コリンエステラーゼ値から，これまでの栄養障害の程度と，これからの栄養障害の程度を予測する。

必須アセスメントのポイント

❶患者の主病名や既往歴から，栄養障害に結びつく疾患の有無を確認する

栄養アセスメントする上で，患者の主病名や既往歴は重要な情報源です。**低栄養あるいは栄養障害に至る背景に炎症が関連しているかどうかで対応が異なります。**

炎症がない場合は飢餓関連の低栄養であり，代表的な疾患として神経因性食思不振症が挙げられます。炎症がある場合は，急性炎症（外傷や熱傷，敗血症など）か慢性炎症（がんやリウマチ，慢性呼吸不全，クローン病や潰瘍性大腸炎などの慢性炎症性腸疾患）かを鑑別します（図 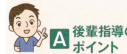）。

ICUなどに入室する患者がどのタイプに属するかによって，栄養管理の方向性が変わります。飢餓関連の低栄養であれば，精神疾患としてのフォローが必要になります。そして，急性・損傷疾患関連低栄養であれば，原疾患の治療を行うことで低栄養が改善します。

慢性疾患関連低栄養は最も栄養管理に難渋するタイプです。がんやリウマチなど常に炎症を抱えている状態では，栄養を強化しても栄養状態の改善が難しい場合がほとんどです。そのため，慢性的な

A 後輩指導のポイント

目の前の患者に低栄養や栄養障害がある場合，どのタイプであるかを後輩たちと図で確認することをお勧めします。低栄養，栄養障害は原因がそれぞれ異なり，どのような栄養療法が必要であるかをそれぞれに分けながら考えていくことが重要です。

図 低栄養・栄養障害の病因による分類

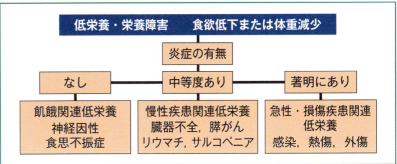

Jane V. White, Peggi Guenter, Gordon Jensen, et al.: Consensus Statement: Academy of Nutrition and Dietetics and American Society for Parenteral and Enteral Nutrition: Characteristics Recommended for the Identification and Documentation of Adult Malnutrition (Undernutrition) Journal of Parenteral and Enteral Nutrition, Vol.36, No.3, 275-283, 2012.を引用，一部改編

表 栄養に関連する情報収集とアセスメント・評価の意義

計測・問診	評価の指標	アセスメント・評価の意義
身長・体重測定 BMI＝体重（kg）／身長（m）^{2} 標準体重＝身長（m）^{2}×22	肥満…BMI25以上 普通体重…BMI18.5〜25未満 低体重…BMI18.5以下	・低体重であれば低栄養の可能性を疑う ・肥満および低体重の場合は，標準体重で目標カロリーを算出
体重の減少 （維持できていた 体重からの増減）	中等度：1カ月で5％の体重減少 または6カ月で10％の体重減少 重度：中等度を超える場合	・体重減少の有無は，低栄養・栄養障害の重症度や進行度合いを把握するのに重要な指標
上下肢の筋肉・脂肪・浮腫の評価	上腕周囲長・下腿周囲長 前脛骨や足背の浮腫	・上腕周囲長（21cm以下）・下腿周囲長（28cm以下）は，サルコペニアの疑いあり ・下腿浮腫の存在は，低アルブミン血症や心不全，腎不全を示唆する所見
口腔・嚥下評価	歯牙・舌・粘膜の状態（衛生状態） 嚥下障害の有無	・歯牙欠損，舌萎縮の有無，粘膜乾燥や潰瘍の有無から経口摂取の状況を判断 ・唾液嚥下の有無，嚥下反射の有無から経口摂取の状況を判断し，同時に早期経口訓練を検討する
問診による評価	食欲／1日の食事摂取回数 1回の摂取量（主食，副食） たんぱく質の摂取状況	・消化・吸収能力の評価を行い，開始する栄養剤を検討する ・栄養摂取過不足の把握
消化器症状	排便性状と回数（下痢，便秘） 嘔吐回数，性状，量／腹痛・腹部膨満	・消化管機能の評価（消化，吸収，排泄） ・消化器疾患の評価

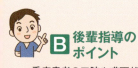

B 後輩指導のポイント

重症患者の口腔や嚥下状態を観察する視点は大変重要です。特に気管挿管・人工呼吸管理後の嚥下障害は，入院期間や生存期間にも影響を及ぼします。これからの看護ケアとして，抜管後の嚥下評価や嚥下訓練が，長期予後的な視点で注目されています。

BMI
体格指数：body mass index

NRS2002
Nutritional Risk Screening 2002

MNA
簡易栄養状態評価：mini nutritional assessment

炎症をコントロールしながら，必要な栄養量を落とさないよう綿密に管理することが求められます。

❷栄養に関連する情報収集とアセスメント

患者のこれまでの栄養状況を把握することは，これから始める栄養投与設計に大きく影響します。例えば，入院前から低栄養がある場合は早めに静脈栄養を開始します。低栄養はなくむしろ肥満である場合は，血糖コントロールに注意しながら徐々に栄養投与量を増量していきます。栄養に関連する情報収集とアセスメント・評価の意義を**表**にまとめました。

身長と体重からBMIを算出することで，標準からの逸脱を知ることができます。つまり，BMIは低栄養か過栄養かを知る指標となります。体重減少の情報は，低栄養や栄養障害を知るために重要です。

代表的な栄養リスクスクリーニングであるNRS2002やMNAでも，体重減少についての情報で重症度が変わってきます。

上下肢の筋肉や筋力，身体機能の評価は，サルコペニアの存在を知る指標となります。また，下腿の浮腫を評価することで膠質浸透圧の低下，静水圧の上昇など原疾患の影響を知ることができます。

さらに，**口腔，嚥下状態から得られる情報は多岐にわたりますB**。これまで食べられていたかどうかは歯牙，舌，粘膜の状態を見ることである程度理解することができます。加えて，問診による食事摂取状況の確認や消化器症状の有無を知ることで，消化，吸収，排泄といった栄養の吸収能力を評価することができます。

❸血液検査結果から読み取る栄養状態

重症患者は，侵襲による影響で各種ス

トレスホルモンや炎症性サイトカインが多く産生されています。この影響で**血管透過性亢進が起こり，血管内のアルブミンは間質などの血管外に濾出するため低アルブミン血症となります**。また，**炎症性たんぱくであるCRPも上昇するため，血清アルブミン値は下がります**。入院直前まで健康な生活を送っていた患者でも，侵襲による影響で血清アルブミン値が2.0g/dL前後になるという症例は少なくありません。つまり，重症患者は血清アルブミン値で栄養状態を評価することはできず，CRP値の推移と血清アルブミン値を同時に評価しながら，侵襲が改善傾向なのかどうか，侵襲が改善すると同時かそれよりも少し遅れて栄養状態が立ち上がってくるというイメージで評価します。

また，入院前の栄養状態を評価する血液データとしては，血清コレステロール値や血清コリンエステラーゼ値が参考になります。両方とも脂肪を蓄えている栄養過多な場合に上昇します。この2つの値は，栄養サポートチーム（NST）の対象患者の定期的な栄養指標として血液検査に組み込んでいますが，明らかな低栄養，栄養障害のある患者は基準値以下という場合が多いです。

CRP
C反応性たんぱく：C-reactive protein

NST
栄養サポートチーム：nutrition support team

> **ワンポイントアドバイス**
> ・栄養アセスメントの視点として，入院前の生活状況は重要です。
> ・栄養状態が回復した退院間際の元気な患者の土台には，栄養ケアの結果があったと感じます。
> ・実践への活かし方として，栄養でも「なぜ？」という視点を常に持つことが大切です。

引用・参考文献
1）Jane V. White, Peggi Guenter, Gordon Jensen, et al.：Consensus Statement：Academy of Nutrition and Dietetics and American Society for Parenteral and Enteral Nutrition：Characteristics Recommended for the Identification and Documentation of Adult Malnutrition（Undernutrition）Journal of Parenteral and Enteral Nutrition, Vol.36, No.3, 275-283, 2012.
2）日本集中治療医学会重症患者の栄養管理ガイドライン作成委員会：日本版重症患者の栄養療法ガイドライン，日本集中治療医学会雑誌，Vol.23, No.2, P.185〜281, 2016.

アセスメント編　耐糖能

国立病院機構 **関門医療センター**
集中治療室 副看護師長
集中ケア認定看護師　**石田幹人**

耐糖能の必須アセスメント
❶侵襲時の耐糖能異常を理解する。　❷正確な血糖測定を行う。
❸血糖値が上昇する原因を考える。　❹血糖値が低下する原因を考える。

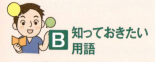

A 知っておきたい用語

下垂体前葉から副腎皮質刺激ホルモン，プロラクチン，下垂体後葉からバソプレシン，オキシトシン，副腎皮質から糖質コルチコイド，レニン，副腎髄質からアドレナリンとノルアドレナリンなどが分泌されます。アドレナリンやノルアドレナリンは循環作動薬のイメージが強いですが，肝・骨格筋の分解刺激，遊離脂肪酸の放出，代謝率を高めるなど，代謝系の作用も侵襲時には重要な役割となっています。

B 知っておきたい用語

栄養素（炭水化物，たんぱく質，脂肪）を主として，酸化分解して活動に必要なエネルギーを得ることを言います。反対に，エネルギーを使用して物質を合成することを同化と言います。

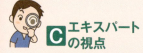

C エキスパートの視点

侵襲を受けた体内では食事や点滴をしていなくても，糖が新たに産生されます。また，インスリンの分泌が減少したり，インスリンに拮抗するホルモンの分泌が増加することで血糖値が上昇します。糖尿病発症の機序とは異なり，可逆的です。

外傷，手術，敗血症など生体に過大侵襲が加わると，インスリン拮抗作用のあるストレスホルモンや炎症性サイトカインの分泌が増大し，耐糖能異常が生じます。また，病状の悪化や回復の過程で耐糖能は変化していきます。重症患者においては，血糖測定方法によって血糖値が異なるため，数値の正確性を確認することが大切です。また，重症患者の血糖値は変動しやすいため，血糖値が変動する原因をさまざまな角度からアセスメントするだけではなく，患者に必要なケアにつなげることが重要です。

必須アセスメントのポイント

❶侵襲時の耐糖能異常を理解する

生体に侵襲が加わると，**炎症性サイトカイン**（TNF-α，IL-1，IL-6など）や**ストレスホルモンA**の分泌が亢進します。これらはインスリン抵抗性の増大や，感受性の低下およびインスリン分泌の低下を引き起こします。

また，生体は侵襲を乗り越えようとして**異化B**の亢進が生じ，内因性エネルギーを産生させます。**その結果，高血糖となりますC**。

高血糖状態が持続すると，好中球や補体の機能低下，内皮細胞傷害を引き起こし，感染防御能低下や創傷治癒の遅延など弊害が生じます。そのため，適切な**血糖コントロールが重要**となるのです。現在では，血糖値180mg/dL以上からインスリン投与を行い，144〜180mg/dLを目標にすることが妥当とされています[1]。

❷正確な血糖測定を行う

皆さんは，普段，どのように血糖値を測定しているでしょうか。毛細血管血を用いた簡易血糖測定器や動脈血を用いた血液ガス分析装置によるものなど，施設や状況によって異なるのではないでしょうか。

実は，測定方法やサンプルによって**誤差が生じる**ことが報告されています[2]。特に，毛細血管血を用いた簡易血糖測定器による値は，中央検査室の生化学自動分析装置に比べ過大評価されています。そのため，低血糖の発生を見逃す可能性が示唆されています。測定誤差は，サンプルのヘマトクリットや酸素分圧，薬剤（カテコールアミン使用）など，さまざまな要因が影響しているため，常に測定値が正確か，疑う視点を持ちましょう。可能であれば，中央検査室での測定が理想です。また，動脈血，静脈血を用いた簡易血糖測定より，血液ガス分析装置での測定が望ましいと考えます。

❸血糖値が上昇する原因を考える

前述したとおり，侵襲を受けた患者の血糖値は上昇しやすい傾向にあります。しかし，生体は侵襲を乗り越え，元の状態に戻ろうとする恒常性を持っています。状態の回復と共に耐糖能も正常に近づいてくるはずですが，臨床ではインスリンの投与量が増えたり，血糖値が上昇し続けたりする場面に遭遇することも少なくないと思います。原因はさまざまですが，**感染や療養のストレス（痛み，不安など）**など新たな侵襲が加わることで，炎症性サイトカインや交感神経系が再度活性化していることも考えられます（**図1**）。

また，過剰な輸液や経腸栄養投与による**過栄養（オーバーフィーディング）**によるものかもしれません。鎮静薬の代表であるプロポフォール（ディプリバン®）は脂肪製剤で1mL当たり約1kcalの熱量を持っているため，投与量が多い場合には注意が必要です。

ほかにも，**血糖値を上昇させやすい薬剤**の使用が原因となっていることがあります。交感神経刺激薬であるアドレナリンやノルアドレナリンのα・β作用は，糖新生の促進やインスリン分泌低下作用があり，血糖を上昇させます。

❹血糖値が低下する原因を考える

侵襲による傷害期を乗り越えると，生体では徐々に内因性エネルギーの消費が減少し，異化が抑えられてきます（**図2**）。つまり，**患者の状態が安定し耐糖能異常が改善**されることで，血糖値が低下し，インスリン投与量も減らすことができます。侵襲から回復していく過程で徐々に基礎エネルギー消費量は減少しますが，

図1 過大侵襲を受けた患者の高血糖の仕組みと弊害

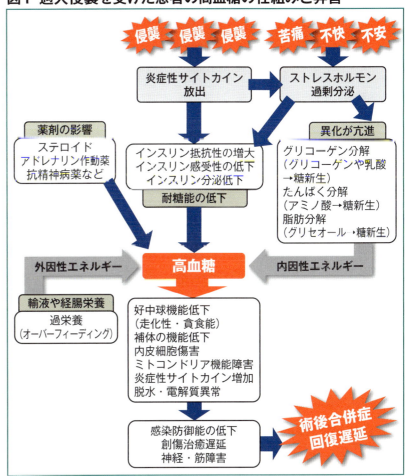

増居洋介：Q9 過大侵襲時の高血糖の仕組みとその影響について教えて，重症集中ケア，Vol.12，No.5，P.64，2013.より引用，改変

鎮静薬や人工呼吸器からの離脱，離床など活動で消費されるエネルギーは増大します。**消費エネルギーに見合った栄養投与が行われなければ，血糖値が低下するだけではなく，飢餓状態を招き再度異化反応が亢進してくるかもしれません**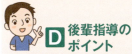。

また，**酸素の供給と消費のバランスが崩れたり，細胞で酸素の利用障害が生じたりすると，嫌気性代謝が亢進します**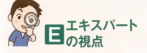。急激に糖が消費され糖新生が追い付かなくなれば，血糖値が急下降してくるかもしれません。

敗血症や腎不全，副腎不全，肝機能障害などでも血糖値が低下することもあるので，注意が必要です。

＊　＊　＊

D 後輩指導のポイント

早期離床を見据えて，必要な栄養投与量や投与経路についても検討する必要があります。輸液はどうしても糖質優位になりがちで，高血糖を助長してしまいます。投与カロリーだけでなく，栄養素のバランスについても常に考慮するように指導します。

E エキスパートの視点

活動エネルギーを迅速に得るために重要な代謝経路ですが，副産物として乳酸が産生され，蓄積すれば代謝性アシドーシスが進行します。

図2 侵襲時のエネルギー消費量と耐糖能の変化

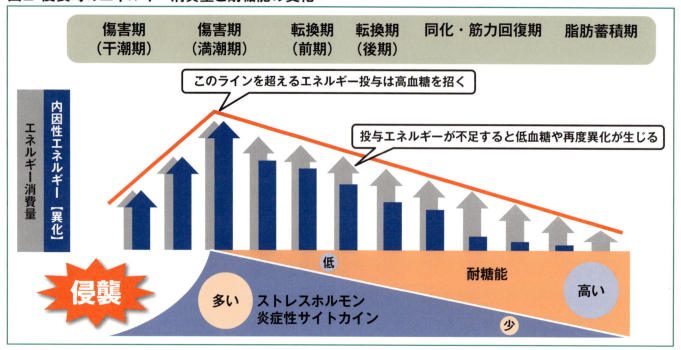

侵襲時の耐糖能は，侵襲の大きさや回復の過程で変化していきます。実際，ストレスホルモンやサイトカインがどのように変動しているかは目視できません。普段測定している血糖値は，耐糖能を判断する材料の一つに過ぎません。その数値を変化させる原因は何なのか，患者の状態は安定しているのか，不安定なのか，また今後どのように変化していくのかを多角的にアセスメントすることが重要です。

また，**疾患以外の苦痛や不安，不快な光や音，温度，湿度なども患者の内部環境に大きく影響を与えていることを忘れてはいけません**F。**患者に不必要なストレスを与えず，安心・安楽な療養環境を提供することを常に心がけてください**G。

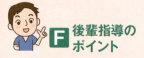

F 後輩指導のポイント

夜間入眠している患者のバイタルサイン測定や体位変換などは，時間を決めて行うケアではありません。患者のリスクやベネフィットをアセスメントして，時間の調整をするように指導します。

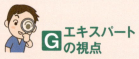

G エキスパートの視点

安楽・安全な環境調整は，看護師の腕の見せ所です。

 ワンポイントアドバイス

- 測定値が前回より大きく変動している時は測定値自体を疑い，簡易測定器以外での再測定を検討します。
- 敗血症などで臓器障害が重度になれば糖新生ができなくなり，急激に低血糖に陥ることもあります。血糖値の測定間隔にも注意を払います。

引用・参考文献

1）日本集中治療医学会Sepsis Registry委員会：日本版敗血症診療ガイドライン，日本集中治療医学会雑誌，Vol.20, No.1, P.124〜173, 2013.
2）井上茂亮：外科・救急集中治療領域における血糖測定方法とその正確性，日本外科感染症学会雑誌，Vol.12, No.6, P.685〜689, 2015.
3）増居洋介：Q9 過大侵襲時の高血糖の仕組みとその影響について教えて，重症集中ケア，Vol.12, No.5, P.61〜68, 2013.
4）岩坂日出男：厳格な血糖管理 tight glycemic controlの理論—高血糖が有害事象を発現するメカニズムとインスリン療法のメカニズム，INTENSIVIST, Vol.3, No.3, P.445〜459, 2011.
5）江木盛時：厳格な血糖管理 tight glycemic controlの臨床—諸問題と実践的対応法，INTENSIVIST, Vol.3, No.3, P.461〜473, 2011.
6）寺島秀夫他：侵襲下の血糖値と感染防御能〜Tight Glycemic Controlのみで十分なのか〜，外科と代謝・栄養，Vol.45, No.6, P.199〜210, 2011.

体温調節機能

アセスメント編

岩手県立中央病院 看護師長
集中ケア認定看護師　松村千秋

体温調節機能の必須アセスメント
❶体温異常の原因を推測する。
❷体温と体温調節反応を関連づけて観察する。
❸体温異常や体温調節反応の随伴症状が患者に及ぼしている変化を把握する。

　体温異常や至適体温を維持するために起こる体温調節反応は，時に患者の回復を阻害することがあるため，適切な対処が必要です。適切な対処をするためには，**体温調節機能に関する基礎知識を身につけ，体温異常の原因を推測し，体温と体温調節反応が患者に及ぼす影響をアセスメントすることが重要です**Ａ。

必須アセスメントのポイント

❶体温異常の原因を推測する

　体温とは，ヒトの深部温度，つまり中枢温を示しています。通常，体温は，視床下部にある体温調節中枢の働きにより，生体機能が最も円滑に働く温度（37℃付近の狭い範囲）に保たれています。この至適体温として設定された温度をセットポイントと言います。体温調節中枢は，このセットポイントを目標に，熱産生（主に内臓と筋肉）と熱放散（主に皮膚を介する放射，対流，伝導，蒸発）のバランスを調節し，体温を一定に維持しています。

　しかし，**体温調節中枢が障害されたり，熱産生と熱放散のバランスが破綻したり，セットポイントが上昇**Ｂ**したりすると体温異常が起こり**ます。**体温異常**Ｃは，その原因により発熱，高体温，低体温に大別されます（表2）。**治療や対処は体温異常の原因により異なる**ため，体温異常が見られた場合には，その**原因を推測することが重要です**Ｄ。

　原因を推測するためには，**体温が変化したタイミングを把握し，①炎症や感染，その他の体温異常の原因（表2）の発症・増悪・合併，②治療や処置内容を関連づけてアセスメントする**Ｅことが必要です。

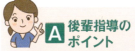

Ａ 後輩指導のポイント

　体温に関するアセスメントでは，例えば「37.5℃以上になったらクーリングをする，38.5℃以上になったら医師に報告する（あるいは指示薬を使用する）」というように対処がルーチン化され，アセスメントされない現状が少なからずあるように思います。後輩の看護師としての専門性を引き出すためには，答えを伝えるのではなく，後輩自身が「考える≒アセスメントできる」ように伴走することが必要です。後輩はそれだけの力を持っています。

　そこで先輩としては，例えば（熱が上がったのは）「いつからかな，どうしてかな，熱に伴っている症状は何かな，熱によるメリット・デメリットは何かな」などと疑問を投げかけながら，「体温異常の原因」や「体温と体温調節反応が患者に及ぼしている影響」について，共に情報を集め考えることがポイントです。結果として，後輩自身が体温についてアセスメントしていたという状況になれば大成功と言えるでしょう。そうなると後輩は，今後も体温異常に対して適切にアセスメントし対処していくことでしょう。

Ｂ 理解が深まる関連知識

　セットポイントの上昇は炎症・感染で見られ，内因性発熱物質（炎症性サイトカイン）により産生が亢進したプロスタグランジンE₂が体温調節中枢に作用することで起こります。炎症・感染では，熱放散・熱産生の調節機能は正常であり，セットポイントの上昇により体温が上がることが特徴です。一方，高体温（**表1**）ではセットポイントの上昇はなく，熱放散の障害や熱産生の異常な亢進，体温調節中枢の障害により体温が上昇します。

表1　体温異常の定義

体温の上昇	発熱	37.5℃以上。さらに高熱（38℃以上），超高熱（41.5℃）に分類〔日本感染症法〕
	高体温	※"発熱"と"高体温"は，体温上昇の機序により鑑別される。発熱は，体温中枢のセットポイントが上昇し熱産生が増加したことによる体温の上昇。高体温は，セットポイントは正常で熱放散・熱産生の異常，または体温調節中枢の障害による体温上昇。
体温の低下	低体温	35℃以下。さらに軽度低体温（35〜32℃），中等度低体温（32〜28℃），高度低体温（28℃以下）に分類〔日本救急医学会〕

表2 体温異常と原因

発熱		高体温	低体温
セットポイントの上昇		体温調節機能の障害 （体温調節中枢障害，熱産生・熱放散の破綻）	
非感染性	感染性		
手術（術後24〜48時間程度）	敗血症	熱中症	寒冷曝露
侵襲的な治療・処置	脳炎，髄膜炎	悪性高熱症	熱傷
輸血，造影剤	上気道炎，肺炎，膿胸	悪性症候群	多量出血
脳梗塞，脳出血，くも膜下出血	感染性心内膜炎	セロトニン症候群	低栄養
心筋梗塞，心外膜炎	尿路感染	視床下部の障害	下垂体機能低下
肺梗塞，無気肺，ARDS※	血流感染		甲状腺機能低下
腸管梗塞など臓器虚血，膵炎，肝炎，副腎不全	創感染		頭蓋内疾患，脊髄損傷
悪性腫瘍	胆嚢炎，胆管炎，偽膜性腸炎		全身麻酔
静脈血栓塞栓症	腹部膿瘍		手術
甲状腺機能亢進，褐色細胞腫	副鼻腔炎，蜂窩織炎		低体温療法

※**ARDS** 急性呼吸窮迫症候群：acute respiratory distress syndrome

知っておきたい用語 C

体温異常に関する定義は，各文献，研究によって違いがあり，世界共通の明確な定義がない現状です。表1に，一般的に知られている定義の一例を挙げます。

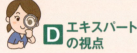

エキスパートの視点 D

例えば，体温上昇の原因として感染が疑われれば，各種培養など感染源を探る検査と共に，抗菌薬が投与されることになります。また，悪性症候群が疑われれば，向精神薬の影響とダントロレンナトリウム（ダントリウム®）の投与が検討され，積極的なクーリングが必要となります。迅速に的確な対処をするためには，原因を推測することが必要です。

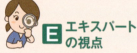

エキスパートの視点 E

例えば，術後の発熱が3日目には改善傾向だったが，5日目に再上昇したとします。この場合は，まず，その再上昇のタイミングに気づくことが必要です。そして，術後3日目以降に，感染徴候はないか，輸血や侵襲的な処置が行われていないか，新たに出現した症状や検査値の変化はないかを確認し，体温上昇の原因を推測します。

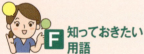

知っておきたい用語 F

体温上昇時に見られるふるえ，戦慄のことをシバリング（shivering），またはシェイキング（shaking）と言います。shiveringとshakingの違いは，その発生の機序により鑑別されています。shiveringは，麻酔の覚醒時に，麻酔によって拡張したセットポイントが縮小すると共に，手術侵襲の炎症に伴うセットポイントの上昇，加えて術中からの体温低下により，体温を上昇させる反応として起こります。一方，shakingは，細菌感染により体温調節中枢のセットポイントが上昇したことにより，体温を上昇させる反応として起こります。

❷体温と体温調節反応を関連づけて観察する

体温調節中枢は，皮膚や深部組織にある温度受容体を介して**外部環境や体内の温度変化を感知し，セットポイントとの差異に応じて体温調節反応を起こします**。体温調節反応には，次の4つがあります。

①末梢血管の収縮・拡張により熱放散を調節する。

②シバリング（骨格筋の不随意な収縮〈ふるえ〉）や非ふるえ熱産生（褐色脂肪組織，骨格筋組織の代謝亢進）により熱産生を増加する。

③発汗により熱放散を増加する。

④衣服の調節など意識的な行動により熱放散を調節する。

体温を上げる時には，シバリングやシェイキング F ，末梢血管の収縮による末梢冷感が出現します。逆に，体温を下げる時には，発汗や末梢血管の拡張により末梢が温かくなります。

体温調節機能のアセスメントでは，**体温の値のみならず体温調節反応の有無を関連づけてアセスメントする G** ことが必要です。

❸体温異常や体温調節反応の随伴症状が患者に及ぼしている変化を把握する

体温異常や体温調節反応は，生体防御反応や至適体温の維持に利益がある一方で，呼吸・循環をはじめ脳代謝や凝固機能などに影響し，不利益をもたらす場合があります。

体温の上昇では，体温が1℃上昇すると**代謝は13%亢進し，心拍数は8〜12回/分増加**します。40℃以上になると代謝に不可欠な酵素の変性が始まり，**細胞壊死による不可逆的な臓器障害**が起こります。一方，発熱では，内因性発熱物質（炎症性サイトカイン）の働きにより**免疫機能や白血球の活性化，病原菌の増殖抑制**など生体防御反応が強化されます。

また，体温の低下では，35℃以下で呼吸数や心拍数が増加し，進行すると**呼吸中枢の反応性や心収縮力の低下，徐脈・不整脈，脳代謝や凝固，免疫機能の低下**が起こります。28℃以下になると筋硬直，昏睡，呼吸・心停止を招きます。

さらに，体温調節反応である**末梢血管の収縮・拡張は，後負荷や相対的循環血**

図 体温異常や体温調節反応の随伴症状が患者に及ぼしている変化の把握（体温上昇時の一例）

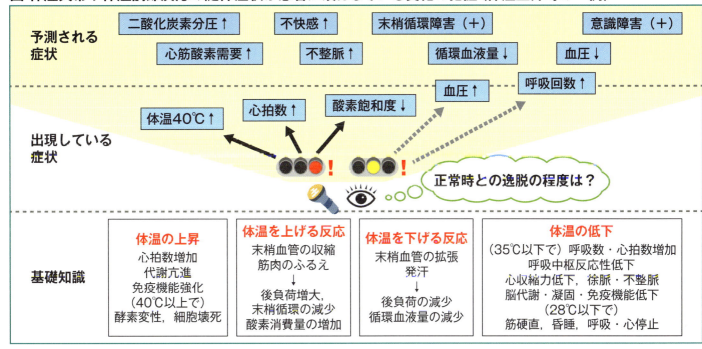

液量，末梢循環を変化させ，**筋肉のふるえは酸素消費量を約3倍に増加**させます。

これらは総じて，血圧や心拍数，心筋酸素需要，呼吸回数，酸素飽和度（混合静脈血や動脈血），二酸化炭素分圧などを変化させ，時に著明な血圧低下や頻脈，低酸素血症，心筋虚血などを引き起こします。

そのため，体温異常や体温調節反応に伴う症状と患者に及ぼしている変化を把握し（図），早期対処につなげる必要があります。具体的には，①**重度な体温異常はないか（40℃以上，35℃以下）**，②**体温や体温調節反応と連動して変化している症状は何か（血圧や心拍数，不整脈，呼吸回数，酸素飽和度など）**，③**変化している症状は，患者個々の正常時と比べてどの程度逸脱しているかを把握**します。

つまり，shakingは細菌感染に伴って出現し，shiveringは麻酔覚醒に伴って出現することのようです。しかし，鑑別していない成書もあり，実際の臨床現場でも鑑別されず，おおむねshiveringと表現している現状にあります。

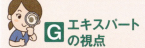 エキスパートの視点

例えば，発熱時に体温が38.5℃で高いと感じられても，体温調節反応を観察すると，末梢冷感やふるえが見られる場合があります。この時，患者の体温調節機能は至適体温を目指してさらに体温を上げようとしているため，加温あるいは保温の対処が適切です。もし体温だけを観察していたら，加温しようとは思わないかもしれません。

 ワンポイントアドバイス

- 体温調節における適切なケアのヒントは，①体温調節反応，②体温異常の随伴症状，③体温異常の原因を観察することから得られます。
- 体温調節反応や体温異常の随伴症状のアセスメントでは，体温のみならず呼吸・循環動態の変化と末梢冷感や発汗など，視診・触診から得られる情報が不可欠です。
- 体温異常の原因は，①感染，②炎症，③体温調節機能障害の有無の3つの観点から必要な情報を集め，推測すると分かりやすいです。

引用・参考文献
1）江木盛時：集中治療患者の体温管理，ICUとCCU，Vol.38，No.7，P.475～479，2014.
2）Paul L. Marino著，稲田英一監訳：ICUにおける発熱，The ICU Book 第3版，P.605～637，メディカル・サイエンス・インターナショナル，2008.
3）道又元裕他監修：超急性期の体温管理Q&A，重症集中ケア，Vol.9，No.7，2010.

アセスメント編

運動機能・抗重力機能

長崎大学病院 集中治療部 副看護師長／集中ケア認定看護師　川上悦子

運動機能・抗重力機能の必須アセスメント

❶アセスメントに必要な事前準備を行う。　❷痛みを評価する。
❸バイタルサインを測定する。　❹運動機能を検査する。
❺運動反射を検査する。　❻抗重力機能を評価する。

A エキスパートの視点

運動機能と言うと，つい筋骨格系や脳神経系を考えがちですが，それだけではなく，全身を看る必要があることを知っておきましょう。しっかり全身を看て多角的にアセスメントをすることが，適切な看護の提供につながります。

B 後輩指導のポイント

近年，ICU-AWやPICSが注目されています。その予防アプローチをICU入室後，早期から開始することはとても重要です。急性期から患者の社会復帰を見据えたケアを実施する重要性を，後輩に指導していきましょう。

C 理解が深まる関連知識

PICS
PICS（集中治療後症候群）とは，ICU入室～退院後に生じる運動機能障害，認知機能障害，精神障害のことで，患者の長期予後に影響を与えると言われています。PICSの予防には，日中の覚醒，適切な鎮痛・鎮静薬の使用，自発呼吸トライアル，早期リハビリテーションの実施などが大切です。

ADL
日常生活動作：activities of daily living

QOL
生活の質：quality of life

ICU-AW
ICU関連筋力低下：ICU-acquired weakness

PICS
集中治療後症候群：post intensive care syndrome

アセスメントする前に知っておきたいこと

運動機能・抗重力機能を知るためには，身体の解剖学や生理学をきちんと押さえておくことが必要です。

運動機能・抗重力機能には運動器が深く関与しています。

運動器とは，身体運動にかかわる筋骨格系や脳神経系の総称です。運動器は呼吸器系や循環器系，消化器系などと密接なかかわりを持っています（**図1**）。これらのそれぞれが共同・連携して働くことで，身体を動かすことができます。

運動機能・抗重力機能をアセスメントするためには，筋骨格神経系の運動器だけでなく，呼吸器系，循環器系，消化器系などのアセスメントも必要です。つまり，**身体のあらゆる側面からアプローチして「全身を看ること」が重要となります**A。

きちんと運動機能・抗重力機能を理解してアセスメントすることが，患者の回復に向けたプログラムを計画し，介入する足掛かりとなります。

長期臥床に伴い全身の機能が低下した患者は，回復が遅延し，日常生活動作（ADL）や生活の質（QOL）の低下を招くため，その**予防を急性期から行うことを意識してアセスメントしましょう**BC。

図1　身体を動かすために必要な器官

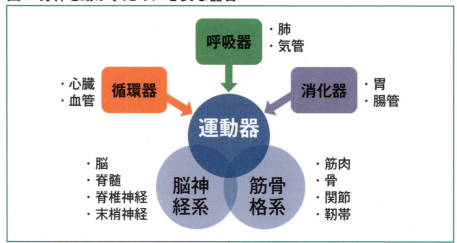

必須アセスメントのポイント

❶ 事前準備

（1）何をする？
- 患者の疾患，病歴，健康状態，生活習慣，体力水準といった**個別情報を収集します**。
- 医師へ体動制限や可動域制限の有無を確認します。
- 患者に検査測定の意味や必要性を説明します。
- 必要物品を準備します。

（2）それはなぜ？
　患者の状態を知ることで，**異常な結果が出た時に，その原因・要因をアセスメントするのに役立つ**からです。

（3）注意しておくべきポイントは？
　例えば関節可動域（ROM）は，関節構造の特徴や筋，腱，靱帯，皮膚などの関節外構造の伸展の程度によって規定されますが，個人差があり，関節の構造，肥満の程度，性別，年齢なども影響するため，その影響を考慮することも必要です。
　正しい評価を行い，その精度を上げるためには，問診のほかに視診や触診といったフィジカルアセスメント技術の習得が必須です。

❷ 痛みの評価

（1）何をする？
- 痛みの有無と部位，程度を確認します。
- 痛みによる活動制限の状態を評価します。
- 痛みの既往と治療内容（投薬や処置）を把握します。
- 痛みの程度を**NRSやVAS**を用いて評価します。

（2）それはなぜ？
　痛みによって運動機能や抗重力機能が制限され，正しく評価できない場合があるからです。

（3）注意しておくべきポイントは？
- **疾患に関連がなく，創部や炎症などが見えないにもかかわらず痛みがある場合には，その奥に何が隠れているかをアセスメントすることが重要です**。
- 臥床している患者は，腹部より背部や腰部の痛みを訴える場合が多く見られます。腹部の痛みがある場合は，内臓器官に原因が隠れていることもあるので注意が必要です。
- 骨に異常がないのに背部に痛みを生じる場合は，腰腸肋筋，胸腸肋筋，多裂筋などの脊柱起立筋群や腰背筋の筋性疼痛が考えられます。
- 慢性疼痛のように，中枢神経系の異所性の放電や脳の錯覚でも痛みが生じるので，痛みの器質的原因が存在するのか否かの判断が必要です。
- **痛みの原因を知り，原因に対する適切な治療や疼痛緩和，ケアアプローチ方法の選択を行う必要があります。**
- 痛みを適切に評価するために，痛みの分類を知っておきましょう（表1，2）。

❸ バイタルサイン測定

（1）何をする？
- 入院後のバイタルサイン平均値や変動値を把握します。
- 評価前・中・後にバイタルサインを測定します。

（2）それはなぜ？
　呼吸循環動態が安定しているか否かは，

D エキスパートの視点

患者の状態を知る際に，記録やデータ数値だけでなく，必ず患者自身を観察しましょう。
　もともとの日常生活の様子や運動量，食事量，睡眠時間などを現在と比較しながら，現在の患者の状態についてフィジカルアセスメントを行い把握していきます。

E 理解が深まる関連知識

NRSとVAS
数値評価スケールであるNRS，視覚的評価スケールであるVASは，患者が感じる主観的な痛みのレベルを評価するための指標です。

F エキスパートの視点

原因不明の痛みがある場合は，ただやみくもに鎮痛薬を投与するだけでは根本的な解決にはなりません。その痛みの原因を正しくアセスメントし，痛みの種類や原因に適した疼痛緩和を図ることが重要です。

ROM
関節可動域：range of motion

NRS
数値評価スケール：numerical rating scale

VAS
視覚的評価スケール：visual analogue scale

表1 痛みの原因による分類

種類	原因機序	例
侵害受容性疼痛	組織の侵害により炎症が生じ，痛みを起こす物質が末梢神経を刺激することで起こる	切創，挫創，熱傷，打撲，関節リウマチ，腱鞘炎など
神経障害性疼痛	神経の刺激や損傷に伴って，神経組織に異常興奮が起こる	帯状疱疹後神経痛，坐骨神経痛，幻肢痛，脳卒中や脊髄損傷による中枢神経障害など
心因性疼痛	身体に異常が見当たらない，心理・社会的要因で起こる	

日本緩和医療学会緩和医療ガイドライン作成委員会編：がん疼痛の薬物療法に関するガイドライン（2014年度版），P.18，金原出版，2014．

表2 痛みの部位による分類

種類	部位	原因	痛みの特徴
表面痛（表在痛）	皮膚，粘膜	侵害性の機械刺激，冷刺激，熱刺激，化学刺激	鋭痛，鈍痛
深部痛	関節嚢，骨格筋，骨膜，靭帯，筋膜	侵害性の機械刺激，血行障害，筋膜や筋骨格の炎症に伴う筋攣縮	鈍痛
内臓痛	管腔臓器（食道，胃，小腸，大腸），固形臓器（肝臓，腎臓）	胸部・腹部内臓へのがんの浸潤，圧迫，虚血，化学刺激	鈍痛，放散痛

日本緩和医療学会緩和医療ガイドライン作成委員会編：がん疼痛の薬物療法に関するガイドライン（2014年度版），P.18，金原出版，2014．

酸素投与の手段や量，使用薬剤の種類や投与量からある程度推測できますが，バイタルサイン測定でその変化を実際に観察することが重要だからです。**疾患の病態を理解し，患者の現状を正しく把握しておくことで，過剰な負荷を回避した個別性のあるアプローチが行えます。**

（3）注意しておくべきポイントは？

・**入院から現在までのバイタルサインの経過や変化，介入直前の状態を一連のものとしてとらえることで，現在の病態の把握や，これから介入する際の負荷強度を考える一助となります。**

・患者の病状や呼吸循環動態の安定をケアやリハビリテーション介入基準と照らし合わせながら，バイタルサインを確認していきます。

❹ 運動機能の検査（離床可能か不可能かによって内容が異なる）

（1）何をする？

①握力測定

②各種筋力測定機器を用いた定量的評価

・上肢の筋力評価は，握力かハンドヘルドダイナモメーターを用いた等尺性筋力の測定が推奨されています。

・下肢の筋力評価も，経済性や臨床利用の利便性から，ハンドヘルドダイナモメーターを用いた等尺性筋力の測定が推奨されています。

③徒手筋力テスト（MMT）

MMTは筋力評価方法の一つで，個々の筋肉で筋力が低下しているかどうかを徒手的に評価する検査法です。また，麻痺の程度を段階的に評価できます（表3）。

④ROM検査

関節が運動を行う際の生理的な運動範

MMT
徒手筋力テスト：manual muscle test

表3 徒手筋力テスト（Manual Muscle Test：MMT）

5	Normal（N）	強い抵抗を加えても，なお重力に打ち勝って全可動域を動かすことができる
4	Good（G）	いくらかの抵抗を加えても，重力に打ち勝って全可動域を動かすことができる
3	Fair（F）	抵抗を加えなければ，重力に打ち勝って全可動域を動かすことができる
2	Poor（P）	重力による影響を取り除けば，動かすことができる
1	Trace（T）	筋収縮は認められるが，関節は動かない
0	Zero（Z）	筋収縮も認められない

＊各段階の中間の筋力の場合，＋，－をつけることがある
　ただし，3＋，2＋，2－以外の評価をつけることは望ましくない

道又元裕監修：持ち歩ける重症集中ケアカードブック，日総研出版，2010．

囲を評価します。四肢および体幹の関節を他動的あるいは自動的に運動させた場合の可動範囲を見て，関節における異常を発見するための検査法です。

⑤歩行検査

- 歩行可能な場合は，歩き方と歩くことのできる距離を調べます。
- 歩行するために必要な補助や，補助の使用時間を見ます。
- 5 m間歩行の所要時間を測定することによって，移動の能力の程度を反映します。

⑥開眼片足立ち時間検査

片足で立った際のバランス能力の程度を表します。また，バランスが崩れた際に補正する能力が反映されます。

（2）それはなぜ？

運動機能を評価することは，障害の程度を知り，動作能力低下の原因を究明する上で役立つからです。例えば握力は，全身の筋力の状態を反映します。握力が弱くなっていれば，全身の筋力も弱くなっていると考えます。**評価結果から運動機能を回復させるプログラムを立てて，治療やリハビリテーション内容，補助の種類などを考えることができます。**

（3）注意しておくべきポイントは？

- 正しい評価を行うために，MMTやROMの検査方法を確実に習得しておくことが必要です。
- **ROMが制限されると，ADLにさまざまな障害が生じます。**各部位の制限が，どのようなADL障害に影響するのか知っておくことも重要で，リハビリテーションプログラムの構築に役立ちます。

例えば，上肢のROM制限は，食事，整容，更衣，入浴，排便といった身の回りの動作に支障を来し，下肢のROM制限は歩行障害の原因になる場合があります。股関節・膝関節の屈曲制限では，座る動作やトイレ動作に支障を来し，伸展制限では，立ち上がり動作や立位保持，歩行に支障を来します。

❺運動反射検査

（1）何をする？

①膝蓋腱反射検査

膝頭の真下（膝蓋腱）を打腱器でたたくと，正常では大腿四頭筋が素早く伸張し，足が前方へ跳ね上がります。

②三頭筋反射検査

腕の外側，肘のすぐ上の部分を打腱器でたたくと，正常では前腕が伸びます。

③足底反応検査

医師が片手で足を持ち，尖ったものを足の足底下面に当て，外側に沿って爪先に向け動かすと，正常では足の親指が下向きに屈曲します。

※腱反射が亢進している場合は，反射弓より上位中枢の抑制系の障害があります。錐体路機能障害では，この抑制がなくなり亢進します。

※膝蓋腱反射検査や三頭筋反射検査では，腱反射の亢進や低下と，右半身と左半身での反応の違いを調べます。これらは中枢神経系の障害を示唆することがあります。

※足底反応検査で親指が上向きに屈曲したら，「バビンスキー反射陽性」として知られる異常な状態であり，多くは中枢神経系の障害の徴候です。

（2）それはなぜ？

腱反射を見ることで，錐体路機能障害を確認することができるからです。**下位運動ニューロン（前角細胞，末梢神経）の障害が疑われる時の部位の判定・目安になります。**

（3）注意しておくべきポイントは？

・筋緊張が強いと正しい評価ができないので，患者を楽な姿勢にして，緊張しないようにオリエンテーションをしっかり行います。
・**加齢と共に腱反射は減弱し，感覚鈍化や神経伝導速度低下が起こりますが，これを異常な反射の減弱や消失と安易に判断しないようにしましょう。**
・腱反射が全身性に減弱・消失している時は，あまり検査の意義はありません。部分的に反射が変化している時には，筋を支配する下位運動ニューロンの障害か筋自身の疾患を考え，別の検査方法を考慮します。

❻抗重力機能の評価

（1）何をする？

抗重力姿勢である立位（不可能な場合は座位）をとり，次の点を観察します。
・継続して維持できる時間
・重心の安定性
・体幹の平衡機能
・臥位から座位や立位へ姿勢を変化させた時の循環動態

（2）それはなぜ？

抗重力筋の代表的なものには，身体の腹側に位置するもの（前脛骨筋，大腿四頭筋，腹筋群，頸部屈筋群）と，身体の背側に位置するもの（下腿三頭筋，ハムストリングス，殿筋群，腸腰筋，脊柱起立筋群）があります。この**抗重力筋は身体の中でも比較的大きな筋肉で，動かさないことで筋肉量の減少と柔軟性の低下が起こります。そうすると，血液を上方へ押し上げる機構（下肢血管収縮や筋ポンプ作用）が低下して全身への血液循環が悪くなり，全身機能が低下していきます**（図2）。この仕組みを理解しておきましょう。

（3）注意しておくべきポイントは？

抗重力機能Gが低下した場合，起立耐性の低下H，心筋萎縮，心臓調節機能減弱，血管調節機能減弱などが生じ，循環調節機構がうまく働かなくなります。このような状態で起立すると，適切な血圧が維持できず，脳への血液供給が不足して前失神症状や失神を呈するので，意識レベルの観察や転倒予防への対策も必要です■。

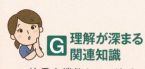

G 理解が深まる関連知識

抗重力機能とは，地球の重力（1G）に逆らい姿勢を保つ能力のことですが，臥床すると身体にかかる重力の影響がなくなり，擬似的な無重力状態になります。長期臥床を強いられる重症患者は，抗重力機能が低下して全身の諸器官にさまざまな弊害が生じるので，抗重力機能に対する十分な知識と配慮が必要です。

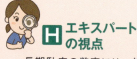

H エキスパートの視点

長期臥床の弊害には，起立耐性（立位の維持能力）の低下，筋力低下，関節拘縮，骨粗鬆症，褥瘡などがありますが，起立耐性能は抗重力機能の中でも循環調節機能と特に密接に関連しているので，全身管理において重要な意味を持ちます。

○まとめ

近年，集中治療室（ICU）に入室した患者の長期経過を追った調査や研究で，歩行能力や認知機能の低下が報告されています。重症患者が，入室から数日以内の比較的早期に急性びまん性の左右対称性筋力低下を発症する病態を，ICU-AWと呼んでいます[1]。重症患者の多くにこのような神経筋障害が生じており，ICU-AW予防のために早期から介入していくことが，患者の回復遅延防止や人工呼吸器離脱の短縮化，運動機能やADLの回復促進，ひいてはせん妄発生率の減少にも効果があると考えられています。

そのためには，患者の全身管理と共に病症期の運動機能・抗重力機能を正しくアセスメントし，早期から介入を開始することが求められます。私たちが正しい知識を持ち，患者の状態を的確にアセスメントすることで，早期回復につながるアプローチを計画し，実施することができるのです。

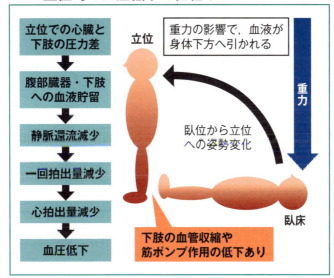

図2 起立耐性低下によって起こる立位時の血圧低下の仕組み

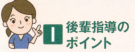

後輩指導のポイント

起立耐性の低下があると，臥位から立位に姿勢を変える際に，心臓と下肢との間に生じる約100mmHgの圧力差が原因で血圧低下が起こるので，注意が必要です。

この血圧低下は，抗重力機能が著明に低下した重症患者の場合は，臥位から座位への姿勢変化でさえも起こるので，頭位を挙上する際はモニタと患者の状態を厳密に観察しながら，ゆっくり行うように指導しましょう。

ワンポイントアドバイス

- 運動機能・抗重力機能は，筋肉や骨，関節に関するものだけでなく，呼吸・循環・消化器・神経系など全身をみる必要があります。
- さまざまな検査や測定で情報収集を行い，多角的に患者の状態を把握・評価してアセスメントしていくことで，早期から患者の社会復帰につながるケアが行えます。
- 正しいアセスメントができる知見を養い，個々の患者に適切な看護を提供できるように頑張っていきましょう。

引用・参考文献

1) 武居哲洋：重症患者に発症するびまん性神経筋障害：ICU-acquired weakness, 日本神経救急学会雑誌, Vol.27, No.3, P.1〜7, 2015.
2) 日本緩和医療学会緩和医療ガイドライン作成委員会編：がん疼痛の薬物療法に関するガイドライン（2014年度版），P.18〜20, 金原出版, 2014.
3) 道又元裕監修：持ち歩ける重症集中ケアカードブック, 日総研出版, 2010.
4) 橋本信夫編：改訂3版 ナースのための脳神経外科, P.121〜128, メディカ出版, 2010.
5) 中村和志：結果が出る！高齢者の運動機能 評価とトレーニング, P.30〜68, 秀和システム, 2011.
6) 畑中裕己, 園生雅弘：Critical Illness Polyneuropathy/Myopathyの病態, ICUとCCU, Vol.36, No.6, P.399〜405, 2012.

アセスメント編

痛み

東北医科薬科大学病院 ICU 集中ケア認定看護師
赤間幸江

痛みの必須アセスメント

❶ 痛みの意義を理解し，患者に痛みの感じ方を主観的に表現してもらうことが大切である。
❷ 痛みを評価する時は，共通のものさし（スケール）を使用して適切に共有・評価する。
❸ 鎮痛管理をしっかりと行い，必要最低限の鎮静管理を考える。
❹ 痛みをアセスメントする時は，鎮痛管理内容や鎮静管理内容，患者の意識レベル，せん妄，精神症状を総合的に考える。

NRS
数値評価スケール：numerical rating scale

VAS
視覚的評価スケール：visual analogue scale

BPS
behavioral pain scale

CPOT
critical-care pain observation tool

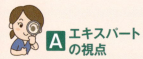

A エキスパートの視点

挿管・非挿管患者，どちらも痛みをアセスメントする対象となります。患者に「痛みを表現していいですよ。表出して教えてください」という医療者からの意図を伝えることも大切です。「痛いものは痛い」「不快なものは不快」など，ありのままに患者の表現を受け入れます。

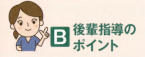

B 後輩指導のポイント

痛みの意味を理解しているか，また広い視野で患者から得た痛みの情報について，問題点やポイントがどこにあるかを意識しながら，指導するようにします。

必須アセスメントのポイント

❶ 痛みの意義を理解し，患者に痛みの感じ方を主観的に表現してもらうことが大切である

J-PADガイドライン[1]では，「安静時や通常のケアにおいても内科系・外科系・外傷系ICU患者は日常的に『痛み』を感じている」と述べられています。ここで言う痛みは，傷の痛みだけではなく，もっと広い意味があります。具体的に，痛みとは，疾患そのものが及ぼす体への大きな侵襲や医療機器の装着，薬剤投与のためのカテーテル挿入，医療者が行う吸引や体位変換などのケア，患者の気管挿管や発語できない苦痛，口渇，呼吸困難感や臥床による腰痛，安静，不眠，恐怖，緊張などを示します。**医療者は，「患者は痛くなさそうだ」などの主観性や，「痛くないはずだ」などの思い込みを捨て，患者自身がどのように痛みを感じているか，その訴えや表現を大切にする必要があります** A B 。

❷ 痛みを評価する時は，共通のものさし（スケール）を使用して適切に共有・評価する

患者・家族，医療チームが密接にコミュニケーションを図り，**共通のものさし（スケール）を使用して適切に痛みの共有・評価を行います**。

J-PADガイドライン[1]では，患者に痛みを直接聞いて患者の主観や感じ方を表現してもらうNRSやVAS，患者が人工呼吸器管理や鎮静によって痛みを表現できない場合に医療者の観察によって評価するBPSやCPOTが推奨されています。

NRSは，0（痛みなし）～10（最悪な痛み）の11段階の数字を用いて，患者自身に痛みの強度を示してもらう方法です（図1）。

VASは，「痛みなし」と「想像できる中で最も痛い」を各両端とする長さ10cmの直線を患者に見せて，現在の痛みの程度を患者自身に指し示してもらう方法です（図2）。

BPSは「表情」「上肢の動き」「人工呼吸器との同調性」の3項目について各1～4点で評価する方法です。医療者が観

図1 Numerical Rating Scale (NRS)

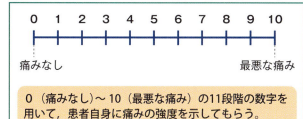

0(痛みなし)〜10(最悪な痛み)の11段階の数字を用いて，患者自身に痛みの強度を示してもらう。

図2 Visual Analogue Scale (VAS)

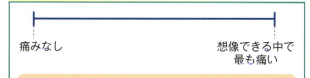

「痛みなし」と「想像できる中で最も痛い」を各両端とする長さ10cmの直線を患者に見せて，現在の痛みの程度を患者自身に指し示してもらう。

表1 Behavioral Pain Scale (BPS)

項目	説明	スコア
表情	穏やかな	1
	一部硬い(たとえば，まゆが下がっている)	2
	全く硬い(たとえば，まぶたを閉じている)	3
	しかめ面	4
上肢	全く動かない	1
	一部曲げている	2
	指を曲げて完全に曲げている	3
	ずっと引っ込めている	4
呼吸器との同調性	同調している	1
	時に咳嗽，大部分は呼吸器に同調している	2
	呼吸器とファイティング	3
	呼吸器の調整がきかない	4

Payen JF[2]から日本語訳について承諾済み
日本集中治療医学会J-PADガイドライン作成委員会：日本版・集中治療室における成人重症患者に対する痛み・不穏・せん妄管理のための臨床ガイドライン，日本集中治療医学会雑誌，Vol.21, No.5, P.544, 2014．

察し，合計点で評価します(**表1**)が，筆者的には，表情の項目で2点(一部硬い〈たとえば，まゆが下がっている〉)と，3点(全く硬い〈たとえば，まぶたを閉じている〉)のスコア評価時に医療者のとらえ方にやや影響を受ける印象があります。

CPOTは，「表情」「身体運動(体動)」「筋緊張(上肢の他動的屈曲と伸展による評価)」「人工呼吸器の順応性(挿管患者の場合)または発声(抜管された患者の場合)」の4項目について各0〜2点で評価する方法です。医療者が観察し，合計点で評価し，人工呼吸器管理前後を通して使用できるという特徴があります(**表2**)。

NRS>3，VAS>3，BPS>5，CPOT>2の時は痛みの存在を示すため，何らかの介入基準となります。介入に関しては，評価した上で，原因検索，薬剤投与，非薬理学的ケア(リラクセーション，環境調整，早期離床など)も検討します**D**。

❸鎮痛管理をしっかりと行い，必要最低限の鎮静管理を考える

痛みをアセスメントする上で，**鎮静薬には鎮痛効果はないことを知っておく必要があります。過鎮静の状況下では，患者の主観性が薄れ，痛みを適切に評価することができません**。また，患者が暴れているから寝かせてしまおうというのは患者中心の考え方ではありません。もしかしたら，**患者は感じている痛みに対し自分自身の身を守るために暴れているのかもしれません E**。まずは**鎮痛管理をしっかりと行い，必要最低限の鎮静管理を考えます F**。

❹痛みをアセスメントする時は，鎮痛管理内容や鎮静管理内容，患者の意識レベル，せん妄，精神症状を総合的に考える

評価スケールは，定期的・継続的に使用し，経過や推移変化をモニタリングすることが大切です **G**。患者の痛みを評価・アセスメントすることは，成人重症患者の安心感や快適性を確保でき，患者

C エキスパートの視点

痛みに対し医療者が同じスケールを使用することで，医療者一人ひとりの思い込みをなくし，適切なタイミングで介入できるようにします。

D 後輩指導のポイント

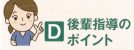

スケールの特徴を理解しながら患者の痛みを客観的に評価し，その時に介入できるケアを考えられるように指導します。

E 後輩指導のポイント

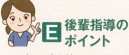

顔に手を持っていくことなど，一見すると何でも危険なこととしてとらえてしまいがちですが，患者の環境や言動の意図を考えられるように指導します。

F エキスパートの視点

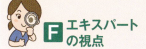

患者の訴えたい痛みが表現できる鎮静環境にあるか，医療者間で情報共有しながら痛みをコントロールします。

表2 Critical-Care Pain Observation Tool (CPOT)

※これは信頼性・妥当性を検証中の暫定版である。

指標	状態	説明	点
表情	筋の緊張が全くない	リラックスした状態	0
	しかめ面・眉が下がる・眼球の固定、まぶたや口角の筋肉が萎縮する	緊張状態	1
	上記の顔の動きと眼をぎゅっとするに加え固く閉じる	顔をゆがめている状態	2
身体運動	全く動かない（必ずしも無痛を意味していない）	動きの欠如	0
	緩慢かつ慎重な運動・疼痛部位を触ったりさすったりする動作・体動時注意をはらう	保護	1
	チューブを引っ張る・起き上がろうとする・手足を動かす／ばたつく・指示に従わない・医療スタッフをたたく・ベッドから出ようとする	落ち着かない状態	2
筋緊張 （上肢の他動的屈曲と伸展による評価）	他動運動に対する抵抗がない	リラックスした	0
	他動運動に対する抵抗がある	緊張状態・硬直状態	1
	他動運動に対する強い抵抗があり、最後まで行うことができない	極度の緊張状態あるいは硬直状態	2
人工呼吸器の順応性（挿管患者）	アラームの作動がなく、人工呼吸器と同調した状態	人工呼吸器または運動に許容している	0
	アラームが自然に止まる	咳きこむが許容している	1
	非同調性：人工呼吸の妨げ、頻回にアラームが作動する	人工呼吸器に抵抗している	2
または発声（抜管された患者）	普通の調子で話すか、無音	普通の声で話すか、無音	0
	ため息・うめき声	ため息・うめき声	1
	泣き叫ぶ・すすり泣く	泣き叫ぶ・すすり泣く	2

Gélinas C[3]から日本語訳についての承諾を得た、名古屋大学大学院医学系研究科博士課程後期課程看護専攻、山田章子氏のご好意による。
日本集中治療医学会J-PADガイドライン作成委員会：日本版・集中治療室における成人重症患者に対する痛み・不穏・せん妄管理のための臨床ガイドライン，日本集中治療医学会雑誌，Vol.21, No.5, P.544, 2014.

図3 痛みのアセスメントのポイント

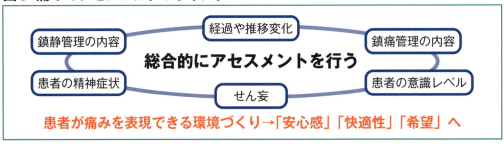

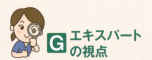

エキスパートの視点
評価時の一時点に着目せず、痛みの推移や経過全体をみてアセスメントします。

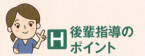

後輩指導のポイント
医療者間で痛みについて検討し、今後の治療経過の方向性と痛みのコントロールが合っているか、問題意識が持てるようにします。

の希望へとつながりますH。アセスメントでは、鎮痛・鎮静管理の薬剤投与内容や投与量、患者の意識レベル、せん妄、精神症状を総合的に考えます（図3）。

 ワンポイントアドバイス
- 入院中のさまざまな痛みを少しでも軽減できるように、医療者間の円滑なコミュニケーションの基である、情報交換を積極的に行いましょう。
- 痛みも早期離床も「医療者が」という主語で、どう思う、どう感じる、と話しがちですが、「患者が」という主語に置き換えてみると、これまで見えていなかったことや感じていなかったことに気づき、ハッとすることがあります。

引用・参考文献
1) 日本集中治療医学会J-PADガイドライン作成委員会：日本版・集中治療室における成人重症患者に対する痛み・不穏・せん妄管理のための臨床ガイドライン，日本集中治療医学会雑誌，Vol.21, No.5, P.539〜579, 2014.
2) Payen JF, Bru O, Bosson JL, et al.：Assessing pain in critically ill sedated patients by using a behavioral pain scale. Crit Care Med, 29(12), 2258-2263, 2001.
3) Gélinas C, Johnston C.：Pain assessment in the critically ill ventilated adult：validation of the Critical-Care Pain Observation Tool and physiologic indicators. Clin J Pain, 23(6), 497-505, 2007.

せん妄

アセスメント編

奈良県立医科大学 医学部看護学科
基礎看護学 助教／集中ケア認定看護師　**永田明恵**

せん妄の必須アセスメント
1. 重症度が高いととらえる。
2. 3つのタイプを思い浮かべる。
3. リスク因子を"THINK"で考える。

MODS
多臓器障害：multiple organ dysfunction syndrome

ARDS
急性呼吸窮迫症候群：acute respiratory distress syndrome

AKI
急性腎障害：acute kidney injury

必須アセスメントのポイント

❶ 重症度が高いととらえる

ICU入室患者の多くは，さまざまな侵襲により多臓器不全を起こすことがあります。多臓器障害（MODS）が肺で生じると急性呼吸窮迫症候群（ARDS），腎で生じると急性腎障害（AKI），そして脳で生じると急性脳機能不全と考えられ，その症状に"せん妄"があります。せん妄とは，急性に起こる**注意力の障害**Aを中心とした精神状態の変調[1]であり，脳機能不全によって注意力が障害されていると言えます。

全身状態が重症であれば炎症反応も強く，人工呼吸器装着や多数の薬剤投与など，せん妄を発症する要因も多く存在します。このように，**重症な患者ほどせん妄症状を発症しやすい**B[2]と理解しておくことで，「また眠っている」「昨晩，不穏になった」ととらえるのではなく，「せん妄症状があるということは，**全身状態がよくないのかもしれない**」というアセスメントにつなげることができます。また，"せん妄状態になった患者の予後が悪い"と言われていますが，せん妄が原因で死亡率を増加させているのではなく，あくまで**死亡率が高いような患者は，せん妄になる要素をたくさん持っている**[2]ということを理解しておく必要があります。**せん妄は重症患者からのSOSのサインなのかもしれません**C。

❷ 3つのタイプを思い浮かべる

「せん妄」と聞くと不穏をイメージしやすいですが，不穏を呈する「過活動型せん妄」の発生頻度は少なく（1.6％），「混合型せん妄」（54.9％）と「低活動型せん妄」（43.5％）が多い[3]とされています。しかし，せん妄患者の約4割に発生している低活動型せん妄は，傾眠や無関心，不活発といった症状からせん妄だと認識されず，**見逃されている可能性が高い**[4]のです。

また，看護師の"何かおかしい"という主観的観察は非常に重要ですが，主観的な観察のみで「せん妄がない」と判断した患者の81％にせん妄を認めた[5]と報告されています。これらのことから，**適切にスクリーニングを行い客観的な評価を行うことが重要**Dです。まずはせん妄には3つのタイプがあるということを思い浮かべ，**低活動型せん妄の患者を見逃さない**Eという意識につなげてもらいたいと考えますF。

A　エキスパートの視点

注意力とは，脳の機能を何かに集めることです。注意を向けることで理解し，記憶することができます。せん妄Kでは，その注意力が主に障害されており，説明しても理解が得られない状態となります。

B　エキスパートの視点

せん妄は，身体的な異常を背景として引き起こされる症候群であり，多臓器不全の一つとして位置づけられています。せん妄を「異常をアセスメントする機会」と考えることが重要です。

C　後輩指導のポイント

せん妄は，明らかな原因や治療法が確立されていないからこそ，チームで，多職種で，そして家族も一緒になってかかわることが重要です。重症化のサインととらえ，また患者を全人的にとらえてケアする姿勢が求められます。

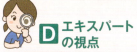

D　エキスパートの視点

看護師の主観では80％が見逃されるため，重症患者のせ

ん妄スクリーニングは，必ず実施する必要があります。主なスクリーニングツールとして，「DSM-5」「ICDSC」「CAM-ICU」 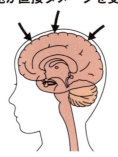 が挙げられます。

 E エキスパートの視点

低活動型せん妄とうつ病は，症状が類似しています。発症様式と認知機能障害を評価し，鑑別します。うつ病は発症がゆっくりで，認知機能は保たれるため，日付や場所の認識が大きくずれることは少ないです。

F 後輩指導のポイント

スクリーニング陽性患者のみならず，"せん妄っぽい"と感じた患者が陰性であったとしても，注意深くケアすることが大切です。

 G エキスパートの視点

鎮痛を十分に行い，鎮静薬，特にミダゾラム（ドルミカム®）の使用は控えることが推奨されています。2018年に発表されたPADISガイドラインKを活用し，せん妄に早期から対応することが望まれます。

 H エキスパートの視点

せん妄の発生要因は多岐にわたります。まず患者の病態生理を十分に理解し，その上でTHINKで考えることが重要です。

 I エキスパートの視点

PADガイドラインに不動（I：immobility）と睡眠（S：sleep）が追加されたことからも，患者の生活を支える重要性が示されています。

 J 後輩指導のポイント

日々の看護実践を振り返りましょう。ルーチンの業務だから実施するのではなく，目的を明確に，組織的に，継続して実施することが求められます。

図1 せん妄が起こるメカニズム

A．脳細胞が直接ダメージを受けた影響

B．環境や薬剤の一過性の影響

表1 せん妄の危険因子

せん妄を誘発する因子	せん妄を増悪させる因子	
宿主因子	疾患因子	医原性因子
・年齢 ・視力／聴力障害 ・認知障害，抑うつ，てんかん，脳卒中の既往，慢性腎／肝疾患　など	アシドーシス，貧血，発熱，電解質異常，脱水，疾患の重症度，肝不全，低血圧，低酸素血症，感染（敗血症），栄養障害，中毒，ショック，呼吸不全　など	・社会とのかかわりが少ない ・制御されていない痛み，頻繁な看護，治療に伴う活動制限 ・過鎮静，薬物治療 ・睡眠障害，血管留置カテーテル　など

杉島寛：せん妄予防として看護師ができるケアは？，重症集中ケア，Vol.14, No.1, P.78, 2015.

❸リスク因子を"THINK"で考える

せん妄発症におけるメカニズムは単一なものが存在するわけではないため，せん妄を見たら「何が原因でせん妄になっているのか」を考えることが重要[6]です。そして考える際，A：**脳細胞が直接ダメージを受けた**せん妄か，B：**環境や鎮静薬などの薬剤の一過性の影響**で引き起こされているせん妄か[7]を整理して考えましょう（図1）。

もちろんこの2つが影響するからこそ，せん妄発症のメカニズムは単一ではないのですが，後者（B）が有力な場合は，私たち医療従事者の介入によって改善可能な場合があります。これは，リスク因子を「宿主因子」「疾患因子」「医原性因子」の3つに分けて[4]考えた場合，「医原性因子」の影響が強いことを示します（**表1**）。また，この中で**痛み・過鎮静・活動制限**は，特に重要な因子となります。

痛みを取り除き，鎮静薬の投与量を少なくすること，鎮静薬の減量により認知機能を維持し早期離床を目指すことが，せん妄予防の重要なポイントです。

そして，これらの危険因子がすぐに思い浮かぶよう**表2**に"THINK"[8]を示します。日本語に関連づけて考えられるよう，**図2**に示しましたので，**せん妄のリスク因子を"THINK"で考え，できるだけ因子を少なくするH かかわりを心**がけましょう。

時計を設置し，眼鏡をかけてもらい，不要なルートはなるべく早く抜去する。これらは普段から実践している看護ケアかもしれません。しかし，ただ漫然と行うのではなく，**目的意識をしっかり持った上で行う**ことが看護の質を変化させ[9]，せん妄予防につながると考えます。**患者の生活を支えるI という基本的な介入が，改めて重要なことであると考えますJ**。

表2 THINK

T	Toxic Situations Tight Titration 　CHF, shock, dehydration 　New organ failure (liver, kidney)	薬物過剰投与 大量輸液 　心不全，ショック，脱水，新たな臓器障害 　（肝・腎）
H	Hypoxemia	低酸素血症
I	Infection/sepsis (nosocomial) Immobilization	感染症／敗血症（院内で起こるものも含め） 不動（臥床）
N	Nonpharmacological interventions Hearing aids, glasses, reorient, sleep protocols, music, noise control, ambulation	非薬理学的介入 補聴器，眼鏡，体位変換，睡眠への介入， 音楽をかける，騒音を減らす，歩行訓練
K	K+ or Electrolyte problems	電解質異常

Dustin M. Hipp, E. Wesley Ely. Pharmacological and Nonpharmacological Management of Delirium in Critically Ill Patients, Neurotherapeutics, 9（1），158-175，2012.より引用，改編

図2 THINKで考える

THINKで考える！ 日本語だと…

T: Toxic situation, Titration
　薬の過剰投与　多数のルート→治療（Tiryo）に伴うこと
H: Hypoxemia　低酸素血症→Hypo（ハイポ）＝低い
　　　　　　　　　　　　低い（Hikui）状態がないか
I: Infection　感染と痛み（Itami）
N: Nonpharmacological
　非薬物的介入→ナース（Nurse）の介入にかかわること
K: K+ or Electrolyte problems　→カリウム（K）などの電解質異常

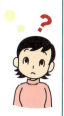

ワンポイントアドバイス

- 組織的なケア実践のため，まずせん妄について共通理解を図りましょう。
- せん妄は退院後のQOLに影響を及ぼすことを理解し，早期から対応しましょう。
- 睡眠環境を整えるなど，日々の看護を目的意識を明確にして実践しましょう。

引用文献

1) 卯野木健：せん妄 総論，ICNR，Vol.1，No.2，P.6〜14，2015.
2) 星野晴彦，櫻本秀明：せん妄の衰退，重症集中ケア，Vol.15，No.5，P.22〜26，2016.
3) Peterson JF, Pun BT, Dittus RS, et al.：Delirium and its motoric subtypes：a study of 614 critically ill patients, J Am Geriatr Soc, Mar 54 (3), 479-84, 2006.
4) 杉島寛：せん妄予防として看護師ができるケアは？，重症集中ケア，Vol.14，No.1，P.75〜83，2015.
5) Bart Van Rompaey, Monique M Elseviers, et al.：Risk factors for delirium in intensive care patients：a prospective cohort study, Crit Care, 13 (3), R77, 2009.
6) 卯野木健：Early Reversible Sedation Related Delirium, ICNR, Vol.1, No.2, P.15〜19, 2015.
7) 櫻本秀明：敗血症とせん妄，ICNR，Vol.1，No.2，P.24〜32，2015.
8) Dustin M. Hipp, E. Wesley Ely.：Pharmacological and Nonpharmacological Management of Delirium in Critically Ill Patients, Neurotherapeutics, 9 (1), 158-175, 2012.
9) 村田洋章：せん妄と予後，ICNR，Vol.1，No.2，P.33〜37，2015.

K 知っておきたい用語

せん妄：DSM-5の診断基準では，以下のように定められています。
A．注意力の変調，B．急性の発症，C．認知機能の変調，D．AとCはもともとの障害では説明できず意識レベルの低下でもない，E．病歴・身体観察・検査結果から，上記の変調が投与されている薬剤や離脱症状などによって起こっているという証拠がある

DSM-5：精神疾患の診断・統計マニュアル（アメリカ精神医学会発行）

ICDSC：Intensive Care Delirium Screening Checklist（患者の協力を必要とせず客観的な観察で評価できる，せん妄スクリーニングツール）

CAM-ICU：Confusion Assessment Method for the ICU（患者の協力が必要であるが，高い感度と特異度・簡便な評価ができる，せん妄スクリーニングツール）

PADISガイドライン：2013年に米国集中治療医学会から発表されたPADガイドライン（成人重症患者に対する痛み・不穏・せん妄管理のためのガイドライン）が2018年に改定され，I（不動）・S（睡眠）が追加されました。

L 理解が深まる関連知識

PICS（集中治療後症候群）
2012年の米国集中治療学会（SCCM）で提唱された概念です。敗血症や急性呼吸窮迫症候群などの重症病態から回復した後の患者に発症・増悪する運動機能障害（ICU-acquired weakness：ICU-AW）・精神障害・認知機能障害を指します。
また，家族に生じる精神障害をPICS-F（family）とします。PICSは歩行能力の低下，せん妄，PTSDが主な問題であり，これらを未然に防ぐことが重要とされています。そのための予防（看護）として，ABCDEFGHバンドルが有効とされています。

PICS
集中治療後症候群：post intensive care syndrome

PTSD
心的外傷後ストレス障害：post traumatic stress disorder

アセスメント編 意識レベル

杏林大学医学部付属病院 HCU 主任
集中ケア認定看護師　菅原直子

意識レベルの必須アセスメント

❶「分かりますか？ お名前を教えてください」のような声かけを行い，呼びかけて反応があるか，刺激を加えて覚醒するかを確認し，外観を見て「第一印象」を評価する。
❷覚醒が確認できたら，見当識はあるか，会話に混乱がないかなど，認識の程度を確認する。評価ツール（GCS，JCS）を用いて意識レベルを評価する。
❸瞳孔所見を観察し，瞳孔径，瞳孔不同の有無，眼球運動，対光反射の有無を確認する。
❹血糖を測定し，血糖異常の有無を確認する。
❺体温を測定し，体温異常の有無を確認する。
❻SpO_2を測定し，低酸素血症を来していないか確認する。可能であれば，血液ガス測定からPaO_2，$PaCO_2$を評価し，意識レベルへ影響する異常値の有無を確認する。
❼家族から普段の生活の意識レベル，認知レベルを聴取する。
❽向精神薬や抗けいれん薬，鎮痛薬，鎮静薬の内服歴を確認する。

BLS
一次救命処置：basic life support

ALS
二次救命処置：advanced life support

JCS
ジャパン・コーマ・スケール：Japan Coma Scale

GCS
グラスゴー・コーマ・スケール：Glasgow Coma Scale

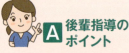 後輩指導のポイント

意識障害を意識レベルの評価ツールを使用し評価することで，医療者が重症度を共通認識することができます。意識障害の原因はさまざまですが，重症度が高いほど，生命の危機的状況に陥る可能性が高く，一刻も早い治療を要するため，必ず評価するようにしましょう。意識レベルが悪く，呼吸，循環に異常がある時には，救命処置が必要な可能性が高いです。

必須アセスメントのポイント

❶覚醒しているか確認する

急変対応では，致命的な状態を逃さないよう，五感を使ってアプローチし，系統的にABCDを評価し対応することが重要です。そのため，第一印象で「何かおかしい」ととらえ急変に備えることが重要です。最初の声かけですぐに回答できれば意識はあり，発声できれば気道と意識に緊急性のある病態が隠れている可能性は低いと判断できます。

もし，反応がなく呼吸，循環に異常があれば，BLSとALSを実施します。また，意識障害の原因（**表1**）はさまざまあり，**意識レベルが悪ければ生命の危機的状況に陥っている可能性が高い**ことを考え，併せて呼吸，循環の評価を行うことが重要です。

❷意識レベルを確認する

意識とは覚醒度と，自分自身および外界を認識している認識機能があり，それらの一方もしくは両方が障害された場合を意識障害と言います。意識は，末梢から感覚刺激の入力を受け，上行性網様体賦活系により大脳皮質へ刺激を送り，覚醒状態が維持されます。そのため，いずれかが障害されると意識障害を呈します。覚醒度が低下すると生命の危機的状況に直結する場合があるため，**覚醒度の軸に沿った評価および経時的な変化を観察する**ことが重要です。

意識レベルの評価ツールとして，JCSとGCSがあります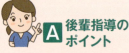（**表2**）。

JCSは，1975年に太田らによって発表された定量的評価です。JCSでは，開眼するか，開眼しないかを評価します。全体のおおまかな意識状態をⅠ～Ⅲの段階に分けて把握し，その後さらに詳細に3段階に分け，全9段階で評価するものです。

GCSは，1974年に英国グラスゴーの

表1 意識障害の鑑別：AIUEOTIPS

A	Alcoholism：急性アルコール中毒	T	Trauma：頭部外傷 Temperature：低体温・熱中症
I	Insulin：インスリン（低血糖／高血糖）		
U	Uremia：尿毒症	I	Infection：脳炎・髄膜炎
E	Electrolytes：電解質異常 Electrocardiogram：不整脈（アダムス・ストークス症候群） Endocrinopathy：内分泌疾患 Epilepsy：けいれん	P	Psychiatric：せん妄・ヒステリー
		S	Shock：ショック Seizure：てんかん，けいれん Stroke：脳卒中 SAH：くも膜下出血
O	Oxygen：低酸素血症，CO_2ナルコーシス Overdose or Opiate：薬物中毒		

表2 意識レベルの評価ツール

①JCS（Japan Coma Scale）

Ⅰ．刺激しないでも覚醒している状態（1桁）
1. 大体意識清明だが今ひとつはっきりしない
2. 見当識障害がある
3. 自分の名前，生年月日が言えない

Ⅱ．刺激すると覚醒する状態（2桁）
10. 普通の呼びかけで容易に開眼する
20. 大きな声または体を揺さぶると開眼する
30. 痛み刺激を加えつつ，呼びかけを繰り返すとかろうじて開眼する

Ⅲ．刺激しても覚醒しない状態（3桁）
100. 痛み刺激に対し，払いのけるような動作
200. 痛み刺激で少し手足を動かしたり，顔をしかめたりする
300. 痛み刺激に反応しない

点数が高いほど状態が悪い

②GCS（Glasgow Coma Scale）

開眼機能（E） Eye opening	最良言語反応（V） Best verval response	最良運動反応（M） Best motor response
自発的に　4	見当識あり　5	命令に従う　6
呼びかけにより　3	混乱した会話　4	疼痛刺激部位に手足を持ってくる　5
疼痛刺激により　2	不適当な言葉　3	疼痛刺激に対する四肢の逃避屈曲　4
開眼しない　1	理解不明の声　2	疼痛刺激に対する四肢異常屈曲（除皮質硬直）　3
	発語しない　1	疼痛刺激に対する四肢伸展（除脳硬直）　2
	気管挿管・切開　T	全く動かない　1

最良の状態で評価する。意識清明15点　深昏睡3点　8点以下　重症意識障害

点数が低いほど状態が悪い

Teasdaleらにより提唱されました。3つの機能別（開眼機能，最良言語反応，最良運動反応）に独立して観察し，合計点で意識レベルを評価したものです。

例えば，開眼はしているが四肢麻痺があり発語を認めない意識障害患者の場合，JCSでは開眼しているため1桁となりますが，GCSではE4V1M1（6点）と重症となります。GCSとJCSの整合性を欠く場合もあるため，注意が必要です。あいまいな場合には，**評価した根拠の観察項目を看護記録に補足する**とよいです。

❸ 瞳孔径，瞳孔不同の有無，眼球運動，対応反射の有無を確認する

瞳孔は，交感神経と副交感神経の支配で均衡を保ち，交感神経は瞳孔を散大，副交感神経は収縮させます。正常な範囲は2.5〜4mmであり，2mmより小さい時は縮瞳，5mmより大きい時は散瞳と呼びます。

縮瞳は，Horner症候群など頸部交感神経麻痺，橋出血など脳幹障害で起こります。散瞳は，テント上の占拠性病変によるテント切痕ヘルニアなどにより動眼神経麻痺が起こり，副交感神経が障害されて交感神経優位となり，病変と同側の瞳孔が散大することで起こります。

対光反射は，光に対して瞳孔が収縮する反射です。光を当てると，網膜からの光刺激が視神経を介して中脳にある動眼神経副核に伝わった後，左右の動眼神経を介して虹彩括約筋を収縮させ，瞳孔を収縮させます。**脳の器質学的な疾患による瞳孔不同や瞳孔散大，対光反射の消失を来している場合は，脳ヘルニアや脳圧亢進による不可逆的な変化を来している可能性があるため，早急な対応が必要になります**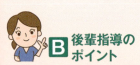。

❹ 血糖異常の有無を確認する

脳のグルコース消費は多く，全グルコース消費量の25％を消費します。脳組織ではグルコース以外の物質を利用できないため，**グルコースの血漿レベルが60mg/dL以下になると，脳の機能異常**が見られるようになります。

血糖値が70mg/dL以下の場合を低血糖と言います。軽度の低血糖では空腹感を認め，さらに血糖値が低下するとアドレナリンやグルカゴン，コルチゾールなどが分泌され，交感神経が刺激されるため動悸や冷汗を生じます。50mg/dL以下になると中枢神経症状が出現し，30mg/dL以下になると意識消失することもあります（**表3**）。**低血糖は，カテコールアミンを過剰分泌させて心疾患（致死性不整脈や狭心症）などを誘発し，脳障害（けいれんや意識消失，昏睡など）を来すことから，速やかな対処が必要です**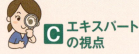。

また，糖尿病の患者が，感染症や消化

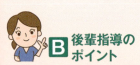

B 後輩指導のポイント

脳ヘルニアや脳圧亢進により重度の意識障害を呈している場合，占拠している頭蓋内病変の改善がなければ，短時間で生命の危機的状況に陥るため，速やかに医師へ報告する必要があります。また，瞳孔所見と併せて，四肢麻痺や構音障害など中枢性の機能障害も観察するとよいでしょう。それにより頭蓋内病変を予測し，早期対応に備えます。

表3 低血糖症状

血糖値 (mg/dL)	低血糖の症状
60〜70以下	動悸，手指振戦，発汗（冷汗），顔面蒼白
50以下	頭痛，生あくび，集中力低下など中枢神経症状
30以下	異常行動，けいれん，意識レベル低下，昏睡

荒木栄一編集主幹，稲垣暢也専門編集：糖尿病治療薬の最前線 改訂第2版，P.37，中山書店，2015.を参考に作成

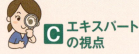

C エキスパートの視点

低血糖による意識障害の場合，糖分を負荷することで意識が速やかに回復することがあります。医師へ低血糖時の指示を確認しましょう。

表4 体温異常の臨床所見

熱中症の分類	
分類	症状
Ⅰ度	めまい，大量の発汗，失神，筋肉痛，筋肉の硬直
Ⅱ度	頭痛，嘔気，嘔吐，倦怠感，虚脱感，集中力や判断力の低下
Ⅲ度	・中枢神経症状　意識障害（JCS≧2），けいれん発作，小脳症状 ・肝・腎機能障害（AST上昇，ALT上昇，BUN上昇） ・血液凝固異常（DIC）

日本神経救急学会：熱中症分類

偶発性低体温の中枢神経系臨床所見	
軽度（32.0℃以上35.0℃未満）	意識混濁，構音障害，見当識障害，健忘
中等度（28.0℃以上32.0℃未満）	活動低下，幻覚，対光反射減弱，脳波異常
重度（28.0℃未満）	昏睡，脳血管障害，対光反射消失，脳波平坦化

三谷英範他：偶発性低体温症，救急医学，Vol.37，No.9，P.1055，2013.を参考に作成

DIC
播種性血管内凝固症候群：disseminated intravascular coagulation

器疾患，食事摂取不良により血糖コントロールが不良となり，インスリンを自己中断している場合などは，脱水と高血糖の持続により意識障害の原因となることがあります。

❺体温異常の有無を確認する（表4）

正常の体温調節では，主として視床下部にある体温中枢で調節し，36.0±1.5℃の範囲でコントロールされています。

低体温では，**32.0℃未満**になると酵素活性が低下し，体温恒常性が徐々に破綻します。中枢神経系では，全体的に機能は低下し，サイトカインやフリーラジカルの放出を抑え細胞障害は最低限に抑えられますが，最終的には脳浮腫を来します。

高体温の影響として，**40.0℃以上**になると，酵素の変化が起こりはじめ，41.0℃以上でミトコンドリア機能低下により酸化的リン酸化（各細胞内のエネルギー産生）が滞り，細胞内の機能停止から各臓器障害へとつながっていきます。

❻低酸素血症を来していないか，PaO_2，$PaCO_2$が異常値ではないか確認する

ヘモグロビンの何％が酸素（O_2）と結合しているかを示す動脈血酸素飽和度（SaO_2）と動脈血酸素分圧（PaO_2）は相関関係があり，PaO_2が60Torr以下になるとSaO_2が90％から急激に低下します。**PaO_2が60Torr以下になると組織への酸素供給が著しく低下して各臓器に障害が起こり，50Torr以下になると精神症状が出現します**。血液ガスデータがなくても，臨床ではパルスオキシメーターでSpO_2を測定することでPaO_2を推測することができます。また，$PaCO_2$が1日以内に100Torrを超えるとCO_2ナルコーシスに陥ります。脳脊髄液の正常なpHは7.32程度ですが，**$PaCO_2$が100Torrを超えるとpH7.10以下になり，意識障害が傾眠から昏睡へと進みます**D。

❼家族から普段の生活の意識レベル，認知レベルを聴取する

高次脳機能障害や元来の認知症による

SaO₂
動脈血酸素飽和度：arterial oxygen saturation

PaO₂
動脈血酸素分圧：partial pressure of arterial oxygen

SpO₂
経皮的酸素飽和度：saturation of percutaneous oxygen

PaCO₂
動脈血二酸化炭素分圧：partial pressure of arterial carbon dioxide

D エキスパートの視点

意識障害の原因が低酸素血症か高二酸化炭素血症かにより，酸素療法が異なります。
高二酸化炭素血症は換気障害が主な原因のため，人工呼吸器（NPPV，IPPV）管理となり，一回換気量や換気回数を設定する治療となります。
低酸素血症は，酸素化障害が主な原因のため，酸素療法（低流量酸素，高流量酸素，NHF）や人工呼吸器（NPPV，IPPV）管理となり，F_IO_2やPEEPを設定する治療となります。
先を予測し，酸素デバイスを準備するとよいでしょう。

見当識障害なのか，意識障害によって生じる見当識障害なのかをアセスメントすることが必要です。**家族から日常生活について情報収集**したり，認知機能障害のスクリーニングテストである改訂長谷川式簡易知能評価スケール（HDS-R）やMMSEの結果を参考にしたりするなど，慎重に判断する必要があります。

❽向精神薬や抗けいれん薬，鎮痛薬，鎮静薬の内服歴を確認する

内服薬の作用が意識レベルへ影響することがあります。そのため，神経症状に影響があるような**内服歴は確認**しておく必要があります。

- 意識障害はさまざまな交絡因子が入り混じっていることがあります。
- 観察項目を点で見るのではなく，網羅的に観察しましょう。
- 随伴する症状も併せてアセスメントすることで，原因の推論に役立ちます。

MMSE
簡易知能検査：mini-mental state examination

引用・参考文献

1）笠原真弓：緊急度・重症度を判断するために必要な観察項目・情報は何か，救急看護トリアージのスキル強化，Vol.3，No.6，P.17～19，2014．
2）医療情報科学研究所編：病気が見える vol.7 脳・神経，P.456，457，メディックメディア，2011．
3）小澤瀞司，福田康一郎総編集：標準生理学 第7版，P.197，878，医学書院，2009．
4）木下真吾他：意識レベルの観察（4）GCS Part 2，意識レベル・神経症状の評価ステップアップ講座，BRAIN NURSING，Vol.31，No.12，P.1237～1240，2015．
5）荒木栄一編集主幹，稲垣暢也専門編集：糖尿病治療薬の最前線 改訂第2版，P.37，中山書店，2015．
6）三宅康史：熱中症，救急医学，Vol.37，No.9，P.1040～1043，2013．
7）三谷英範他：偶発性低体温症，救急医学，Vol.37，No.9，P.1053～1055，2013．
8）瀧健治：呼吸管理に活かす呼吸生理―呼吸のメカニズムから人工呼吸器の装着・離脱まで，P.81，93，羊土社，2006．

脳神経機能(NIHSSを中心に) アセスメント編

国際医療福祉大学成田病院 準備事務局
集中ケア認定看護師 露木菜緒

脳神経機能の必須アセスメント

❶ 片側顔面麻痺,片側上肢麻痺,構音障害のうち1つでもあれば,脳卒中を疑う。
❷ 一見して明らかな症状がなくても,「何か変?」と気づいた時や,神経系のフィジカルイグザミネーションをする時は,NIHSSを使用して評価する。

必須アセスメントのポイント

❶片側顔面麻痺,片側上肢麻痺,構音障害のうち1つでもあれば,脳卒中を疑う

「片方の顔面の動きが悪い」「片方の上肢の脱力がある」「呂律が回らない」Ⓐ,この3つの症状のうち1つ当てはまれば,脳卒中である可能性は70%であり,3つとも当てはまれば85%と言われています[1)]。超急性期脳梗塞に対するrt-PA(アルテプラーゼ)の治療効果は高いですが,治療対象となる時間は発症後4.5時間と短く(時間が経つとリスクの方が大きくなるため),早期発見が何より重要です。

病院にはさまざまな疾患の患者が入院していますが,入院中にも脳卒中は発症しますⒷ。例を挙げますと,ある病院では,2016年の入院患者の脳梗塞発症数は35人(0.15%)で,1カ月に2〜3人は主疾患以外に脳梗塞を発症したことになります。したがって,少なくともこの**3つの症状の1つでも認めたら脳卒中を疑い,報告,観察していく必要があります**Ⓒ。

❷一見して明らかな症状がなくても,「何か変?」と気づいた時や,神経系のフィジカルイグザミネーションをする時は,NIHSSを使用して評価する

意識レベルの低下や,前述した3つの症状などの明らかな神経症状が出現すれば脳卒中を疑いやすいですが,後述するような場面では見逃されがちです。このような場面において「何か変」と気づけるためにも,NIHSSのフィジカルイグザミネーションを身につけることは重要です。

NIHSSは脳卒中の重症度を評価するためのスケールであり,rt-PA療法後は必須ですが,活用場面はrt-PA療法後だけではありません。NIHSSは意識,注視,視野,顔面麻痺,運動麻痺(上肢・下肢),運動失調,感覚,言語,構音障害,無視の11項目から成り,**この11項目で一通りの神経学的所見が観察できるスケール**なのです(表)。

例えば,入院中の患者が次のような行動を示していた時,皆さんは「何かおかしい」と気づくことができますか。また,その「何かおかしい」を具体的にアセスメントするフィジカルイグザミネーションを知っていますか。

---

rt-PA
アルテプラーゼ:recombinant tissue plasminogen activator

NIHSS
National Institute of Health Stroke Scale

Ⓐ 理解が深まる関連知識

FAST
脳卒中を疑う3つの症状の頭文字をとって「FAST」という標語があります。FASTとは,顔の麻痺(Face),腕の麻痺(Arm),ことばの障害(Speech),これに時刻(Time)を加えています。近年は一刻も早く受診するように,FASTをスローガンに啓蒙活動が行われています。

Ⓑ エキスパートの視点

院内で脳卒中を発症すると,院外で発症した時よりも診断・治療までの時間が長いと言われています。患者家族は,病院に入院しているのだから専門家がみてくれていると思い,変化の自覚を伝えなかったり,看護師は主疾患ではなく主治医もいないため,報告が遅くなったりするようです。脳は「time is brain」と言われるように,時間との勝負です。変化に気づいたら,速やかに報告することが重要です。

C 理解が深まる関連知識

RRS：rapid response system

近年，注目され重要視されているシステムにRRSがあります。これまで「コードブルー」や「ハリーコール」といった心肺停止など急変した患者への対応システムは多くの施設で導入されていますが，RRSは急変する前に対応しよう，急変させないようにしようという新しいシステムです。

院内で発症した脳卒中患者は，「コードブルー」などには該当しないため，報告を躊躇することもあります。RRSは定められた基準に基づき報告するため，誰でも統一された判断が可能で，速やかに専門チームの介入が可能となります。重要なことは，「何か変」という前兆を見逃さずに観察し，速やかに行動を起こすことです。

D 知っておきたい用語

半盲とは視野の半分が見えなくなる症状のことです。そもそも両目の眼球に入った視覚情報は，網膜から視神経に入り，側頭葉を通って，後頭葉の視覚野まで伝わります。視野は脳障害を起こした部位により異なり，言い換えれば，視野障害に応じてどこの部位が障害されているのかが分かるのです。

表 NIHSS (National Institute of Health Stroke Scale)

1a．意識水準	0：完全覚醒　　　　　　　　　1：簡単な刺激で覚醒　　2：繰り返し刺激，強い刺激で覚醒　　3：完全に無反応	
1b．意識障害―質問（今月の月および年齢）	0：両方正解　1：片方正解　2：両方不正解	
1c．意識障害―従命（開閉眼，「手を握る・開く」）	0：両方可　1：片方可　2：両方不可	
2．最良の注視	0：正常　　1：部分的注視麻痺　2：完全注視麻痺	
3．視野	0：視野欠損なし　1：部分的半盲　2：完全半盲　3：両側性半盲	
4．顔面麻痺	0：正常　　1：軽度麻痺　2：部分的麻痺　3：完全麻痺	
5．上肢の運動（右）（臥位では45°挙上）	0：90°を10秒保持可能（下垂なし） 1：90°を保持できるが，10秒以内に下垂 2：90°の挙上または保持ができない 3：重力に抗して動かない　　4：全く動きがみられない	
上肢の運動（左）（臥位では45°挙上）	0：90°を10秒保持可能（下垂なし） 1：90°を保持できるが，10秒以内に下垂 2：90°の挙上または保持ができない 3：重力に抗して動かない　　4：全く動きがみられない	
6．下肢の運動（右）臥位で30°挙上	0：30°を5秒保持可能（下垂なし） 1：30°を保持できるが，5秒以内に下垂 2：重力に抗して動きがみられる 3：重力に抗して動かない　　4：全く動きがみられない	
下肢の運動（左）臥位で30°挙上	0：30°を5秒保持可能（下垂なし） 1：30°を保持できるが，5秒以内に下垂 2：重力に抗して動きがみられる 3：重力に抗して動かない　　4：全く動きがみられない	
7．運動失調	0：なし　　1：1肢　　2：2肢	
8．感覚	0：正常　　1：軽度から中等度　2：重度から完全	
9．最良の言語	0：失語なし　1：軽度から中等度　2：重度の失語　3：無言，全失語	
10．構音障害	0：正常　　1：軽度から中等度　2：重度	
11．消去現象と注意障害（無視）	0：異常なし 1：視覚，触覚，聴覚，視空間または自己身体に対する不注意，あるいは1つの感覚様式で2点同時刺激に対する消去現象 2：重度の半側不注意あるいは2つ以上の感覚様式に対する半側不注意	

〈神経症状を見落としがちな場面〉
- いつも右の方を向いており，左側からの声かけに気づかない，または右側を探す。
- 食事の際，左側に置いてある皿に気がつかず，その皿に乗っているものを残している。
- 左側だけひげの剃り残しがある。
- 車いすでの移動時に，左側のフットレストやブレーキの操作を忘れたまま立ち上がろうとする。

このような行動は，どのような症状が原因で起こっているのでしょうか。症状としては，左同名性半盲と左半側空間無視の2つが考えられます。では，この症状の鑑別はどのように行うのでしょうか。

半盲 D は，視野の評価で判断します。まず，患者と対座して患者との中間点に指を置きます。そして，視野を4分割（右上，右下，左上，左下の4点）し，検者の指を動かし，指が動いているのがどちらか，指の本数を答えてもらうなどして評価します。評価する時は，患者の片目を隠して行い，両目を評価します（**写真1**）。両目ともに同側の半盲がある場合は，同

写真1 視野障害の確認の仕方

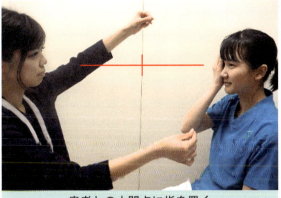
患者との中間点に指を置く

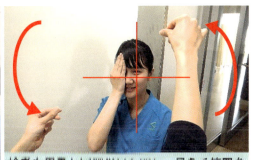
検者も患者と同側の目を閉じ、見える範囲を同定する。その視野を4分割し、左右に指を置き、視野の最大幅の位置で上下に動かしながら動いた方を答えてもらう

写真2 空間無視の確認の仕方

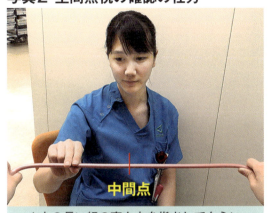
中間点
1本の長い紐の真ん中を指さしてもらい、中間点よりもずれていれば陽性

名性半盲と言います。

　視野については問題ない（片方ずつ評価すればすべて見えている）が、左右の指を同時に動かして両側刺激を行った時に左を認識できなければ（左右両方動かしているのに、「右しか動いていない」と答える）、左側の視野を無視していると判断します。

　無視とは、大脳半球が障害されて障害側と反対側からの刺激を認識できなくなる病態で、刺激の中でも片側の空間を無視することを半側空間無視と言います。その判断は1本の線を2等分してもらう「線分二等分テスト」や、**写真2**のように1本の長い紐の真ん中を指さしてもらうことで評価できます。

　このように、**視野障害や無視の評価 E**、前述した顔面麻痺や上下肢の運動麻痺、構音障害を判断するためのフィジカルイグザミネーションはNIHSSの中に含まれ、一連の神経所見が評価できます。脳神経機能の評価にはNIHSSを活用しましょう。

> **ワンポイントアドバイス**
> ・NIHSSは脳神経機能の評価、スクリーニングとしては重要ですが、慣れないと難しく複雑に感じるかもしれません。まずはFASTを覚え、脳卒中を疑い、報告することから始めましょう。
> ・同じような症状にみえても、障害部位や患者の自覚は異なることを知り、介助や声かけを工夫しましょう。

引用・参考文献
1) Kothari, RU, et al.：Cincinnati Prehospital Stroke Scale：reproducibility and validity. Ann Emerg Med, 33 (4), 373-378, 1999.
2) 日本救急医学会、日本神経救急学会監修、『ISLSコースガイドブック』編集委員会編：ISLSコースガイドブック、へるす出版、2006.
3) 藤崎郁：フィジカルアセスメント完全ガイド 第2版、学研メディカル秀潤社、2012.

E 後輩指導のポイント

　今回の事例のように、左同名性半盲と左半側空間無視は、他者からみると同様の行動を示しますが、患者の自覚は異なります。意識レベルがよければ、左同名性半盲は「見えない」ことを自覚していますから、患者は「見えないから不便よね」などと話します。
　一方、左半側空間無視は「ない」と自覚します。例えば、トイレへ座る時に便座がそこにあっても、患者にとっては「そこにない」ため、座るのが怖いのです。その場合はまず手で便座を触ってもらい、便座があることを確認してもらってから、座る介助をしていきます。このように、同様の症状にみえても、患者の自覚が異なることを知っていれば、介助方法や声かけが変わります。

アセスメント編 脳圧亢進

関西医科大学附属病院
GICU病棟 救急看護認定看護師　廣本幸枝

脳圧亢進の必須アセスメント

❶「眠っている？　それとも脳圧が亢進している？」と迷ったら，まず意識レベルを観察する。
❷緊急性が高い状態を見逃さないために，クッシング現象を観察する。
❸脳圧の亢進がどれだけ進んでいるのかを把握するために，脳ヘルニア徴候を確認する。
❹高体温でも脳圧が亢進するため，体温を確認する。
❺頸部屈曲でも脳圧が亢進するため，頸部のポジショニングが適切か確認する。
❻PCO_2の上昇は脳圧のさらなる亢進につながるため，血液ガス分析データを確認する。
❼低Na血症は脳圧のさらなる亢進につながるため，水分出納や電解質を確認する。
❽急激に脳圧を亢進させないために，排便コントロールができているのかを確認する。

JCS
ジャパン・コーマ・スケール：
Japan Coma Scale

GCS
グラスゴー・コーマ・スケール：
Glasgow Coma Scale

A エキスパートの視点

　意識は意識レベル（覚醒度）と認知機能の2つの要素でとらえられ，両方が正常であれば意識清明と判断し，どちらかまたは両方が障害された場合を意識障害と呼びます。JCSは瞬時に判断できることから，救急外来などで使われることが多く，GCSは詳細に判断できるためICUなどで使用されることが多いでしょう。
　意識レベルの評価は他覚的な評価であり，評価の差が生まれることがあります。前勤務者と共に評価を共有し，患者の意識レベルの把握をすることで評価の差を埋めることも必要です。

必須アセスメントのポイント

　頭蓋内の構成成分は，**脳実質80％と髄液10％，血液10％**程度です。これらは頭蓋骨によって形成されている空間に収まっており，容積の総和は一定です。これを**モンロー・ケリーの法則**と言います。例えば，脳浮腫により脳実質が増えると，血液や髄液の容積が減って脳圧は保たれますが，その代償作用以上に容積が増えてしまうと，脳圧は亢進します。頭蓋内の構成成分から分かるように，脳圧亢進の要因としては①**脳容積の増加**，②**脳脊髄液の増加**，③**脳血流の増加**があります。

❶「眠っている？　それとも脳圧が亢進している？」と迷ったら，まず意識レベルを観察する

　意識レベルの評価では評価尺度を使用することが望まれます。一般的にJCSやGCSを用いている病院が多いでしょう（**表**）。
　JCSは刺激に対する覚醒度合いを細分化したもので，点数が高くなればなるほど重症です。しかし，簡便であるが故に詳細な評価は困難です。表しきれない評価は，状態の詳細を記録に残す必要があります。
　GCSは，開眼・発語・運動機能の3つに分類し，合計点での評価を行います。JCSとは異なり，点数が低くなればなるほど重症です。「合計点は7点 E1V2M4」と表しますが，項目により患者の状態は異なるため，合計点だけではなく項目にも着目する必要があります。
　また，意識レベルにムラがあり，1日の中で発語機能や運動機能が異なる患者もいます。そのような場合には，最良時の評価で判断します。麻痺がある患者の場合は，健側で最良時の評価で判断します。**JCS，GCSともに利点や欠点があるため，両方を用いて評価することが望ましいでしょう** A 。

❷緊急性が高い状態を見逃さないために，クッシング現象を観察する

　クッシング現象とは，血圧の上昇・脈

表 意識レベルの評価ツール

JCS		
刺激がなくても開眼している	Ⅰ-1	だいたい清明だが，いまひとつはっきりしていない
	Ⅰ-2	見当識障害がある
	Ⅰ-3	自分の名前，生年月日が言えない
刺激すると覚醒する（刺激をやめると眠り込む）	Ⅱ-10	呼びかけで開眼する（離握手などの容易な指示に従える）
	Ⅱ-20	大きな声かけや，揺さぶると開眼する
	Ⅱ-30	痛み刺激を加えつつ，何度も呼びかけると開眼する
刺激しても覚醒しない	Ⅲ-100	痛み刺激に対し払いのける
	Ⅲ-200	痛み刺激に対し，少し手を動かしたり，顔をしかめる
	Ⅲ-300	痛み刺激に対し反応しない

利点…簡便であり，救急救命士などにも普及している
欠点…特殊な症状の詳細な評価が分からない。評価者により判断のばらつきが見られやすい

GCS					
開眼機能（E）		言語機能（V）		運動機能（M）	
自発的に	4	正確な応答	5	命令に従う	6
呼びかけに対し	3	混乱した会話	4	疼痛刺激に払いのける	5
疼痛刺激に対し	2	不正な言語	3	疼痛刺激に逃避反応	4
開眼しない	1	理解不明な声	2	疼痛刺激に四肢異常屈曲（除皮質硬直）	3
		発語しない	1	疼痛刺激に四肢伸展（除脳硬直）	2
		気管挿管気管切開	T	全く動かない	1

利点…多軸指標であるため，認知や覚醒度合いを具体的に把握できる
欠点…複雑であるため，評価に時間がかかってしまう

圧の増大・徐脈の3つを表します。脳浮腫による脳実質の増大や水頭症による脳室の拡大で脳内の血管が圧迫されると，脳血流量は減少します。これに対し，交感神経が亢進して血圧を上昇させ，脳血流を維持しようとします。そして，血圧が上昇したことにより副交感神経が亢進し，結果的に徐脈となります。**クッシング現象が認められる場合は，生命の危機が迫っている状態であるため，早急な対応が必要です**。

❸脳圧の亢進がどれだけ進んでいるのかを把握するために，脳ヘルニア徴候を確認する

脳圧が亢進すると，頭蓋骨によって逃げ場をなくした脳実質が脳ヘルニアを起こします。脳ヘルニアにはいくつかの種類があり，部位によって異なる症状が出現します（図）。また，症状も時間経過と共に変化する場合があります。そのため「受け持ちした時と比べて呼吸様式は変化していないか？ 麻痺の程度は進行していないか？ 瞳孔所見は1時間前と比べて変化していないか？」と，症状を経時的に観察し，記録に残す必要があります。

❹高体温でも脳圧が亢進するため，体温を確認する

体温上昇により脳の代謝が亢進して血管拡張を起こすことで，脳血流量が増加して脳圧は亢進します。そのため，**体温上昇の有無を確認しましょう**。

❺頸部屈曲でも脳圧が亢進するため頸部のポジショニングは適切か確認する

顔が真正面を向き，体幹と頭部が一直線になっている状態が適切です。頸部が左右に屈曲している場合は，内頸静脈が圧迫されることで血液が脳内に停滞し，静脈灌流障害により脳圧が亢進する原因になります。脳圧が亢進している場合は，頸部のポジショニングが適切か確認しましょう。意識障害がある患者であれば，枕などでポジショニングをとることが必要です。

B エキスパートの視点

クッシング現象は，脳圧が非常に亢進した状態を示します。脳圧はICPセンサーなど，特殊な処置でしか実際の値を測定することはできません。しかしながらバイタルサインからも，脳圧が亢進していることをアセスメントすることはできます。

脳へのダメージは不可逆的なものであり，脳圧亢進を早期に発見することで患者の機能予後につながるかもしれません。

ICP
頭蓋内圧：intracranial pressure

C エキスパートの視点

超急性期では，体温の上昇を避けることは重要です。体温の確認も必要ですが，体温コントロールを行い，体温上昇をさせないケアが必要となります。中枢性の発熱であれば，薬剤の使用や低体温マットの使用も考慮します。

図 脳ヘルニアの種類と障害部位による特徴

①テント切痕ヘルニア
②大後頭孔ヘルニア
③大脳鎌下ヘルニア
④テント切痕上行性ヘルニア
⑤正中ヘルニア
⑥蝶形骨縁ヘルニア

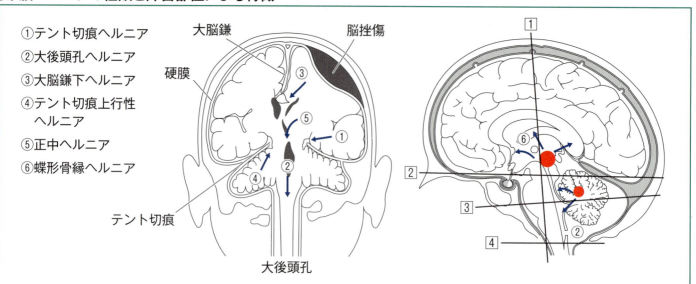

障害部位	呼吸	眼球の運動と瞳孔		四肢の運動機能
①大脳・間脳	チェーンストークス呼吸	〈大脳〉③大脳鎌下ヘルニア 早期間脳期	病側の瞳孔が中等度に散大 緩慢な対光反射	〈大脳中規模な障害〉 対側の合目的な運動が可能
		晩期動眼神経期	病側瞳孔散大 対光反射なし	〈大脳辺縁の広範囲の障害〉 刺激に対して除皮質硬直
		〈間脳〉⑤正中ヘルニア	縮瞳とわずかな対光反射	
②中脳	中枢性過呼吸	〈中脳〉⑤正中ヘルニア	中等度散大（中間位）しばしば不整形 対光反射の消失	中脳・橋の障害 刺激に対して除脳硬直
③橋・小脳	吸気時休止性過呼吸	〈橋〉	両側瞳孔正中に固定	
	群発性呼吸	〈小脳〉	両目が同時に左右に間欠的に動く	
		〈下位脳幹の障害〉	同時に1～3mm上下に間欠的な運動 対光反射の消失	
④延髄	失調性呼吸 呼吸停止	〈延髄〉同時に1～3mm上下に間欠的な運動 対光反射の消失		延髄の障害 刺激に対しても反応なし
		②大後頭孔ヘルニア	両側瞳孔散大と対光反射の消失	

小濱啓次：救急マニュアル—救急初療から救命処置まで 第3版，P.672，医学書院，2005.より引用・改変

❻ PCO_2の上昇は脳圧のさらなる亢進につながるため、血液ガス分析データを確認する

脳圧が亢進すると、脳灌流圧が低下してPCO_2が上昇します。PCO_2が上昇すると、脳血管は拡張して脳血流量が上昇し、さらなる脳圧の亢進につながります。また、脳灌流圧の低下は脳虚血を引き起こし、酸素が十分に供給できないことから嫌気性代謝が進行し、代謝性アシドーシスとなります。そのため、脳内細胞の酸素欠乏が起こり、脳細胞は死滅しさらなる脳浮腫を引き起こします。これらを予防するためにも、血液ガス分析のデータを確認しましょう。

❼ 低Na血症は脳圧のさらなる亢進につながるため、水分出納や電解質を確認する

急激な脳圧亢進により生命の危機となっている場合は、脳圧の低下を目的にマンニトール（マンニットール®）やグリセリン（グリセオール®）などの高浸透圧利尿薬を使用することがあります。これらの長期的な投与は、水・電解質異常を来しやすい状態となります。また、ホルモンの分泌により低Na血症に傾きます。低Na血症になると血中の浸透圧が低下することから、浸透圧を一定にするために浸透圧の低いところ（血中）から浸透圧の高いところ（細胞内）に水分が移動します。そのため、脳浮腫が進行してしまいます。日々の観察で「尿量が過剰に増えていないか？ 電解質のバランスは崩れていないか？」と確認する必要があります。さらに、発熱による発汗や呼吸による不感蒸泄などカウントが正確にできない水分もあります。病態に合わせて、体重の測定による水分出納の増減を確認することが必要です。

❽ 急激に脳圧を亢進させないために、排便コントロールができているのかを確認する

脳圧が亢進する病態にある患者は、ベッド上安静やニカルジピン（ペルジピン®）などの腸蠕動を低下させる薬剤の使用などにより便秘になりがちです。排便時の怒責は急激な脳圧の亢進につながります。そのため、患者の入院前の排便パターンを理解した上で、「排便はできているのか？ 性状は？」と排便のコントロールを行いましょう。

PCO_2
二酸化炭素分圧：partial pressure of carbon dioxide

D エキスパートの視点

酸素化の評価も必要ですが、処置や看護ケアにより酸素消費量が増加することを理解しておく必要があります。発熱でも酸素消費量は増えますし、体位変換や吸引でも酸素は消費されます。そのため、酸素消費量が増加することを念頭に置いて、看護ケアの分散（二重負荷の予防）や必要時には吸引前のO_2サクションを行い、酸素化を保ち吸引を実施するなどの配慮が必要です。

ワンポイントアドバイス
- 脳圧の亢進は、看護ケアにより予防できるものもあります。
- 脳圧を亢進させる要因を理解し、看護ケアにつなげることが最も重要です。

引用・参考文献
1) 小濱啓次：救急マニュアル―救急初療から救命処置まで 第3版, P.672, 医学書院, 2005.
2) 医療情報科学研究所編：病気がみえる vol.7 脳・神経, P.44〜49, 113〜135, 456〜459, メディックメディア, 2011.
3) 影山博之：もっと知りたい！ICUナースの常識41, ICNR, Vol.3, No.4, P.67〜69, 2016.
4) 西田修：ICU・CCU看護の超重要ポイントマスターブック, P.153, メディカ出版, 2013.

アセスメント編 けいれん

杏林大学医学部付属病院 看護部 師長補佐
救急看護認定看護師 髙橋ひとみ

けいれんの必須アセスメント

❶ けいれんが出現したら，そばを離れず安全対策を実施しながら応援要請をする。
❷ 応援が到着するまで，けいれんのタイプ・状態や随伴症状がないかを観察する。
❸ 呼吸状態や循環の観察をする。
❹ けいれんが起こったら，急変対応の準備をし，けいれんを停止するための薬剤を使用したら，薬剤の効果判定を行う。
❺ けいれんの原因は，脳に限らず全身にある場合もあるので，原因検索を行う。
❻ 二次的障害がないか観察し，あればその治療を行う。

必須アセスメントのポイント

❶ けいれんが出現したら，そばを離れず安全対策を実施しながら応援要請をする

けいれんが出現している患者を発見したら，そばを離れないでください。 手や顔などの一部がけいれんしている場合，**小発作だから大丈夫と判断して，バイタルサイン測定の用意のためにベッドを離れると，ベッドサイドに戻ってきた時には大発作になっていた，ということがあります**🅐。けいれん発作には，大小の差はありますが手足や身体の不随意の運動が出現します。そのため，ベッド柵に手足を打ちつける，ルート・チューブ類の誤抜去やベッド上にある物などによる外傷，ベッド転落のリスクがあります。危険なものは取り除くようにしたり，ベッド柵を毛布などで覆ったりするなどの処置をとります。

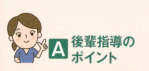

🅐 後輩指導のポイント

けいれんが出ている患者を発見したら，そばを離れないことが大切です。

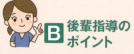

🅑 後輩指導のポイント

"表1 けいれんのタイプ"にある「大発作」や「ジャクソン型」などと判断・分類することに集中すると，他の症状を見逃しかねません。他の症状とは，次の項目でも述べている「呼吸状態や循環の観察」です。

❷ 応援が到着するまで，けいれんのタイプ・状態や随伴症状がないかを観察する

表1に示したとおり，けいれんにはさまざまな起こり方や広がり方があります。これは，医師の診断の手助けになりますので，どのようなタイプだったのかを観察する必要があります。「強直性です」と言えなくてもよく，「体が突っ張っていました」と，**観察した時の患者の身体状態を答えるだけで十分です**🅑。

❸ 呼吸状態や循環の観察をする

初回のけいれん発作では，重積発作以外は，急いでけいれんを止めることに重きを置かなくても大丈夫です。また，**単回のけいれん発作の多くは，2～3分以内に自然に止まります**。Drコールや応援要請，急変対応の準備をしている間にけいれんが停止することが多いです。第一発見者は，そばを離れずに十分に観察をし，自然停止後に観察した情報を共有しましょう。

また，けいれんが起こっている間は，呼吸が止まっているとは限りません。け

表1 けいれんのタイプ

分類		説明
大発作	強直性けいれん	急激な意識消失後に持続的な筋収縮のために突っ張ったような感じ
	間代性けいれん	筋肉の収縮・弛緩を反復
	強直性間代性けいれん	強直性と間代性を合併
小発作		短時間の意識消失
部分発作	単純部分発作	大脳半球の局所に発生し，意識消失を伴わない
	複雑部分発作	局所または単純部分発作で始まり，全身性に移行するものもある。精神運動発作（意識障害）を伴う
ジャクソン型		部分発作（手指，口角）から始まり，顔面，上肢，全般発作へと拡大
ミオクロニー発作		急激かつ電撃的な一つ，または数個の筋肉の短い不随意攣縮

中里信和監修：「てんかん」のことがよくわかる本, P.9〜26, 講談社, 2015.を参考に作成

いれんの程度にもよりますが，患者はある程度意識が保たれていたり，呼吸が維持されていたりしますので，焦らずに呼吸回数や呼吸運動を観察します。呼吸の観察のために，SpO₂モニタを用いることが多いと思いますが，けいれんが起こると手足の不随運動により脈波が感知されず，正しい数値が表示されません。**SpO₂による評価も大切ですが，顔色，口唇色，爪甲色からチアノーゼがないかを観察しましょうC**。

けいれんにより呼吸抑制が起こったり，意識レベルの低下によって誤嚥や吐物で気道閉塞を起こしたりすることがあります。このような場面では，気道確保が必要になることがあります。その他に，けいれんを止めるためにジアゼパム（セルシン®，ホリゾン®）を投与することが多いと思いますが，ジアゼパムは呼吸抑制を起こしやすいため，呼吸状態に注意が必要です。

循環の観察については，けいれんは後述する脳以外の原因でも起こります。**けいれんを引き起こした急性期疾患の3分の1は中枢疾患ではありません**[1]。けいれんによる循環障害がないか，血圧，脈圧，心拍，温冷感や湿潤といった末梢循環不全の症状や，心電図検査，採血結果などについても観察は必要です。

❹ けいれんが起こったら，急変対応の準備をし，けいれんを停止するための薬剤を使用したら，薬剤の効果判定を行う

日本神経学会の『てんかん診療ガイドライン2018』てんかん重積状態の治療フローチャートには，繰り返し発作が起こった時の薬剤の使用について記載されています。この『てんかん重積』は，「発作がある程度の長さ以上に続くか，または短い発作でも反復し，その間の意識の回復がないもの」と定義されています[2]。最近では，**治療開始の目途も含めて10分，もしくは5分以上続けばてんかん重積として治療を開始することが推奨**されています（図）。

けいれんが起こったら，けいれんを止めるための第一選択薬としてジアゼパムが多く用いられます。この薬剤は，呼吸抑制を起こすことがあるため，呼吸抑制に対応できるように，救急カートをベッ

SpO₂
経皮的酸素飽和度：saturation of percutaneous oxygen

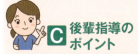
後輩指導のポイント

SpO₂モニタの数値を得ることに懸命になると，呼吸全体の評価を見落とすことにつながりかねません。胸郭の動き，チアノーゼなどの視診，温冷感や脈拍触知などの触診といった五感を使ったフィジカルイグザミネーションを活用しましょう。

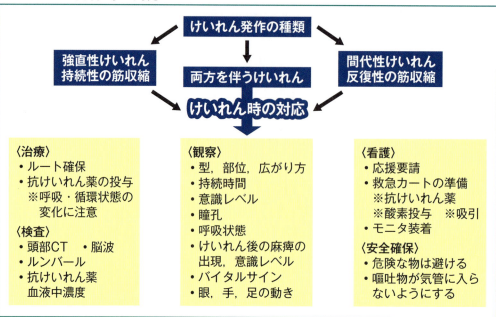

図 けいれん発作時の対応

表2 脳以外のけいれんの原因

電解質異常	低カルシウム血症，高カリウム血症，低ナトリウム血症，低マグネシウム血症，水中毒など
代謝異常	低血糖，アミノ酸代謝異常，アルカローシス，低酸素血症，尿毒症など
循環異常	虚血性心疾患，心室頻拍，アダムス・ストークス発作，高血圧性脳症など
内因性	腎不全，肝不全，副甲状腺機能低下など
外因性（中毒）	一酸化炭素，カフェイン，アルコール中毒，破傷風，ニコチン，ボツリヌス，アセトアミノフェンなど
物理的因子	熱性けいれん，熱中症など
心因性	ヒステリー，過換気症候群など
妊娠	妊娠中毒症などの子癇
遺伝・家族性	結節硬化症，Sturge-Weber症候群，ミオクローヌス

白石淳：てんかん発作の初期マネジメント，INTENSIVIST，Vol.8，No.4，P.782，2016.を参考に作成

ドサイドに用意しておくことが必要です。

❺ けいれんの原因は，脳に限らず全身にある場合もあるので，原因検索を行う

けいれんは，大脳皮質の器質的な異常・変化により起こるだけでなく，**脳以外の原因でけいれんを起こすことがあります**D（表2）。そのため，けいれん発作の誘因となる病態がないかを，現病歴や既往歴，種々の検査データ（採血や心電図検査，画像検査など）と共に検索をします。

❻ 二次的障害がないか観察し，あればその治療を行う

けいれんの発作に伴い，手足をベッド柵にぶつけたり，場面によっては転倒したりして外傷を負う場合もあります。そのため，けいれんが落ち着いたら，**外傷の有無を確認**することが必要です。

また，けいれんのために呼吸抑制を来

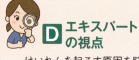

D エキスパートの視点

けいれんを起こす原因を脳に限局せず，全身に目を向けて検索・推察することが大切です。

していると，低酸素状態となり，**脳の二次的障害**を起こすことがあります。そのため，意識レベルの回復状態をJCSやGCSで経時的に観察していきます。脳が障害を負った場合に，それまで観察されていなかった運動麻痺が一過性に見られることがあります。これはTodd麻痺と呼ばれる症状で，脳梗塞との鑑別が必要です。医師に報告をして，麻痺の程度や回復状態を観察し，必要があればCTやMRI検査などを行うことが大切です。

JCS
ジャパン・コーマ・スケール：
Japan Coma Scale

GCS
グラスゴー・コーマ・スケール：
Glasgow Coma Scale

ワンポイントアドバイス

- けいれん発作を起こしている患者を発見したら，そばを離れず応援要請をしましょう。
- 慌てず，状態観察をしながら安全対策をとります。
- 脳以外の原因でけいれんを起こすこともあるので原因検索を行い，二次的障害がないか経過観察をし，合併症予防のケアをしましょう。

引用・参考文献

1）松本学編：特集 救急で出会うけいれん・てんかんにどう対応する？，レジデントノート，Vol.17，No.10，P.1874，2015.
2）Proposal for revised clinical and electroencephalographic classification of epileptic seizures. From the Commission on classification and Terminology of the International League Against Epilepsy. Epilepsia, 22（4）, 489-501, 1981.
3）中里信和監修：「てんかん」のことがよくわかる本，P.9〜26，講談社，2015.
4）日本神経学会ホームページ：てんかん診療ガイドライン2018
https://www.neurology-jp.org/guidelinem/tenkan_2018.html（2019年4月閲覧）
5）白石淳：てんかん発作の初期マネジメント，INTENSIVIST，Vol.8，No.4，P.782，2016.

アセスメント編 呼吸機能

秋田大学医学部附属病院
看護部 キャリア支援室
教育担当看護師／集中ケア認定看護師
菅　広信

呼吸機能の必須アセスメント
❶ Look（見る：注意して見る）
❷ Listen（聴く：注意して聴く）
❸ Link（つなぐ，情報の統合）

SpO₂
経皮的酸素飽和度：saturation of percutaneous oxygen

PaO₂
動脈血酸素分圧：partial pressure of arterial oxygen

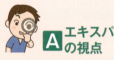
A エキスパートの視点

酸素解離曲線を思い出してください（図1）。PO₂が60Torrの時は，酸素飽和度は90%です。PO₂が100Torrの時は，酸素飽和度100%になるのはグラフを見ると分かると思います。ということは100%が最大ですから，PO₂がどんなによくても100%以上には上昇しません。

PO₂
酸素分圧：partial pressure of oxygen

MET
medical emergency team

必須アセスメントのポイント

❶ Look（見る：注意して見る）

まずは，心をフラットにして患者全体をよく見ます。見る部位は，次のとおりです。

・生体モニタでモニタリングされていることを前提として，バイタルサインを見る

呼吸機能のアセスメントの代表として，誰もがSpO₂を挙げると思います。そして，低値でないことを確認すると思います。しかし，SpO₂100%の場合は安心してはいけません。もしかしたら，それはPaO₂が200Torrあったものが，短時間で急激に悪くなって100Torrまで下がっている，まさにそのタイミングなのかもしれないのです。

図1 酸素解離曲線

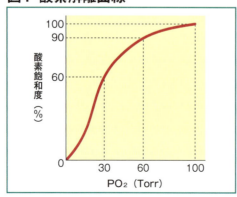

SpO₂は，PaO₂が100Torr以上ではすべて100%で示されてしまいますⒶ。したがって，100%は逆に要注意ということになります。また，SpO₂は大変便利な評価方法ですが，呼吸機能に何かあってから低下しはじめることが多くあります。場合によっては，SpO₂が低下してからでは遅いということもあるのです。

・表情は苦しそうではないか？

次に，患者を見ますが，忘れないように，身体の上の方から順番に見ていきます。呼吸苦がある場合，表情に表れることが多いからです。もちろん，ほかの痛みや苦しいことも考えられます。

・呼吸回数を見る。

・呼気・吸気と一緒に鼻腔を広げたり，口を開けたりしていないか？　チアノーゼはないか？

・顎や肩と一緒に息を吸っていないか？

「Look」で最も重要なのが呼吸回数であり，30回/分前後が続く状態というのは要注意です。なぜなら，さまざまな文献（START法の一次トリアージ，METコール基準[1]，APACHEⅡスコア[2]）でも明らかになっていますが，呼吸回数が30回/分前後の状態が続く時は，身体で

図2 吸気・呼気の時間配分

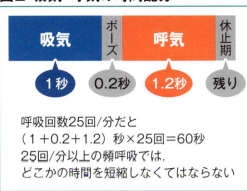

呼吸回数25回/分だと
（1＋0.2＋1.2）秒×25回＝60秒
25回/分以上の頻呼吸では，どこかの時間を短縮しなくてはならない

図3 努力呼吸の特徴

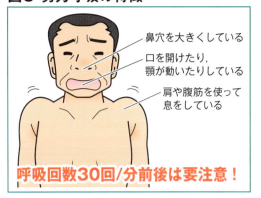

呼吸回数30回/分前後は要注意！

よくないことが起こっている前兆と言えるからです。呼吸回数の正常は12〜16回/分です。

例えば，組織に酸素を供給するために，人体が呼吸回数を増加させなければ対応できない事態になったとします。**この時，25回/分程度から普通の呼吸方法では対応できなくなります**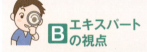。その結果，「鼻腔・口腔を広げる」「顎や肩を動かす」「腹筋を使う」など，一生懸命「努力呼吸」をしようとします（**図3**）。要注意な呼吸回数の結果，努力呼吸が生じることになるのです。逆に，呼吸回数が少な過ぎてもよくありません。さまざまな原因からの意識障害などが考えられます。

・胸郭が上がっているタイミング（リズム）は規則的か？（これはListenでも可能）

続いて，呼吸のタイミング（リズム）を見ます。異常な呼吸パターンには，無呼吸と過換気を周期的に繰り返すもの（チェーンストークス呼吸）や，突然速くなったり普通になったりするもの（ビオー呼吸）などがあります（**図4**）。ほとんどの場合，脳疾患が原因です。呼吸のタイミングに迷ったら，患者の呼吸パターンのまねをすると，どれだけ異常な呼吸なのか判断ができます。

図4 異常な呼吸パターンの例

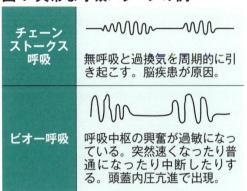

チェーンストークス呼吸	無呼吸と過換気を周期的に引き起こす。脳疾患が原因。
ビオー呼吸	呼吸中枢の興奮が過敏になっている。突然速くなったり普通になったり中断したりする。頭蓋内圧亢進で出現。

・胸郭の上がりに左右差がないか？

最後に，呼吸に伴う両胸郭の上がりの左右差を確認します。これは，患者の下肢側から正対して観察すると分かりやすいです。胸郭の上がりに左右差がある場合は，大きな無気肺や胸水などで，肺が膨らまない状態に陥っていることを示しています。もし人工呼吸器管理をしているのであれば，片肺挿管になっている可能性もあります。

少し意識して見ることで，ここまで分かるのが「Look」です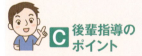。

❷ **Listen（聴く：注意して聴く）**

・あいさつや声かけに反応する患者の声の質を聴く。スムーズに発語できるかも聴く

患者にあいさつや声かけをして，その反応から「Listen」を始めます。患者があいさつや声かけに対して発語で返して

B エキスパートの視点

呼吸回数25回/分だとすると，図2のような吸気・呼気の時間配分になります。この中からどこかの時間を短縮することを考えると，必ず無理が生じます。

C 後輩指導のポイント

ICUではモニタリングされている数字が多いためか，患者を見ないでモニタを見ることが，いつの間にか当たり前になっている看護師もいます。しかし，それは自分たち，指導者側のせいなのかもしれません。日頃より，患者を見ることを繰り返し，しつこいくらいに説明することが大事です。

くれた場合は，それだけで気道は開通されており，閉塞していないことが分かります。しかし，時には痰が絡んだような湿性嗄声の状態が見られます。湿性嗄声の場合は，かなり上部まで気道内異物（痰など）が上がってきていますが，咳が弱いなどの理由により，うまく排痰できていないのかもしれません。もしかしたら断続的に唾液が気道に落ち込んでおり，誤嚥しているのかもしれません。誤嚥していても，口腔内が清潔である場合はすぐに誤嚥性肺炎とはならないかもしれませんが，その危険性は常に考えておいた方がよいでしょう。

また，スムーズに会話できるかも聴きます。救急外来などでトリアージに用いる緊急度判定支援システムJTASによると，呼吸障害のレベルの判断は「軽度：文章単位で会話できる」「重度：単語のみ，もしくは会話できない状態」[3]とされています。

JTAS
Japan Triage and Acuity Scale

・**聴診器で聴診する前に，いつもと違う呼吸音がしないかを聴く**

聴診器での聴診の前に，いつもと違う呼吸音がしないかを意識して聴きます。唾液や痰が口腔内にとどまることで，ゴロゴロと異音がする時もあります。

図5 副雑音の種類

断続性	**水泡音** コップの中でストローをブクブクしているような音（肺水腫など）	**捻髪音** パチパチパチと聞こえる閉塞した肺胞が「パンッ」と連続して開く音
連続性	**類鼾音** 太い気道に異物があるいびきのような音（痰など）	**笛声音** 細い気道に異物がある笛のような音（喘息など）

・**聴診して，呼吸音の減弱，副雑音，左右差がないかを確認し，背部側もしっかりと聴く**

聴診器を使用する際には，頸部から聴診します。その理由として，頸部で発生する音にはStridor（ストライダー）という，気道の維持が困難なことを表す最も危険な呼吸音があるからです。Stridorは上気道の狭窄を示しており，呼気でも吸気でもヒューヒューと音がします。悪化してくると，聴診器を使用しなくても聞こえる時があります。Stridor出現時は，気管挿管など何らかの気道確保の準備が必要になることが多い緊急事態と考えてください。長期人工呼吸器管理の離脱後や，アナフィラキシーショックによる喉頭浮腫などで出現します。

頸部以外でも，左右を比較しながら，音の減弱，副雑音を確認します。音の減弱は，その部位の肺胞が何かしらの原因（無気肺）により有効になっていないことを示し，酸素化・換気不良の原因になります。

副雑音は主に4つあり，連続性と断続性に分かれます（**図5**）。特に臨床で最も遭遇するのは類鼾音です。類鼾音は，主気管支などの太い気管に痰などの異物がある場合に発生する音です。類鼾音が頸部や主気管支で強く聞こえる時は，気管吸引を行うことが有効かもしれません。音の強弱と併せて判断します。また，笛声音が聞こえるのは細い気管支に異物がある時で，喘息などが一般的です。音のイメージとしては，風が強い日に窓を少しだけ開けた時に発生する音です。

断続性の副雑音では，特に水泡音が重

要です。**この音は，コップの中にストローを入れて空気を吹き込んだ時に聞かれるブクブク音のイメージで，水っぽい肺に空気が入ることで音が発生しています**D。原因としては，肺炎や肺水腫などが挙げられます。音が発生する部位で，肺の障害の部位を特定するのはなかなか難しいことがあります。肺の区画はS1からS10まで分かれていますが，判断できるのは，せいぜい左右と大雑把な上葉か下葉ぐらいまでと考えています。呼吸音は分泌物などで反響することもあり，部位を特定するのは容易ではありませんが，意識することは必要です。

また，聴診では，背部側もしっかりと聴きます。ICUに入室している患者は，一般病棟の患者と比べてベッド上での生活が長くなりがちです。そのため，痰・胸水などで背部側に換気障害を生じることが多いことから，評価が必要です。臥位でも聴診器を背部に差し込み，確認をします。

・**必要があれば胸郭に触れ，情報の精度を上げていく**

胸郭に触れることで，胸郭の上がりの左右差や気管内分泌物による振動が分かりやすくなります。気胸の際は皮下にある空気（握雪感：雪を握るような感じ）に気がつかないことがあるかもしれませんので，患者に触れることは重要です。

❸Link（つなぐ，情報の統合）

さまざまな情報を得ても，単独では信頼性が高いとは言えません。そのため，「Look」と「Listen」で得られた情報と血液ガス分析の結果，全身の評価，既往歴などの患者背景から，**患者に何が起こっているのかアセスメントし「Link：つなげる」ことが重要です**E。呼吸機能のアセスメントは，肺だけ問題がなければよいわけではありません。例えば，脳などの神経系の障害，空気の通り道である気道，そして，肺そのものの障害，隣接している臓器である心臓の障害など，どれか1つでも問題があれば呼吸機能は障害を受けます。したがって，呼吸機能のアセスメントではありますが，結局全身をアセスメントすることになります。

例えば，既往歴に糖尿病がある患者が，冠動脈バイパス術後2日目にSpO_2 98%，呼吸回数26回/分で，「少しだけ呼吸が苦しい気がする」と看護師にナースコールで訴えたとします。看護師がSpO_2だけを見て（Look），"98%あるから大丈夫だろう""創痛が原因の呼吸苦だろう"と判断し，指示にあった鎮痛薬を投与したとします。しかし，2時間後も呼吸苦はよくならず，呼吸回数も変わりません。しかも，SpO_2は90%まで低下してきました。

ここで，慌ててListenを始めたとします。呼吸音は水泡音が聞こえます。尿量を確認すると，しばらく15mL/h以下が続いており，利尿薬も投与されていましたが，水分バランスは＋2,000を超えていました。全身を見ると，四肢に浮腫があります。糖尿病のために，もともとあまりよくないクレアチニンも，さらに上昇していました。ここで初めて看護師は医師へ報告し，胸部X線撮影を行い，うっ血性心不全による肺水腫，急性腎不全と診断され，持続的血液濾過透析（CHDF）が開始されました。

D 後輩指導のポイント

副雑音の種類を指導する際は，シミュレータなどでお手本になる音を聴いてもらうことが多いかもしれません。しかし，シミュレータの音はあくまでもさまざまな副雑音バリエーションの一つに過ぎません。副雑音のイメージを伝えることが，さまざまな副雑音バリエーションに対応するためのコツです。

E 後輩指導のポイント

つなげる・情報の統合というのは経験が重要ですので，指導していきなりできるようにはなりません。しかし，後輩の経験を少しでも増やすために，先輩たちが経験した症例を日々伝えることが重要です。何もカンファレンスなど改まった場所は必要ありません。休憩室などでのちょっとした会話が重要だったりします（昨今，休憩室は個人でスマートフォンに目を向ける空間となっており，少し悲しいですが…）。

CHDF
持続的血液濾過透析：continuous hemodiafiltration

どうでしょうか？ SpO₂が低下していなくても，呼吸回数が多いことから「何かおかしい」と気がつき，「Listen」「Link」することができていれば，もっと早く適切な対応ができたかもしれません。しかも，原因は単純に肺が悪いわけではなく，隣接する臓器が原因でした。

＊ ＊ ＊

このように，呼吸機能の評価は単純ではありません。しかし，いつもそばにいる看護師が「何かあるかも」を意識して患者にかかわることで，患者の生命予後すら変えることができるのも，呼吸機能の評価の面白いところです。

- 「何かおかしい」に自信を持ってください。迷ったら，先輩の袖を引っぱりましょう（半袖だしとか言わないで。例えですよ，例え）。
- さまざまな症例を自分で積極的に看てください。その行動で，1年単位でほかの看護師と差がつきます。

引用文献

1）Bellomo R, Goldsmith D, Uchino S, et al.：Prospective controlled trial of effect of medical emergency team on postoperative morbidity and mortality rates. Crit Care Med, 32（4），916-921, 2004.
2）Knaus WA, Draper EA, Wagner DP, Zimmerman JE.：APACHE II：a severity of disease classification system. Crit Care Med, 13（10），818-829, 1985.
3）日本救急医学会，日本救急看護学会他監修：緊急度判定支援システムJTAS2012ガイドブック，P.22，へるす出版，2012.

血液ガス

アセスメント編

藤枝市立総合病院
手術室 看護師長／集中ケア認定看護師 長坂信次郎
集中治療室 集中ケア認定看護師 石川智也

血液ガスの必須アセスメント

❶ 血液ガスで測定される項目の意味を理解する。
❷ 正確に測定できる検体であるか確認する。
❸ $PaCO_2$（換気の状態）とPaO_2（酸素化能）からガス交換を評価する。
❹ 酸塩基平衡をstep1～5に沿って評価する。
  step1：血液ガスの酸塩基平衡（pH）が7.4より低下しているか，上昇しているか判断する。
  step2：pHの変化が$PaCO_2$の変化（呼吸性）によるものか，HCO_3の変化（代謝性）によるものかを判断する。
  step3：AG（アニオンギャップ）から代謝性アシドーシスの有無を判断する。
  step4：pHの変化による代償性変化が正常に反応しているか判断する。
  step5：臨床症状や経過，検査結果から原因を考える。

必須アセスメントのポイント

❶ 血液ガスで測定される項目の意味を理解する

血液ガスを評価する前に，まずはアセスメントに必要な血液ガスデータの意味や基準値（表1）を理解する必要があります。血液ガス分析で得られたデータから正常か異常かを判断します。

❷ 正確に測定できる検体であるか確認する

血液ガスのサンプルは，さまざまな要因によって測定値に影響します。人工呼吸器の設定変更や気管吸引をした直後では，患者の状態を正確に測定することができないので，一定の時間を待って測定する必要があります。

採血の手技による値への影響には，採血シリンジに陰圧をかけすぎることによる血球の破壊，動脈ラインの注射液が混入することによる血液希釈，採血シリンジに空気を引き込むことによる気泡の混入があります。採血サンプルの保存方法による影響として，室温で長時間放置することや気泡が混入したまま放置することが挙げられます。サンプルデータを評価する時は，患者の状態を把握し正しいサンプルであるかを考慮します。

❸ $PaCO_2$（換気の状態）とPaO_2（酸素化能）からガス交換を評価する

（1）$PaCO_2$

$PaCO_2$は肺胞換気量によって規定されるため，換気の状態が評価できます。肺胞と血液との間を移行する二酸化炭素（CO_2）は，酸素に比べて約20倍拡散速度が速いため，換気が正常であればCO_2は血液から肺胞へ速やかに排出されます。$PaCO_2$が上昇している場合は，鎮静薬などによる呼吸中枢の抑制や，慢性閉塞性肺疾患（COPD）などによる低換気を考えます。逆に$PaCO_2$が低下している場合は，過換気症候群や代謝性アシドーシスの代償反応などを考えます。$PaCO_2$の評価は，呼吸回数や呼吸の深さなど呼吸状態も加味して行います。

（2）PaO_2

PaO_2は，肺胞から酸素を血液に取り

A 後輩指導のポイント

血液ガスをアセスメントする上で，検査項目の意味と基準値を理解することが重要です。まずは，採取した血液ガスデータを表1の内容と照らし合わせましょう。

B 後輩指導のポイント

採取したサンプルは，患者の状態や状況，採取の手技により血液ガスの測定値に影響を与えます。適切なタイミングと手技で，血液ガスのサンプリングが行えるように指導しましょう。

$PaCO_2$
動脈血二酸化炭素分圧：partial pressure of arterial carbon dioxide

PaO_2
動脈血酸素分圧：partial pressure of arterial oxygen

COPD
慢性閉塞性肺疾患：chronic obstructive pulmonary disease

C 後輩指導のポイント

$PaCO_2$は換気の指標と言われ，分時換気量である一回換気量と呼吸回数により変化します。そのため，患者の病態や症状と分時換気量を考慮してアセスメントしましょう。

エキスパートの視点

慢性的にPaCO₂が高い慢性呼吸不全患者は、体内のCO₂に対する反応が鈍く、O₂の刺激で分時換気量を保っています。このような患者に必要以上の高濃度酸素を投与すると、O₂の刺激で分時換気量を規定する呼吸回数を減らし、CO₂を蓄積してCO₂ナルコーシスへ移行してしまうことになるため、十分な注意が必要です。CO₂の10Torr以上の急激な上昇では、軽度の意識障害や振戦が起こり、30Torr以上の急激な上昇では、昏睡、頻脈、高血圧、縮瞳が起こると言われています。

ARDS
急性呼吸窮迫症候群：acute respiratory distress syndrome

PEEP
呼気終末陽圧：positive end-expiratory pressure

A-aDO₂
肺胞気—動脈血酸素分圧較差：alveolar-arterial oxygen difference

理解が深まる関連知識

PaCO₂は、加齢による影響を受けませんが、PaO₂は加齢と共に低下します。年齢による基準値は、100−年齢×0.4Torrとなります。PaO₂が加齢と共に低下する理由は、閉塞性障害の進行に加え、拡散能の低下もあり、肺機能が総合的に低下するためです。
A-aDO₂が異常高値を示す病態は、換気血流比不均等、拡散障害、シャント（右左シャント）があり、20Torr以上で酸素化能の低下を意味します。しかし、一般的に吸入酸素濃度（F₁O₂）が増加するとA-aDO₂も上昇してしまい、評価が難しくなります。RIは、酸素濃度の影響を補正でき、1.0以上で人工呼吸管理が必要となります。また、P/F ratioによっても酸素化能が評価でき、300以下で呼吸障害があると言われています。

RI
呼吸係数：respiratory index

F₁O₂
吸入酸素濃度：fraction of inspiratory oxygen

表1 血液ガス分析で得られる主な評価項目と基準値

項目	意味	基準値
pH（酸塩基平衡）	動脈血の酸性（アシデミア）、アルカリ性（アルカレミア）を表す	7.35～7.45
PaCO₂（動脈血二酸化炭素分圧）	動脈血中の二酸化炭素の量。肺胞換気量を表す。血液を酸性にする	35～45Torr
PaO₂（動脈血酸素分圧）	動脈血中の酸素の量	80～100Torr
SaO₂（動脈血酸素飽和度）	動脈血の酸素と結合しているヘモグロビンの割合	94%以上
A-aDO₂（肺胞気—動脈血酸素分圧較差）	肺胞での酸素化能を表す。A-aDO₂＝713×F₁O₂−(PaCO₂／R：0.8)−PaO₂	10Torr以内
RI（呼吸係数）	肺でPaO₂を1mmHg上昇させるために消費する分圧　RI＝A-aDO₂÷PaO₂	0.5未満
P/F ratio（酸素化係数）	呼吸状態の酸素化能を表す　P/F ratio＝PaO₂÷F₁O₂	300Torr以上
HCO₃⁻（重炭酸イオン）	酸を中和し、血液をアルカリ性にする（塩基の代表）。代謝性の異常に反映する	22～26mEq/L
AG（アニオンギャップ）	血液中の陽イオンと陰イオンの釣り合いを表す。AG＝Na⁺−(Cl⁻＋HCO₃⁻)	12±4mEq/L
BE（塩基過剰）	血液中pHを正常にするために必要な酸もしくは塩基の量	−2～＋2mEq/L
Lac（乳酸）	低酸素における嫌気代謝で産生される酸	0.5～1.6mmol/L　4.5～14.4mg/dL

込む状態を表し、酸素化能が評価できます。PaO₂の上昇は、酸素中毒となる危険性を示すため、酸素吸入濃度や酸素投与方法を検討する必要があります。PaO₂が60Torrを下回ると、低酸素血症の状態を表します。PaO₂の低下は、急性呼吸窮迫症候群（ARDS）や間質性肺炎など肺胞と血液との間での障害、酸素吸入濃度の低下や呼気終末陽圧（PEEP）の変化、低換気などによる影響が考えられます。**酸素化能は、肺胞気—動脈血酸素分圧較差（A-aDO₂）、呼吸係数（RI）、酸素化係数（P/F ratio）で計算することでも評価できます（表1）**E。

❹酸塩基平衡をstep1～5に沿って評価する

step1：血液ガスの酸塩基平衡（pH）が7.4より低下しているか、上昇しているか判断する

水素イオン濃度（pH）は、体内の酸と塩基が緩衝物質、肺、腎臓の作用で調節し、身体の代謝過程が正常に機能するために一定に保ちます。緩衝物質では体内のHCO₃⁻が酸（H⁺）を中和し、肺ではPaCO₂を調整し、腎臓ではH⁺の排泄とHCO₃⁻の再吸収によってpHを維持します。**pHは7.35～7.45で調整され、pH＜7.4である状態が酸性（アシ**

表2 酸塩基平衡障害の指標と代償作用の評価

障害	一次性障害	正常な代償作用		
代謝性アシドーシス	$pH\downarrow\downarrow = \dfrac{HCO_3^-\downarrow\downarrow}{PaCO_2}$	$pH\downarrow = \dfrac{HCO_3^-\downarrow\downarrow}{PaCO_2\downarrow}$	\multicolumn{2}{l}{HCO_3^-が1mEq/L低下するごとにPaCO₂は1.3Torr低下}
代謝性アルカローシス	$pH\uparrow\uparrow = \dfrac{HCO_3^-\uparrow\uparrow}{PaCO_2}$	$pH\uparrow = \dfrac{HCO_3^-\uparrow\uparrow}{PaCO_2\uparrow}$	\multicolumn{2}{l}{HCO_3^-が1mEq/L上昇するごとにPaCO₂は0.7Torr上昇}
呼吸性アシドーシス	$pH\downarrow\downarrow = \dfrac{HCO_3^-}{PaCO_2\uparrow\uparrow}$	$pH\downarrow = \dfrac{HCO_3^-\uparrow}{PaCO_2\uparrow\uparrow}$	急性	PaCO₂が1Torr上昇するごとにHCO_3^-は0.1mEq/L上昇
			慢性	PaCO₂が1Torr上昇するごとにHCO_3^-は0.4mEq/L上昇
呼吸性アルカローシス	$pH\uparrow\uparrow = \dfrac{HCO_3^-}{PaCO_2\downarrow\downarrow}$	$pH\uparrow = \dfrac{HCO_3^-\downarrow}{PaCO_2\downarrow\downarrow}$	急性	PaCO₂が1Torr低下するごとにHCO_3^-は0.2mEq/L低下
			慢性	PaCO₂が1Torr低下するごとにHCO_3^-は0.4mEq/L低下

※矢印は，値の大きさを示す（↑↑＞↑，↓↓＞↓）

知っておきたい用語 F

酸性側に変化する状態をアシドーシス，pH＜7.4である状態をアシデミア（酸血症）と言います。逆にアルカリ性に変化する状態をアルカローシス，pH＞7.4である状態をアルカレミア（アルカリ血症）と言います。

後輩指導のポイント G

アシデミアは，至る所で細胞機能の低下を生じます。pH≦7.3では，すぐに生命の危機へは移行しませんが，「何かおかしい」と考えて原因を調べていく必要があります。前回値との変化やその他の情報を考慮し，重症化する前に医師へ報告して治療を開始できるようにしましょう。アシデミアが進行し，pHが7.1を切るようになると血行動態が不安定になります。

エキスパートの視点 H

アシドーシスを補正するために重炭酸ナトリウム（メイロン®）を投与することがありますが，その弊害としてCO_2に代謝されることでの呼吸への負担，細胞内アシドーシスの悪化，高用量のNa負荷，低Ca血症などが考えられるため，デメリットを考慮する必要があります。

後輩指導のポイント I

表2にあるようにpHの変化を考える際には，pH＝HCO_3^-/PaCO₂の式に当てはめながら紐解くと分かりやすいと思います。例えば，pH7.30，PaCO₂25Torr，HCO_3^-12mEq/Lであった場合，step1に当てはめるとアシドーシスであることが分かります。step2としてpH＝HCO_3^-/PaCO₂で考えると，pH↓↓＝HCO_3^-↓↓/PaCO₂（代謝性アシドーシス：分子が小さければ答えも小さくなる）またはpH↓↓＝HCO_3^-/PaCO₂↑↑（呼吸性アシドーシス：分母が大きければ答えは小さくなる）を疑います。今回は，pH↓↓＝HCO_3^-↓↓/PaCO₂に当てはまるため，代謝性アシドーシスであることが分かります。

デミア**F**），pH＞7.4である状態がアルカリ性（アルカレミア**F**）です。アシデミアは，心筋の収縮力やカテコールアミンの反応性を低下させるなど，身体に悪影響を与えます。一方で，心筋・脳・肝臓・肺の障害範囲を減らす側面もあるため，**アシドーシスを引き起こしている原因に注目することが大切です****G****H**。また，血清K値はpHが0.1低下することで0.5mEq/L上昇し，逆にpHが0.1上昇することで0.5mEq/L低下するため，K値にも注意が必要です。

step2：pHの変化がPaCO₂の変化（呼吸性）によるものか，HCO_3^-の変化（代謝性）によるものかを判断する（表2）

pHは，酸性物質であるCO_2とアルカリ性であるHCO_3^-のバランスによって決定されます。**一般的にPaCO₂の変化は呼吸性障害で起こり，HCO_3^-の変化は代謝性障害で起こります****I**。PaCO₂の上昇により酸性に傾く状態が呼吸性アシドーシス，逆にPaCO₂の低下によりアルカリ性に傾く状態が呼吸性アルカローシスです。同様に，**HCO_3^-の低下により酸性に傾く状態が代謝性アシドーシス，逆にHCO_3^-の上昇によりアルカリ性に傾く状態が代謝性アルカローシスです****J**。

step3：AGから代謝性アシドーシスの有無を判断する

AGは，陽イオンであるNa^+と陰イオンであるCl^-，HCO_3^-との差であり，「AG＝Na^+ー（Cl^-＋HCO_3^-）」で表します。代謝性障害では，HCO_3^-の変化だけではなく，代謝亢進によって体内で過剰に産生された酸（乳酸，ケトン体，リン酸など）やCl^-（クロール）に影響します。

例えば敗血症の場合は，末梢循環不全により細胞組織は低酸素状態となり，乳酸（Lac）の産生が増加します。酸塩基平衡は，乳酸が体内に蓄積されることで酸性に傾き，酸を中和するためにHCO_3^-が消費されます。**AGの上昇はHCO_3^-の減少に影響するため，代謝性アシドーシスの存在が分かります**。しかし，**表3**にあるように，AGが正常な代謝性アシドーシスも存在します**K**。

J 理解が深まる関連知識

HCO_3^- は，呼吸性障害で代償性に変化します。そこで，呼吸性因子に影響されないBE（表1）を参考にして評価します。BEの負（マイナス）は HCO_3^- の低下やpHが低下する代謝性アシドーシスを，BEの正（プラス）は HCO_3^- の上昇やpHが上昇する代謝性アルカローシスを意味します。BEが負になればなるほど，代謝性アシドーシスが重症であることを表します。

K 後輩指導のポイント

AGを調べる理由は，代謝性アシドーシスの原因を鑑別する指標となるためです。AGが上昇するのは，体内での産生または体外からの負荷によって酸が増加した場合です。AGが正常であれば，HCO_3^- が体外へ異常に失われたことを意味します（表3）。

L エキスパートの視点

代謝性障害の場合には，数分以内に呼吸性代償が始まります。そわそわした様子をせん妄と判断して鎮静薬を使用すると，呼吸性代償ができずに代謝性アシドーシスが進行してしまうため，注意が必要です。呼吸性障害の場合は，6～12時間後から代謝性代償が生じます。

M 後輩指導のポイント

step2での「後輩指導のポイント」の例で考えてみます。pH↓↓＝HCO_3^-↓↓/$PaCO_2$ の状態であるために，pHを正常化させるには分母である $PaCO_2$ も小さくする必要があります。そのため，呼吸による代償作用（呼吸性代償）により呼吸回数を増加し，体内から $PaCO_2$ を排出することで，pH↓＝HCO_3^-↓↓/$PaCO_2$↓ と調節します。

表3 AGの変化と代謝性アシドーシス

〈AGが正常な代謝性アシドーシス〉	〈AGが上昇する代謝性アシドーシス〉
HCO_3^- が減少・AGは正常・Cl^- が増加 ① 消化管からの HCO_3^- 喪失（下痢，膵液瘻など） ② 腎からの HCO_3^- 喪失（尿細管性アシドーシス：中等度の腎不全，炭酸脱水素酵素阻害薬など） ③ 酸の負荷（アミノ酸，中心静脈栄養など）	HCO_3^- が減少・AGは上昇・Cl^- は変化しない ① 尿毒症性アシドーシス ② ケトアシドーシス（糖尿病性，アルコール性，飢餓性） ③ 乳酸アシドーシス（酸素不足：嫌気性代謝） ④ 薬物中毒（サリチル酸，メタノールなど） ⑤ 進行した腎不全

［step4：pHの変化による代償性変化が正常に反応しているか判断する］

酸塩基平衡に変化があった場合は，身体を元の状態に戻そうとする作用が働きます。この働きが代償作用です。呼吸性障害に対しては代謝性の代償作用が起こり，代謝性障害に対しては呼吸性の代償作用が生じます（表2）。L。代謝性アシドーシスの場合は，体内で HCO_3^- が消費されるため，ますます酸性に傾きます。そこで，呼吸回数を増加させることで $PaCO_2$ を排出させ，アルカリ性に傾けて平衡を保持しようとする代償作用が働きますM。しかし，この代償作用が破綻すると，生命の危機へとつながります。適切な代償性変化であるか，あるいは逸脱していないかの評価が必要です。

［step5：臨床症状や経過，検査結果から原因を考える］

酸塩基平衡は，step1～4に沿って代謝性アシドーシス，呼吸性アシドーシス，代謝性アルカローシス，呼吸性アルカローシスに分類し，生体反応としての代償性を評価します。**酸塩基平衡の結果を基に，臨床症状や経過，その他の検査結果を統合して酸塩基平衡障害の原因を考え，患者の病態を把握します。**

> **ワンポイントアドバイス**
> ・$PaCO_2$ と PaO_2 で肺におけるガス交換や換気を評価しましょう。
> ・血液がアシデミアかアルカレミアかを評価し，酸塩基平衡障害や代償作用を考えましょう。
> ・データを読むだけでなく，病歴や全身状態を加味して患者の病態を探りましょう。

参考文献
1）尾野敏明：フィジカルアセスメントの落とし穴とQ＆A，道又元裕監修：重症患者の呼吸器ケア―エキスパートの目線と経験知，P.111～120，日総研出版，2011．
2）本田隆宏：血液ガスから酸塩基平衡を読み取るポイント，道又元裕監修：重症患者の呼吸器ケア―エキスパートの目線と経験知，P.121～126，日総研出版，2011．
3）今井裕一：酸塩基平衡，水・電解質が好きになる―簡単なルールと演習問題で輸液をマスター，P.30～40，羊土社，2007．
4）安倍紀一郎，森田敏子：関連図で理解する 呼吸機能学と呼吸器疾患のしくみ，P.86～149，日総研出版，2009．
5）鈴木聡：動脈血ガス分析と呼吸系モニタリング，臨床医，Vol.31，No.5，P.545～549，2005．
6）林淑朗監訳：ICUポケットレファランス，7-1～8，メディカル・サイエンス・インターナショナル，2014．
7）鈴木淳：酸素化能の評価方法，重症集中ケア，Vol.12，No.2，P.29～35，2013．

人工呼吸器同調性

アセスメント編

国際医療福祉大学成田病院 準備事務局
集中ケア認定看護師　戎　初代

人工呼吸器同調性の必須アセスメント

❶ 受け持った時点で，自分の目と手で情報をとる。
❷ 受け持った時点の評価と受け持つ前の情報とを比べる。
❸ 受け持った時点の評価を基準にして，患者の状態変化を見つける。

必須アセスメントのポイント

❶ 受け持った時点で，自分の目と手で情報をとる

前勤務者の残した情報と，自分自身でとった情報が合っているかを確認しましょう。人工呼吸器同調性においては，視診で呼吸回数と呼吸パターンを評価することから始まるかもしれません。安楽な呼吸をしているのか，呼吸補助筋を使用するなど苦しそうな呼吸（吸気努力が増加している場合や，努力呼気をしている場合など）をしているのかを確認します。視診と触診では，胸郭の動きを確認しましょう。左右差がないか，動きの低下しているところはないかを把握しておくことが，後々の評価に役に立ちます。そして，聴診で呼吸音を聞いておくことは必須です。

以下の項目は，客観的に数値の変化としてアセスメントできますので，記録に残しておくようにしましょう。

・人工呼吸器モニタデータ（呼吸回数，最高気道内圧，**プラトー圧，気道抵抗** A B ，一回換気量，分時換気量）
・生体モニタデータ（循環動態や覚醒状況をモニタリングできるもの）

❷ 受け持った時点の評価と受け持つ前の情報とを比べる

前勤務者から得た情報と自分が受け持った時点の情報に異なる点がないか確認しましょう。異なる点があれば，いつからの変化であるのかを確認する必要があります。そして，**その変化に対して原因追究が行われているのか，また何らかの対処が行われているのかを確認**しましょう。

何らかの違いを見つけた場合は，患者の全身状態や病態がよくないために起こっているのか，人工呼吸器の設定に問題があるからなのかを評価しなくてはなりません。

前者の場合，他の情報にも変化があることも多く，全身状態をコントロールするために使用している薬剤などを調整していることもあるでしょう。いつ，何が起こって，何が行われているのかの経過を知っておく必要があります。

後者の人工呼吸器設定が患者の呼吸に見合っていない場合は，患者に聞ける状態であれば「吸いにくい？」「吐きにくい？」「よく分からないけど，息がしにくい？」と聞いてみることもできますが，患者が訴えられない場合は，グラフィックモニタの波形を頼りにします。

A 知っておきたい用語

プラトー圧：吸気終末にガスの流れを停止（息ごらえみたいな時間です）することで測定でき，肺胞内に生じている圧を表しています。
気道抵抗：ガスが肺胞に行き着くまでの管で，ガスが通過する時に生じる抵抗です。

B エキスパートの視点

プラトー圧は，吸気ポーズを使用することで測定できます。気道抵抗は，従量式で流量を一定に設定しなければ測定はできませんので，医師が測定している場合にはその情報を共有しておきましょう。気道抵抗をダイレクトに測定することはあまりできませんので，その代替案として，最高気道内圧とプラトー圧の圧差をトレンドで確認していく方法があります。最高気道内圧とプラトー圧（吸気ポーズで測定）の圧差が広がれば広がるほど，気道抵抗が高まっていることを表しています。

❸ 受け持った時点の評価を基準にして，患者の状態変化を見つける

人工呼吸器との同調性を改善するには，人工呼吸器設定を変更したり鎮静薬などを調整したりしなくてはならないケースが多く，そのためには医師に報告しなくてはなりません。したがって，受け持ち終了までは，**受け持った時点の情報を基に，どのように変化したのか，もしくは変化していないのかの経過を評価していく**必要があります。そして，変化があった場合は，看護師のみで対処できる変化なのか，医師に報告が必要なのかを判断しなくてはなりません。

人工呼吸器設定のほとんどは，吸気の仕方を設定するものであるため，吸気や呼気のタイミングが同調性に影響していることがほとんどです。患者が「吸いにくい」と訴えた場合や2つの吸気が呼気を挟まずに連続して起こっている場合（一般的ではないかもしれませんが，「二段吸気」と呼んでいます）は，人工呼吸器設定の吸気をつくり出している項目が関係しています。

従量式換気の時の吸気は，主に一回換気量，吸気流量，フローウェーブフォーム（フロー波形）の3つの設定によってつくられています。従圧式換気の時の吸気は，吸気圧と吸気時間の設定によってつくられています。

従量式の場合，「吸いにくい状態」や「二段吸気」が見られると，大抵の場合は吸気流量が患者の要求に見合っていないことが考えられます。例えば，患者は50L/分の流量で吸気を行いたいと思っているが，吸気流量設定が30L/分となっている場合です。この場合，患者は，「吸いたいのにスムーズに吸えない」「吸うのに努力が必要」と感じているかもしれません。この時の呼吸様式を言葉で表現するとすれば，エアーハンガー（肩周辺の筋力を使用して吸気をしているような状態）と呼ぶことがあります。こういったケースでは，吸気流量を増加することで解決することがあります。

一回換気量を制限している換気条件で管理している場合には，一回換気量が患者の要求に見合っていないことが考えられます。一回換気量を制限しているケースでは，患者の要求に沿って一回換気量を増やすことができない場合がほとんどです。そのため，患者のストレスを考慮して鎮静レベルなどを調整していく必要があります。

従圧式の場合は，患者の実際の吸気時間よりも，設定吸気時間が短い場合に起こることが多いでしょう。このような設定状況では，「二段吸気」が見られることが多いです。通常の呼吸は「吸気→呼気」の順番ですが，二段吸気では「吸気→吸気→呼気」となります。原因は，患者の吸気時間が設定時間より長いことですので，人工呼吸器の吸気時間を延ばすと，これらのケースのほとんどが解決します。呼気時間を長くとらなくてはならない疾患があり，吸気時間を長くすることを避けたい（間接的に呼気時間が短くなってしまうため）場合は，鎮静レベルの検討や他のモードへ変更するなどの調整を行わなくてはなりません。

従量式でも従圧式でも，患者の吸気努

力がない場合にダブルトリガーが見られることもあります。これは，強制換気によって吸気筋が刺激されて吸気が活性化されることで起こり，リバーストリガーと呼ばれる状態もあります。

確立された対処方法はありませんが，呼吸回数の設定を下げることや鎮静を浅くすることで，患者の吸気が先に起こるようにします。どうしても調整がつかない場合は，筋弛緩薬を検討することもあります。

- 患者の自発呼吸が現れてくる段階（病態が改善したり，鎮静薬を減量したりしていく時）では，人工呼吸器設定との非同調が現れやすいことを覚えておきましょう。
- 非同調の出現をいち早く確認できれば，患者の呼吸に見合った人工呼吸器設定に調整することにつながります。

アセスメント編

人工呼吸器グラフィック

国際医療福祉大学成田病院 準備事務局
集中ケア認定看護師　戎　初代

> **人工呼吸器グラフィックの必須アセスメント**
> ❶患者の実際の呼吸を観察する。
> ❷グラフィックモニタの波形（基本である3つの波形）を確認する。
> ❸非同調を示唆する波形がないか確認する。

必須アセスメントのポイント

❶患者の実際の呼吸を観察する

　グラフィックモニタのみで，患者の呼吸状態に対する原因を見つけられるわけではありません。波形のみに気をとられて，患者の実際の呼吸を観察することを怠ってはいけません。

❷グラフィックモニタの波形（基本である3つの波形）を確認する

　グラフィックモニタは，それぞれの人工呼吸器で表示方法が異なります（**図1**）。波形が描かれるためのメモリ（方眼紙の幅）を手動で変更できる機種もあれば，自動変更（手動で変更できない）の機種もあります。メモリを手動で変更できる場合は，波形全体が表示される（枠外に波形がはみ出さない）ようにメモリ幅を調整しましょう。

　図2に，一般的な非同調が起こっていない3つの波形を紹介します。グラフィックモニタが装備されている人工呼吸器のほとんどは，これら3つの波形を表示させることができます（表示方法は機種によって異なります）。

　それぞれの換気設定の上段にある波形は，気道内圧―時間波形です。中段が流量―時間波形で，下段が一回換気量―時間波形です。これらの順番は，それぞれの人工呼吸器で上下を入れ替えることが可能です。

❸非同調を示唆する波形がないか確認する

　気道内圧―時間波形では，当たり前のことですが気道内圧の波形が表示されます。人工呼吸器がつくり出す吸気は陽圧ですので，吸気の開始と共に波形は上向きに上昇していきます（**図3**）。吸気が開始され終了するまでの間に，陰圧になることはないのが通常です。吸気の途中で陰圧に引き込まれるような波形が見られていないか確認しましょう。

　流量―時間波形では，時間軸のある場所をゼロフローとして，上向きの波形が吸気を表し下向きの波形が呼気を表しています（**図4**）。この波形では呼気波形で，気道の分泌物や人工呼吸器回路の結露，**オートピープ A** や**ミストリガー B** が起こっているかを確認することができます。分泌物や結露は呼気波形が小刻みに揺れていること，オートピープは呼気波形がゼロフローまで戻っていない（**図4**）ことを確認することで発見されることが

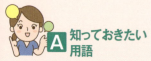

A 知っておきたい用語
意図しないガス（吐き切れないガス）が肺胞内に蓄積していっている状態。

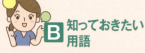

B 知っておきたい用語
オートピープの状態により，肺胞内の圧がPEEPの設定よりも高い状態となるために，人工呼吸器の患者の吸気努力の感知が悪くなっている状態。また，トリガー感度が鈍すぎる設定であっても起こります。

PEEP
呼気終末陽圧：positive end-expiratory pressure

図1 人工呼吸器によってグラフィックモニタの表示方法が異なる

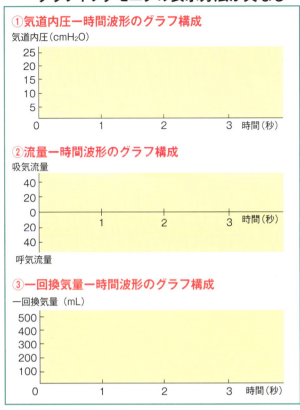

① 気道内圧-時間波形のグラフ構成

② 流量-時間波形のグラフ構成

③ 一回換気量-時間波形のグラフ構成

図3 気道内圧-時間波形 量規定換気

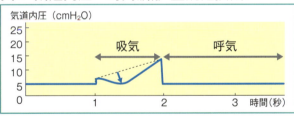

図4 流量-時間波形 量規定換気＋漸減波圧規定換気

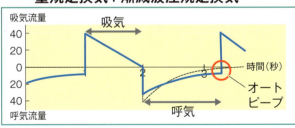

図5 一回換気量-時間波形

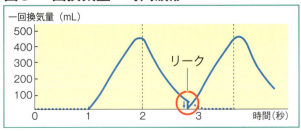

図2 非同調が起こっていない波形

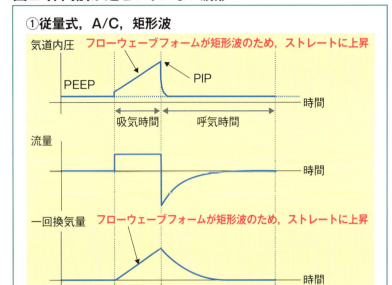

① 従量式，A/C，矩形波

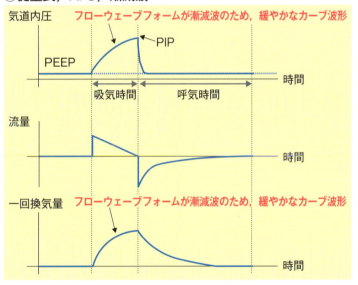

② 従量式，A/C，漸減波

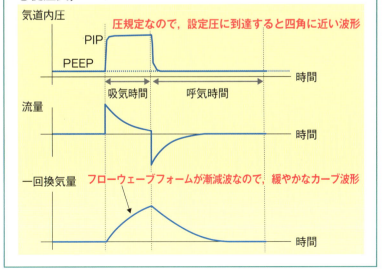

③ 従圧式，A/C

A/C
補助/調節換気（アシストコントロール）：assist/control（ventilation）

PIP
最高気道内圧：peak inspiratory pressure

多いでしょう。
　一回換気量―時間波形では、呼気波形の最後がゼロ基線まで戻っていないことで、患者から人工呼吸器までのどこかにリークがある可能性を表しています（**図5**）。

- 心電図の正常（患者にとっての通常）と異常（通常とは異なった波形）を覚えることと、人工呼吸器グラフィックを覚えることは同じです。
- 心電図で異常があった時に、患者自身の自覚症状を確認するのと同様、人工呼吸器グラフィックで異常があった場合でも、必ず患者の実際の呼吸状態を観察し、自覚症状も確認することを忘れないようにしましょう。

循環機能—心肺血行動態

アセスメント編

奈良県立医科大学附属病院 集中治療部
急性・重症患者看護専門看護師／特定看護師　辻本雄大　　特定看護師　小橋郁美

> **循環機能—心肺血行動態の必須アセスメント**
> ❶ スワンガンツカテーテルで得られる指標から心肺血行動態をイメージする。
> ❷ ショックに気づくために，ショックの5徴候＋α（尿量低下，CRT延長），Lac（乳酸），S$\bar{v}$O$_2$ に異常がないかを見る。
> ❸ ショックの4つの分類（循環血液量減少性ショック，心原性ショック，心外閉塞・拘束性ショック，血液分布異常性ショック）を考え，それぞれの病態に応じた対応を行い，評価を怠らない。

必須アセスメントのポイント

❶ スワンガンツカテーテルで得られる指標から心肺血行動態をイメージする

まずは全身の循環について，**図1**を見ながら自分が血液になった気持ちでイメージしてみましょう。

肺で酸素を取り込んだ動脈血は，左心からポンプ機能によって動脈を通って組織（脳や各種臓器）に送り届けられ，酸素が使用されて静脈血となり，静脈を通って右心に帰ってきます（体循環）。そして，右心から肺動脈を通って肺に送られ，そこで酸素を取り込んで左心に帰ってきて（肺循環），また左心から全身へ送られていきます。通常，大人であれば，この流れを1分間に60〜100回繰り返します。

この体循環と肺循環のうち，どこかの流れが滞ったり，途絶えたりするとショックに陥ってしまいますA。ショックの種類を判断するためには，スワンガンツカテーテル（S-Gカテーテル）で得られる循環指標を考慮すると分かりやすいです。これは，心機能や心不全を評価し，治療に反映することを目的に使用されてきました（**感染や侵襲性などの観点から，最近では使用頻度が減ってきていますB**）。S-Gカテーテルから得られる循環指標の解釈と基準値を**表1**にまとめました。

右心系とか左心系とか少しややこしいと思いますので，ここでこれらの指標について整理します。

心拍出量（CO）とは，1分間に左心室から駆出される血液の量です。つまり，**CO＝心拍数（HR）×一回心拍出量（SV）**で算出されます。例えば，HR60回/分，SV80mLの場合，COは4.8Lとなります。**SVを規定する因子が，心収縮力，前負荷（心臓に還ってくる血液の量），後負荷（血管抵抗）**です。このうちのどれかの要素が欠けるとショックを来します。

ただ，この考え方には注意点があります。あたかも心臓を1つのポンプのように扱っていますが，実際は右心と左心の2つに分かれています。2つの心臓の間には肺血管があり，体血管と同じように抵抗を持っています。この肺血管抵抗のために，肺動脈圧（PAP）は肺血管を通りながら低下します。そして，肺血管

A エキスパートの視点

つまり循環とは，酸素を含んだ血液を全身の臓器に送り，組織で使うことです。酸素を「取り込む」「運ぶ」「使う」のいずれが破綻してもショックに陥るため，この3要素を評価することが重要です。

B 理解が深まる関連知識

低侵襲な血行動態モニタリング

より低侵襲な血行動態モニタリングとして，フロートラックシステム®があります。既存の動脈カテーテルを用いて，CO（心拍出量），SV（一回拍出量），SVV（一回拍出量変化），SVR（体血管抵抗）などのパラメータを得ることができます。また，プリセップCVオキシメトリカテーテル®を使用すると，S$\bar{v}$O$_2$に類似したScvO$_2$を測定することができます。

CO
心拍出量：cardiac output

SV
一回拍出量：stroke volume

SVV
一回拍出量変化：stroke volume variation

SVR
体血管抵抗：systemic vascular resistance

S$\bar{v}$O$_2$
混合静脈血酸素飽和度：mixed venous oxygen saturation

ScvO₂
中心静脈酸素飽和度：central venous oxygen saturation

HR
心拍数：heart rate

PAP
肺動脈圧：pulmonary arterial pressure

PCWP
肺動脈楔入圧：pulmonary capillary wedge pressure

RAP
右心房圧：right atrial pressure

CI
心係数：cardiac index

CVP
中心静脈圧：central venous pressure

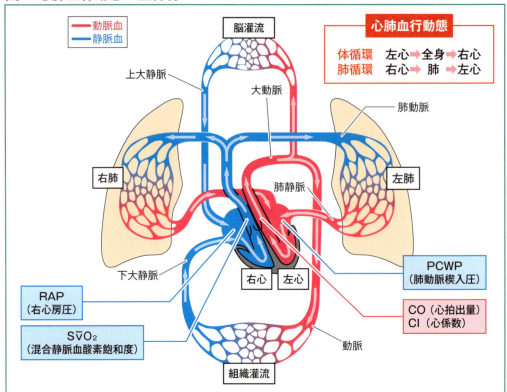

図1 心肺血行動態の全体像

表1 S-Gカテーテルで得られる指標と変動要因

測定項目	基準値	データの解釈	変動要因
RAP（右心房圧） （≒CVP〈中心静脈圧〉）	0～8mmHg	右心系前負荷	上昇：右心不全，過剰輸液，心タンポナーデ 低下：循環血液量の減少
PAP（肺動脈圧）	収縮期：15～30mmHg 拡張期：8～15mmHg 平均：10～20mmHg	右心系後負荷	収縮期圧上昇：肺梗塞 拡張期圧上昇：左心不全
PCWP（肺動脈楔入圧）	6～12mmHg	左室拡張期圧／左心系の前負荷	上昇：左心不全 低下：循環血液量の減少
CO（心拍出量） CI（心係数）	4～8L/分 2.5～4L/分/m²	1分間に拍出される血液量（CO）を規定する因子 ①HR ②心収縮力 ③前負荷 ④後負荷	低下：低心機能
SvO₂（混合静脈血酸素飽和度）	65～80%	組織の酸素需給バランス 酸素運搬量（心拍出量，酸素含量）酸素消費量によって変動	低下：低心機能，呼吸機能不全，末梢循環不全，酸素消費量増加 過剰な上昇：組織レベルで酸素を取り込めない（敗血症）
SVR（体血管抵抗）	800～1,200dynes/秒/cm⁵	左心系後負荷 末梢血管状態	上昇：末梢血管拡張（寒冷刺激，ショックなど） 低下：末梢血管収縮（敗血症，発熱など）

道又元裕監修：見てできる臨床ケア図鑑 ICUビジュアルナーシング，学研メディカル秀潤社，2014.を基に筆者作成

から出てきたところで測定しているのが，肺動脈楔入圧（PCWP）です。つまり，厳密に言うと，COを生み出しているのは左心なので，本当の前負荷はPCWPということになります[1]。しかし，PCWPの測定には侵襲を伴うS-Gカテーテルの挿入が必要であり，すべての患者に挿入されているわけでないため，やむを得ず心臓を1つのポンプとしてとらえているわけです。

そのため，CVカテーテルしかない場合は，便宜上，前負荷の指標として中心静脈圧（CVP）が用いられており，肺血管抵抗を上昇させる要因である肺疾患などの存在を考慮します。近年では，CVPは前負荷の指標として不正確とされており[2]，**下肢挙上テスト** [3] などが前負荷の指標（厳密には輸液に反応するかどうか）として注目されています。

話を戻します。S-Gカテーテルから得られる指標について，心不全を例に見ていきましょう。

心不全では，心機能が低下した状態，つまり収縮力の低下からCOが低下し，PCWPが上昇します。これは，大動脈に血液を送れなくなることで，心臓の前にある肺静脈→肺→肺動脈で血液が渋滞してしまい（うっ血），左心室から見ると前負荷が上昇するというわけです。その結果，肺は水浸しになるため，肺水腫になってしまいます。さらに進行して右心不全となると，PAP，右心房圧（RAP）も上昇します。

このように，心肺血行動態をアセスメントするに当たっては，体循環と肺循環をイメージして，どの部位に障害が起こっているのか，その結果，どのようなパラメーターが動くのかを考えることで，どのような病気が潜んでいるのかを評価することができます。

❷ ショックに気づくために，ショックの5徴候＋α（尿量低下，CRT延長），Lac（乳酸），$S\bar{v}O_2$に異常がないかを見る

次に，ショックかどうかを判断する指標を2つ紹介します。

1つ目は，**器具を用いず行えるショックの5徴候（蒼白，虚脱，冷汗，脈拍不触知，呼吸不全）の観察です。5つのうち1つでも該当すればショックを疑います** D。加えて，尿量の低下（0.5mL/kg/h以下）が見られたり，毛細血管再充満時間（CRT）が2秒以上に遅延したりしていれば，より確信に近づきます。

2つ目は，Lacと$S\bar{v}O_2$です。ショック状態では，基本的にLacは上昇し，$S\bar{v}O_2$は低下します。原理として，組織が酸素不足に陥り嫌気性代謝となる結果，Lacが上昇するためです。つまり，循環が悪く組織に酸素が足りず，何とかエネルギーを生み出したい時に，やむを得ずLacという借金を背負うようなものです。重症と考える明確な値は定まってませんが，敗血症性ショックではLac 2 mmol/L以上が採用されています[4]。

Lac自体は正常な代謝でも生じることがあり，アドレナリンの使用やけいれんなどによっても上昇することがあるため，単独で判断することは避けましょう。

$S\bar{v}O_2$は，組織の酸素の需要と供給のバランスを表しています（**図2**）。酸素の需要とは，組織が酸素を必要としてい

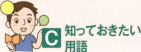

C 知っておきたい用語

下肢挙上（PLR）によって下肢にある約150〜300mLの静脈血が身体の中心部に移動し，静脈還流量が増えることで，SVが増加する効果があるとされています。PLRテストの方法は次のとおりです。
① 45°セミファーラー位にする
② 頭側を倒し，下肢を45°挙上する
③ 血圧ではなく，直接測定した心拍出量でPLRの効果を評価する
④ リアルタイムの心拍出量を測定する
⑤ 45°セミファーラー位に戻して，心拍出量を再評価する
PLRにより心拍出量が10％以上増加もしくは脈圧が12％以上増加した場合，"輸液反応性がある"と評価されます。そのほか，呼吸周期における循環の変動（トレンド）をとらえた動的パラメータ（SVVなど）も有用であるとされています。

D エキスパートの視点

ショックに陥ると臓器への血流量が減少するため，生体は代償作用を働かせて，主要臓器の血流を保とうとします。代償機構には，交感神経系と内分泌系があります。

心拍出量が低下すると交感神経系が緊張し，末梢血管が収縮することにより，皮膚・骨格筋・腎臓・内臓への血流が減少します。一方で，脳や心臓などの主要臓器への血流は維持されます。

内分泌系としては，カテコールアミン・抗利尿ホルモン・レニン-アンギオテンシン系により尿量を減少させ，水分を維持することで心拍出量を保とうとします。

しかし，この反応によって代償しきれない場合，ショックの徴候が増悪します。

PLR
下肢挙上：passive leg raising

CRT
毛細血管再充満時間：capillary refilling time

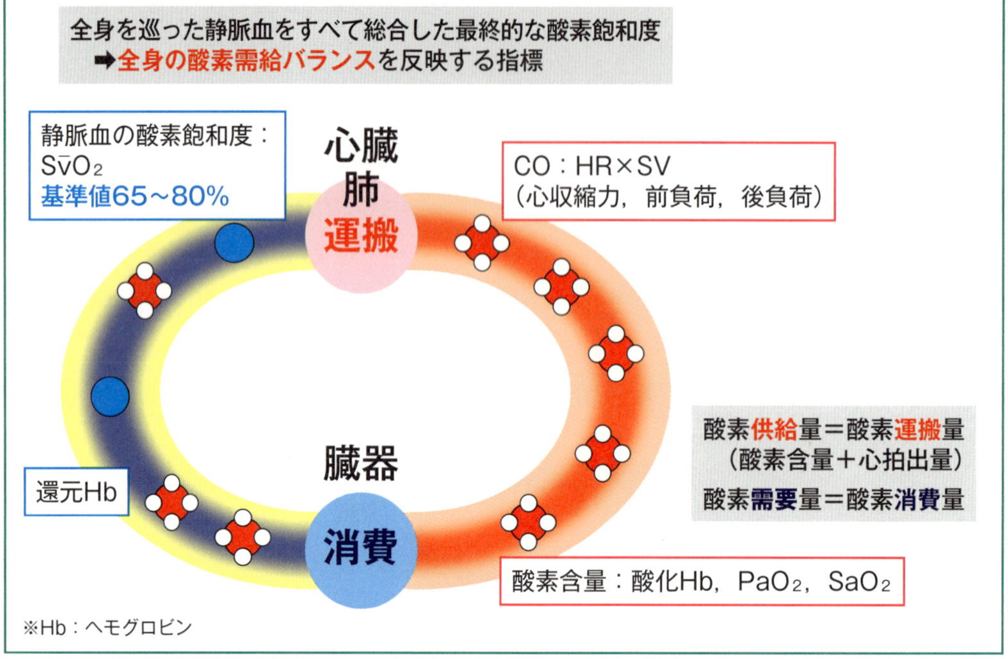

PaO₂
動脈血酸素分圧：partial pressure of arterial oxygen

SaO₂
動脈血酸素飽和度：arterial oxygen saturation

図2 S$\bar{v}$O₂（混合静脈血酸素飽和度）

全身を巡った静脈血をすべて総合した最終的な酸素飽和度
➡ **全身の酸素需給バランス**を反映する指標

- 静脈血の酸素飽和度：S$\bar{v}$O₂ 基準値65〜80%
- 心臓肺 運搬
- 還元Hb
- 臓器 消費
- CO：HR×SV（心収縮力，前負荷，後負荷）
- 酸素**供給**量＝酸素**運搬**量（酸素含量＋心拍出量）
- 酸素**需要**量＝酸素**消費**量
- 酸素含量：酸化Hb，PaO₂，SaO₂

※Hb：ヘモグロビン

る状態のことで，発熱や活動，けいれんなどによって上昇します。一方，酸素の供給とは，酸素を組織に血液に乗せて運べる力（酸素運搬量）のことです。これは，血液に含んでいる酸素の量（酸素含量）とそれを組織に運ぶ力（心拍出量）から成ります。需要と供給のバランスが崩れるということは，酸素の消費が過剰に亢進しているか，供給が少なくなっているかのどちらかです。結果として，組織の酸素が利用されず，Lacが上がるというわけです。

注意点として，敗血症では，組織に酸素が届いていても利用できずにそのまま通過するため，見かけ上S$\bar{v}$O₂が異常に高い値を示しますが，安易に酸素が足りていると判断してはいけません。

❸ショックの4つの分類（循環血液量減少性ショック，心原性ショック，心外閉塞・拘束性ショック，血液分布異常性ショック）を考え，それぞれの病態に応じた対応を早期に行う

心外閉塞・拘束性ショックと呼ばれる緊張性気胸や心タンポナーデは，緊急ドレナージにより改善するなど例外はありますが，ショックに対する介入の原則は「酸素供給量を上げること」です。つまり，酸素運搬量である心拍出量と酸素含量を正常に戻すことです。ショックの種類とそれに伴うパラメータ変化と対応を**表2**にまとめました。**表2**に示した初期治療を開始してもショックからの離脱が難しい時には，もう一度心肺血行動態をイメージし，S$\bar{v}$O₂の要素である酸素消費量と酸素運搬量のうち，どこのバランスが崩れているのか，何度も繰り返し評価してください。

表2 ショックの分類と原因およびパラメータの変化と主な治療

ショックの分類	原因	パラメータの変化							主な治療
		HR	MAP（平均動脈圧）	CO/CI	RAP/CVP	PAP/PCWP	SvO₂	SVR	
循環血液量減少性	脱水／出血	↑	↓	↓	↓	↓	↓	↑	輸液／血液製剤 止血処置
心原性	心筋梗塞 重症不整脈 弁膜症／心筋炎	↑	↓	↓	↑	↑	↓	↑	昇圧薬／PCI 抗不整脈薬／補助循環
心外閉塞拘束性	緊張性気胸 心タンポナーデ 肺塞栓	↑	↓	↓	↑	↑	↓	↑	心嚢ドレナージ 胸腔ドレナージ 血栓溶解療法 外科的血栓摘除術
血液分布異常性	敗血症 アナフィラキシー	↑	↓	↑ or →	↓	↓	↑ or →	↓	輸液・昇圧薬・強心薬・血液製剤・抗菌薬 アドレナリン 抗アレルギー薬 ステロイド薬

ワンポイントアドバイス

- 何か変と感じたら，たとえ話せなくても，まずは患者の訴えに耳を傾けましょう．
- 実際に患者に触れて，ショックの徴候を観察することが重要です．
- パラメータの異常や変化を評価して，原因をみんなで考えましょう．

MAP
平均動脈圧：mean arterial pressure

PCI
経皮的冠動脈インターベンション：percutaneous coronary intervention

引用・参考文献
1）卯野木健：クリティカルケア看護入門—"声にならない訴え"を理解する，ライフサポート社，2008．
2）村田洋章，卯野木健：CVPは循環血液量の指標になる？—「量」は「圧（CVP）」で予測できるのか？，ICNR，Vol.2，No.3，P.89～94，2015．
3）Cavallaro F, Sandroni C, Marano C, et al.：Diagnostic accuracy of passive leg raising for prediction of fluid responsiveness in adults：systematic review and meta-analysis of clinical studies. Intensive Care Med, 36（9），1457-1483, 2010．
4）Singer M, et al.：The third international consensus definitions for sepsis and septic shock（Sepsis-3）. JAMA, 315（8），801-810, 2016．
5）道又元裕監修：見てできる臨床ケア図鑑 ICUビジュアルナーシング，学研メディカル秀潤社，2014．
6）William T. McGee, et al.：QUICK GUIDE TO Cardiopulmonary Care 3rd edition, Edwards Life Sciences, 2014．
7）田中竜馬：Dr.竜馬のやさしくわかる集中治療 循環・呼吸編—内科疾患の重症化対応に自信がつく！，羊土社，2016．

アセスメント編
末梢動脈循環機能―血圧

東邦大学医療センター佐倉病院 看護部
看護師長補佐／集中ケア認定看護師　清田和弘

> **末梢動脈循環機能―血圧の必須アセスメント**
>
> ❶血圧や末梢動脈を評価する目的は，循環不全の有無を確認することである。
> ❷「血圧低下≠ショック」を理解する。
> ❸血圧を規定する因子を理解することで，ショック症状のメカニズムを考える。
> ❹末梢動脈の機能と血圧をアセスメントし臨床に生かしていくためには，ショック症状を悪化させない看護を意識することが大切である。

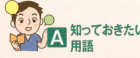

A 知っておきたい用語

動脈の中にカテーテルを留置することで，リアルタイムに血圧の視覚的評価ができます。さらに，採血を容易に行うことも可能になります。

B エキスパートの視点

毎日多くの患者に対して血圧測定や末梢動脈の評価をしていると，目的を見失うことがあります。目的は人が生きていくための機能維持であり，血圧測定や末梢動脈の評価は手段であることを念頭に置いておくことがポイントです。

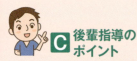

C 後輩指導のポイント

学生時代の基礎教育課程でも，循環器系のアセスメントは学習していると思います。しかし，経験の浅い看護師は，所見と状態を結びつけることだけが目的になりがちです。例えば，「持続する下血，Hb値，HR上昇，血圧低下，尿量減少」という所見から，「循環血液量減少性ショック」という状態へと結びつけますが，その先に細胞での内呼吸障害から多臓器不全につながるリスクがあることには考えが及ばないことが多いです。最初から細胞レベルの話をしても混乱を招く可能性があるため，成長過程に合わせて根拠を示していくことで理解につながると思います。

必須アセスメントのポイント

❶血圧や末梢動脈を評価する目的

ICUで重症な患者を受け持つ際には，循環の評価をするために血圧測定や手足の触診を継続的に行います。また，**Aライン（観血的動脈ライン）A**を留置して，持続的に血圧を評価することも多いと思います。このような，私たちが当たり前のように行っている循環の評価は，何のために行っているのでしょうか。

私たちの身体は，約60兆個の細胞で成り立っています。この細胞が円滑に代謝を営むことは，私たちが生きていくために必要不可欠です。**細胞に必要な酸素を届け，機能を維持することが循環器系の目的B**であり，そのための役割を心臓や血管が担っています。この**目的や役割が達成されているかどうかを知る手段として，血圧や末梢動脈の評価が必要になりますC**。

❷「血圧低下≠ショック」を理解する

ショックは急性循環障害と同義であり，循環機能つまり**心血管系機能の異常による組織の酸素需要に酸素供給が満たないD病態**のことを言います。つまり，前述した循環器系の目的を達成できていない状態ということになります。

「ショックの症状は何ですか？」と新人看護師に問いかけて最初に返ってくる答えは，「血圧低下」が最も多く，**その他の症状を答えられない状況にしばしば遭遇しますE**。血圧低下はもちろん重要なショック症状の一つですが，それだけでは説明できない状況もあります。

ここで，心臓を蛇口に，血管をホースに，血液を水に，細胞を花に例えて説明をします（**図**）。状況1では，蛇口から出たたくさんの水がホースを通って，花に届いています。この時にホースの内側にかかっている圧力を，血圧とイメージしてください。次に状況2では，何らかの原因で蛇口から出る水の量が減少したため，花に水を届けることができていません。このように，放っておくと花が枯れてしまう状態がショックと呼ばれる状態と考えてください。

では，花が枯れるという危機状態を避けるためにどうすればよいかを考えてみると，状況3のようにホースの先をつま

むという方法があります。ホースの内腔を狭めることで，花まで水を届けることができます。この時，ホースの内側にかかる圧力（血圧）も上昇しています。しかし，よく考えてみると，ホースから出て花に届いている水の量は，状況1の時よりも減っています。つまり，血圧は低下していないにもかかわらず，細胞に届く血液の量が減少している状態と考えることができます。このように，**血圧が変わっていないからといって，ショック状態ではないと言い切れない** F ことが理解できましたか？

❸ 血圧を規定する因子からショック症状のメカニズムを考える

血圧は，「心拍出量」と「末梢血管抵抗」によって規定されています。そして，心拍出量は，「前負荷」「後負荷」「心収縮力」「心拍数」によって規定されています。前負荷は，循環血液量を意味しており，心臓に戻ってくる血液量のことです。一方，後負荷は，心臓から血液を送る際に受ける血管抵抗のことです。私たちの身体には，心拍出量や血圧を一定に保とうとするホメオスタシス（恒常性）が備わっており，一つの規定因子が低下した際は，他の規定因子を増加させて補おうとします。

例えば，出血や脱水により循環血液量

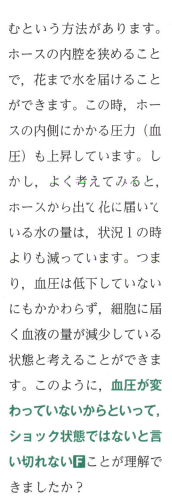

図 心血管系の機能と役割

状況1：水道（心臓）／ホース（血管）／水（血液）／花（細胞）

状況2：何らかの原因で水の量が減少／花に水が届かない／血圧低下

状況3：状況2と水の量は変わらないが，ホースの先端をつぶすことで，水を花に届けることができる／花に水は届くが，水の量は少ないまま／血圧上昇

が減少する（循環血液量減少性ショック）と，ホメオスタシスによる代償機構が働き，脈を増やすことで減少した心拍出量を補う反応が起こります。また，血圧を維持するために末梢動脈の血管抵抗を上げるというメカニズムが働きます。その結果として，末梢が冷たくなります。また，心収縮力が減少した場合（心原性ショック）も同様に，心拍出量を維持するために頻脈や末梢冷感を認めます。代表的なショック症状として，「蒼白」「虚脱」「冷汗」「脈拍不触知」「呼吸不全」の5つ（ショックの5P）があります。これらの症状が出現するメカニズムを，**表1**に示します。

では，敗血症に代表される血液分布異常性ショックでは，どのような生体反応が起こるのでしょうか？　敗血症では，

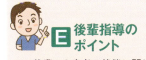

D エキスパートの視点

酸素需要：発熱や炎症，呼吸や運動などで酸素使用量が増えると，酸素需要が増加します。
酸素供給：呼吸器系（酸素の取り入れ）と循環器系（酸素を運ぶ）が機能することで，酸素供給が増加します。

何が原因でショック状態に陥っているのかを，需要と供給の観点から考えることで，必要な治療やケアにつなげることができます。

E 後輩指導のポイント

後輩から患者の状態に関して，報告を受けるタイミングが重要な指導の場にもなります。「下血はありましたが，血圧は変わってないから大丈夫です」という報告を受けた際には，その他の症状をどれだけアセスメントできているか確認することから始めましょう。

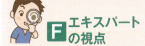

F エキスパートの視点

血圧が低下していなくても，意識の変調や呼吸数，末梢冷感や冷汗などの症状を総合して，ショック状態のアセスメントをすることが重要です。

表1 ショックの5Pとメカニズム

蒼白 (pallor)	心拍出量が低下すると，主要臓器への血流不全を回避するための代償機構が働き，非主要臓器（皮膚，粘膜，筋肉，消化管など）への血流を減少させるため，血管収縮が起こる。これにより，皮膚が冷たく，蒼白となる。
虚脱 (prostration)	心拍出量がさらに低下すると，主要臓器にも血流を回せなくなる。この結果，脳への循環血液量が減少し，不穏やうつろな症状，脱力，意識レベルの低下，意識消失などの意識障害を来す。
冷汗 (perspiration)	交感神経の亢進により末梢血管が収縮し，皮膚が冷たくなり，湿潤する。
脈拍不触知 (pulselessness)	組織への血流を保とうとするため心拍数は増加するが，心拍出量そのものが少ないため，末梢の動脈が触知できなくなる。
呼吸不全 (pulmonary insufficiency)	呼吸は外呼吸で酸素を組織に供給し，心臓のポンプ機能により全身に運搬している。心拍出量の減少により心臓のポンプ機能が低下することで，末梢組織の酸素供給が減少する。腎機能にも影響を与え，代謝性アシドーシスなどを引き起こし，呼吸不全に至る。

聖路加国際病院循環器疾患ケアグループ編：かみくだいて教える心臓血管外科ケアマニュアル 上巻，術前・術後編，日総研出版，2010.より引用，一部改編

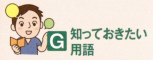

G 知っておきたい用語

敗血症では炎症性サイトカインが産生されることで，大量の一酸化窒素（NO）が誘導されます。NOの血管拡張作用により，循環障害が起こります。

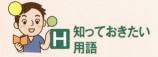

H 知っておきたい用語

代謝的な要素による酸の増加や，HCO_3^-の低下によって引き起こされる病態のことです。ショックから引き起こされる乳酸アシドーシスが多く，さらなる循環不全につながります。

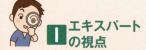

I エキスパートの視点

ショックは「循環血液量減少性ショック，血液分布異常性ショック，心原性ショック，心外閉塞・拘束性ショック」の4つに分類されます。高齢化が進み，多くの既往を有する患者が増えています。ショックの原因を一つに絞り込もうとするのではなく，多角的にアセスメントすることがポイントです。

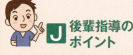

J 後輩指導のポイント

ショック症状を呈している患者を放っておくと，さらなる急変へとつながるリスクが高くなります。まずは，意識・呼吸・循環状態を安定させるためには何が必要かを考えさせ，予測を踏まえたアセスメントができるよう指導することがポイントです。

一酸化窒素 **G** などの血管拡張性物質が作用することや，バソプレシン（抗利尿ホルモン）の分泌が低下することで末梢の血管が拡張します。この結果，血液の分布が末梢血管にシフトすることになり，血圧が低下しているのに皮膚が温かい状態となります。このような状態を，ウォームショック（warm shock）と呼びます。この時期の観察が不十分であると，ショック状態を見落としやすいので注意が必要です。敗血症の状態が続くと，血管透過性亢進による循環血液量の減少や心筋の収縮力低下，血管内皮細胞の障害が原因となり，末梢血管が収縮に転じることで四肢が冷たく血圧が低いコールドショック（cold shock）に移行します。この状態は，臓器障害がさらに進行するリスクが高く，代謝性アシドーシス **H** も著明になります。

実際の臨床場面では複数のショックが重なっていることもあり I ますが，末梢動脈や血圧の評価から身体の中でどのような変化が起こっているのかを推察することで，アセスメントにつなげることができます **J** 。

❹ 末梢動脈の機能と血圧をアセスメントし，臨床に生かしていくためには

次の2点を意識することが大切と考えます。

（1）ショック症状を悪化させない看護

近年，早期リハビリテーション（以下，リハビリ）の重要性が叫ばれており，ICU在室中から積極的なリハビリを行うことも多いと思います。しかし，リハビリができる程度まで回復したとしても，開始基準・中止基準に沿った適切な評価ができなければ，逆に不安定な状態に陥るリスクも有しています。そのため，活動に伴う負荷がかかる際には，血圧や末梢循環，呼吸数や疲労感を継続的に観察することが必要です。リハビリ以外にも，

表2 血圧に影響を与える要因

項目	原因
室温	室温の影響による皮膚血管の収縮・拡張。
経腸栄養や食事	**血圧上昇**：代謝亢進による心拍出量の増加。 **血圧低下**：胃・腸管への血流増加や副交感神経刺激。
排泄・咳	腹圧・胸腔内圧上昇および怒責による血圧上昇あるいは低下。
体位	体位に伴う循環血液量の変化。 呼吸状態変化に伴う心拍出量の変化。
せん妄・痛み	交感神経刺激による血管収縮と心拍出量の増加。
カテコールアミン交換時	シリンジ交換の手技。 シリンジポンプ起動から流量が安定するまでに要する時間。
体温変化	**発熱時**：酸素消費亢進に伴う心拍出量の増加。 **解熱時**：末梢血管拡張に伴う相対的な循環血液量減少。
睡眠	入眠に伴う副交感神経刺激。
清拭	寒冷刺激による血管収縮。 体位変換に伴う循環血液量の変化や代謝の亢進。
リハビリテーション	代謝の亢進。 痛みや疲労に伴う，交感神経刺激。

永田文子：血圧が変わってしまう測定条件は？ どこまでが生理的な変化？, エキスパートナース, Vol.33, No.1, P.37, 2017.を参考に作成

表2に示したように，痛みが強い時や解熱時，**カテコールアミン持続点滴K**の交換時や経腸栄養投与時などには，血圧変化が起こるかもしれないという意識を持たなければいけません。

また，治療を妨げるようなケアをすることも厳禁です。例えば，ノルアドレナリンで末梢動脈を収縮させることで血圧を維持している時に，電気毛布で体を温めることは避けなければなりません。**患者の状態変化を多角的にとらえて，ケアや処置による循環・呼吸状態の変化を最小限に抑えるスキル**がICU看護師には求められます。

（2）正常時のアセスメントを適切に実践する

異常の早期発見が大切と言いますが，そのためには正常時の状態把握が鍵を握っています。血圧が教科書的に正常範囲内であったとしても，その患者の普段の血圧と比較してどうなのか，昇圧薬や降圧薬を使用しているか否かによっても評価は異なってきます。得られた情報から，なぜ異常でないと考えたのかを明確にしておくことが重要です。例えば，普段から**β遮断薬L**を飲んでいる患者は，ショック症状の一つである頻脈が起こりにくいことがあります。この内容が正常時のアセスメントとしてされると，頻脈以外のショック症状に配慮するという意識づけにつながります。

また，多くの看護師がかかわる現場でこのような情報を正確に共有するためには，記録を充実させることが大切です。もちろん，変化があった時に記録を残すことは重要ですが，その**変化に気づくためにも，正常時のアセスメントを記録に残すことが鍵M**となります。**正常時のアセスメントを言語化する文化を醸成させることで，異常の早期発見やアセスメント力向上，チームワーク強化につながっていくと思いますN**。

K 知っておきたい用語

ドーパミン，ノルアドレナリン，アドレナリンなどの総称。循環動態に大きく影響を及ぼすため，厳密な管理が必要な薬剤。

L 知っておきたい用語

β受容体に結合してノルアドレナリンの結合を妨げることによって，心拍数と心収縮力を弱める薬剤。

M エキスパートの視点

異常がない時には，何をどの程度記録に残せばよいか悩むかもしれません。前述したショックの5Pに沿って記録をすることや，食事やリハビリテーションなど身体的負荷がかかった際の記録を残すことが重要です。

N 後輩指導のポイント

普段からショック症状を意識してもらうことが重要です。なぜ正常ととらえたのか，なぜショックではないとアセスメントしたのかを後輩と一緒に振り返ることで，不足している情報に気づかせてあげることが大切です。

レベルアップのための知識

平均血圧という概念を理解する

　平均血圧は，動脈血圧の平均値を示しています。通常，大動脈から末梢動脈へ移るに従って，収縮期血圧は高く，拡張期血圧は低くなります。そのため，測定部位によって血圧値が異なります。しかし，**平均血圧で評価すると，どの部位で測った血圧もほぼ同じ値を示す**ことになります。『日本版敗血症診療ガイドライン2016』においても，平均血圧を65mmHg以上に維持する治療方針が示されており[1]，平均血圧の重要性をうかがうことができます。平均血圧の低下を認めた際には，末梢冷感や冷汗，尿量，血清乳酸値などを踏まえたアセスメントが必要になります。

＊平均血圧＝
　（収縮期血圧＋拡張期血圧×2）÷3
　あるいは
　（収縮期血圧－拡張期血圧）÷3
　＋拡張期血圧

脈の触れやすさは脈圧に影響される

　脈が触れやすいかどうかは，血圧の値だけでなく，脈圧（収縮期血圧と拡張期血圧の差）が一定以上あるかどうかに影響されます。脈圧は心拍出量に影響され，通常であれば40～50mmHg程度発生することで脈の触知が可能になります。例えば，収縮期血圧が110mmHgの場合，拡張期血圧が70mmHgであれば脈圧が40mmHgであるため脈は触知できますが，拡張期血圧が90mmHgでは脈圧が20mmHgとなり，脈は触れにくくなります。また，頻脈の場合は左室が拡張・収縮する時間が短くなり，特に拡張時間が短くなります。拡張時間が短くなると，左室に血液を十分蓄えることができず，心拍出量は低下します。その結果，脈圧が小さくなり，脈が触れにくくなります。

　一方，足背動脈や橈骨動脈を触知した際に，左右差を認めることがあります。この現象は，動脈硬化や閉塞性の動脈疾患によって，血管内が狭窄した場合に生じます。両側の血圧測定値に10mmHg以上の差を認めた場合に，脈の左右差として現れると言われています。

- 血圧だけではショックのアセスメントはできません。
- 循環器系の目的は細胞に必要な酸素を届けることであり，血圧や末梢動脈の評価は手段であることを念頭に置くことが重要です。

引用・参考文献

1) 日本版敗血症診療ガイドライン2016作成特別委員会：日本版敗血症診療ガイドライン2016（J-SSCG2016）
https://www.jsicm.org/pdf/jjsicm24Suppl2-2.pdf（2019年4月閲覧）
2) 聖路加国際病院循環器疾患ケアグループ編：かみくだいて教える心臓血管外科ケアマニュアル 上巻, 術前・術後編, 日総研出版, 2010.
3) 永田文子：血圧が変わってしまう測定条件は？　どこまでが生理的な変化？, エキスパートナース, Vol.33, No.1, P.37, 2017.
4) 松田直之：ICU・救急ナース松田塾 呼吸と循環に強くなる！, 学研メディカル秀潤社, 2016.
5) 市田聡：ハート先生の血圧講座―心臓の仕事と血圧の関係を理解する, 医学同人社, 2015.
6) 安宅一晃監修：呼吸と循環をつなげた急変予測・対応, P.107, 日総研出版, 2013.
7) 藤谷茂樹：sepsisにおける血圧のコントロール, Intensivist, Vol.1, No.2, P.366～368, 2009.

心電図

アセスメント編

社会医療法人 **北海道循環器病院**
看護部 看護主任／集中ケア認定看護師 **佐藤大樹**

> **心電図の必須アセスメント**
> ❶ 正常な心電図波形を知ることは，心電図のアセスメントの基本である。
> ❷ 正常な心電図波形を知ることができれば，心電図波形の異常に気づくことができる。
> ❸ 電解質バランス異常は心電図に影響を与えるため，電解質バランスに着目しながら心電図波形を見る必要がある。
> ❹ 心房の不整脈の中でも，心房細動（AF）は頻繁に見かける不整脈である。合併症を理解することで，患者の状況をアセスメントすることが重要である。
> ❺ 心室の不整脈は致死的不整脈となる場合がある。

必須アセスメントのポイント

❶心電図波形を見てアセスメントする

（1）P波：心房の興奮，脱分極

P波は，心房にある洞結節が興奮している時の波形で，幅は0.06〜0.10秒です。心電図は洞結節の興奮から始まります。**洞結節から出現するP波を確認することが心電図を読み解く第一歩**であるため，モニタ心電図を装着する際には必ずP波が確認できるように調整してください（図1）。

P波が検出されなければ，洞結節から刺激が出ていない可能性があります。P波がなくQRS波が出ていれば，自動能による接合部調律の可能性があります（図2）。

また，たくさんのP波が検出されていれば，心房細動（AF）の可能性があります。さらにP波は出現しているが，それに続くQRS波が一致して出現しない場合もあります。その場合は，房室ブロックの可能性が考えられます（図3）。

（2）QRS波：心室の興奮，脱分極

QRS波は心室が興奮している時の波形で，幅は0.06〜0.10秒です（図4）。幅が広い波形の場合，心筋内の興奮伝導が長くなっていることが考えられます。例えば，脚ブロックでは片方の心筋に電気信号が伝わり，その後，心筋間伝導によって反対側に電気が伝わるため幅が広

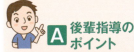

後輩指導のポイント A

心電図を見慣れていないスタッフは，波形の形が一番大きいQRS波に着目し，不整脈を確認する場合があります。心室期外収縮（PVC）や心室頻拍（VT）では，QRS幅が大きくなりますので鑑別しやすいポイントとなりますが，PVCとVTにはP波が認められないという条件があります。したがって，まずはP波を確認することが大切なのです。

AF
心房細動：atrial fibrillation

PVC
心室期外収縮：premature ventricular contraction

VT
心室頻拍：ventricular tachycardia

図1 正常な心電図波形

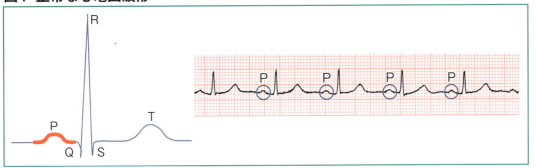

図2 接合部調律

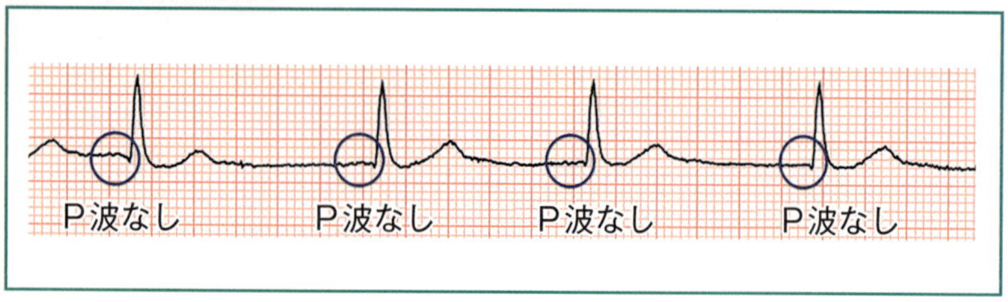

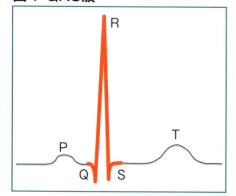

図3 房室ブロック

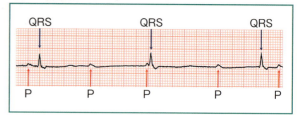

図4 QRS波

図5 T波

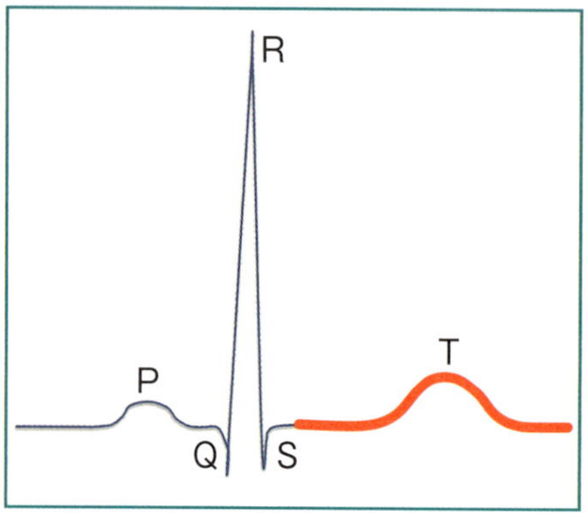

図6 STが上昇している波形

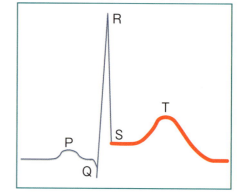

くなります。心室期外収縮（PVC）でも幅の広い波形が検出されます。

(3) T波：心室の興奮が冷めている，再分極

T波は，心室の心筋が興奮から冷めていることを表します（**図5**）。心室は心房に比べて筋肉が厚いため，波形として出現しています。興奮よりも冷める方が4～5倍時間がかかります。T波はSTと一緒に確認すると異常を判断することができます。

(4) ST

STは興奮から冷めに移行する際の波形です。この波形に異常を来している場合は，虚血性心疾患や急性心膜炎が考えられます。特に**血管が狭窄するとSTは低下し，血管が閉塞するとSTは上昇**します。STの変化は不整脈ではありませんが，心筋の虚血を示すサインです。急性心筋梗塞など心筋の壁が全体的に虚血になってしまうと，STは上昇します（**図6**）。また，異型狭心症（冠攣縮性狭心症）でもST上昇が見られます。

12誘導を実施すると，さまざまな誘導でST上昇をとらえることができます。どの誘導でST上昇しているかを確認することで，梗塞が引き起こされた部位を特定することができます（**表1**）。ただし，ST低下では部位を特定することができません。

不安定狭心症や労作性狭心症などの狭心症では，心内膜下の虚血となり，STは低下します。ジギタリス中毒や低カリウム血症，左室肥大でもST低下が見られます（**図7**）。

(5) RR間隔

心拍の間隔を表します。心電図では脈拍数をRR間隔から読み取ります。RR間隔が不規則であれば，何らかの不整脈が出現している可能性が高いです。ただし，**RR間隔だけでは不整脈を特定することはできない**ため，必ずP波を見て判断してください。

表1 ST変化誘導と梗塞部位

	梗塞部位	I	II	III	V1	V2	V3	V4	V5	V6	aVR	aVL	aVF
LAD	前壁中隔					○	○						
	前壁側壁	○					○	○	○	○		○	
	前壁広範囲	○			○	○	○	○	○	○		○	
LCX	高位側壁	○										○	
	側壁広範囲	○							○	○		○	
RCA	下壁		○	○									○
	下壁側壁	○	○						○			○	○

LAD
左前下行枝：left anterior descending artery

LCX
左回旋枝：left circumflex artery

RCA
右冠動脈：right coronary artery

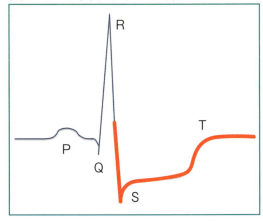

図7 STが低下している波形

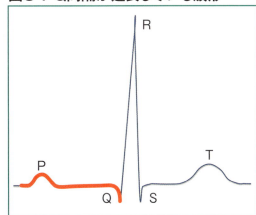

図8 PQ間隔が延長している波形

（6）PQ

洞結節からヒス束までの伝導時間が表されます。PQ間が延長していれば洞結節からの刺激が心室に伝達されなくなっていることを意味しています。PQ間隔が0.20秒以上であれば，房室ブロックであると診断されます。普段洞調律であると判断していた波形もPQ間隔が延長した房室ブロックの可能性があります（**図8**）。

（7）電解質異常

重症患者は，病状の悪化や手術侵襲などによって循環動態が不安定になったり，多くの薬剤が投与されていたり，尿量が急激に増減したり，下痢を引き起こしたりと身体状態は変化し続けます。また，侵襲によるストレスが内分泌系に影響を及ぼし，コルチゾールなどのホルモンを分泌する場合があります。

それらは電解質のバランスを崩す一因になります。**電解質の異常は心電図にも影響を及ぼします**。心電図波形の変化が電解質バランス異常のサインとなることがあります（**表2**）。電解質は，24時間の中で変動します。ICUで頻繁に採取する血液ガスデータの電解質にも着目して，心電図波形を観察することが大切です。

❷ 不整脈をアセスメントする

不整脈は，心房性と心室性を区別すると分かりやすくなります。

（1）心房性の不整脈をアセスメント
心房細動（AF）（図9）

AFは不整脈として頻繁に見かけます。弁膜症を患っている患者や，心不全患者，術後の患者などが多く入退院する施設で

表2 電解質異常と心電図波形の変化

電解質異常	低カリウム	高カリウム	低カルシウム	高カルシウム
要因	利尿 下痢	腎不全	腎不全 低たんぱく血症	腎機能低下
心電図波形の特徴	ST低下	テント状T波 QRS幅増大 PVC	ST延長 QT延長	ST短縮 QT短縮
波形				

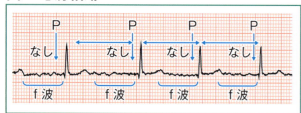

図9 心房細動

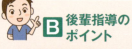

画像 不整脈出現時の動脈圧波形

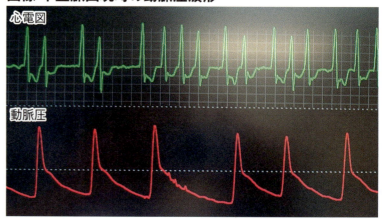

B 後輩指導のポイント

心房細動が出現すると、動悸症状が出現する場合があります。血液循環が不良となるために息苦しい、胸が締め付けられるなどの症状が出現し、不安や苦痛を伴います。心房細動が消失するとこれらの症状も消失しますが、症状が残存する患者もみられます。

心房細動となることで左房に負荷がかかり、左房が拡大してしまうことがあります。そのような場合は1週間程度かけて、ゆっくりと左房が縮小していきます。それに伴い、症状も徐々に減退していきますが、この状態で心負荷をかけると心房細動が再燃することもあるので、患者の訴えにはよく耳を傾けましょう。

は、AFの波形を見ないことはありません。

AFは、心房から無秩序に電気信号（f波）が出現します。弁膜症や心不全などにより左房に負荷がかかるために引き起こされることが要因に挙げられます。手術後はカテコールアミン製剤の使用や痛み、脱水、貧血、発熱などによって交感神経が刺激されますが、その刺激で心房が興奮し、AFに至る場合があります。**術後心房細動の発症率は開心術後で約50％と言われており、術後心房細動が発症する可能性は極めて高いです。**AFが起こると、入院期間やICU滞在日数が延長したり、心不全、腎不全、感染などの合併率が増加したりします。

患者の置かれている病状によって出現する可能性が高くなるため、AFが出現する可能性を考慮しながら心電図モニタのチェックを行う必要があります。AFの波形が出ると、血行動態も不安定になります。**頻脈や徐脈によって血圧低下を引き起こす場合や、脈圧が一定でないため、めまいや動悸を自覚する場合もあります**B。AF波形の際の動脈圧波形を確認すると、**心電図が検出する心拍数と脈圧で確認できる心拍数が乖離していることがあります**（画像）。

また、血液の流れが一定ではないため、心臓内に血栓が形成される可能性が高くなります。左心臓内の血栓は上大動脈から血流に乗って各種臓器に血栓症を引き起こすリスクが高いため、患者に抗血栓薬が投与されているか確認してください。特に脳梗塞になれば患者のADL

は低下し，回復が遅延していきます。

（2）心室性の不整脈をアセスメント
心室頻拍（VT）

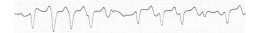

　心室期外収縮が3回以上連続的に引き起こされると，VTとなります。30秒以内で収まれば非持続性VT，30秒以上続けば持続性VTと呼ばれます。VTになると，**脈拍数が120～250回と早くなるため，心臓のポンプ機能が十分に働かなくなります**。症状としてめまい，動悸，呼吸困難感などを訴えます。ポンプ機能が維持できなければ無脈性のVTとなり，血圧が低下し，意識消失を引き起こします。原因として心筋梗塞や拡張型心筋症などが挙げられますが，基礎疾患がなくても出現する場合があります。

　また，急性心筋梗塞治療のためにPCIを実施した後にVTを引き起こす場合もあります。心筋梗塞の場合は，冠動脈の血栓によって心筋の壊死を引き起こします。壊死した心筋細胞から不純物が血液内に流れ込み，不純物にはカリウムが多く含まれている場合が多くあります。PCIによって血流を再開すると，不純物が正常な心筋に流れ込み，その際にVTを引き起こす場合があります。ICUに入室する心筋梗塞患者は特に重症な症例が多いため，VTのような致死的不整脈には注意が必要です。治療としては，プロカインアミド（アミサリン®）やアミオダロン（アンカロン®）などの薬剤投与を行い，必要時に除細動を用います。無脈性であれば胸骨圧迫が必要となります。**急変する可能性を視野に入れて対応する必要があります。医師の指示を先読みして準備しておきましょう。**

心室細動（VF）

　VFとは，心室筋が痙攣し，心室から全く血液が拍出されていない状態です。VTが遷延しVFに移行する場合もあります。循環動態としては全く機能していないため，**速やかに胸骨圧迫を開始**しなければなりません。また，VFは**除細動による刺激で改善する場合があるため，除細動器を準備する**必要があります。

>
> - モニタで不整脈を正しく判断することが大切です。P波のある心電図になるようにモニタを装着しましょう。
> - AFの場合，血栓症や失神などの合併症を引き起こす可能性があります。合併症を予防するケアを行うことが大切です。
> - VT・VFなど致死的不整脈には即座に対応しなくてはなりません。急変時の対応を日々訓練しておくことが肝要です。

参考文献
1）瀬山一正：第9章 循環，本郷利憲他監修：標準生理学 第6版，P.528～538，医学書院，2005.

PCI
経皮的冠動脈インターベンション：percutaneous coronary intervention

VF
心室細動：ventricular fibrillation

アセスメント編 体液動態

山口県立総合医療センター
ICU 集中ケア認定看護師 髙橋健二

体液動態の必須アセスメント

1. 体重を測定し増減を見る。
2. IN／OUTバランスを見る。
3. Na濃度，アルブミン濃度を見る。
4. 侵襲から回復までのどの過程にあるのかを評価する。
5. 血圧，心拍数，一回拍出量（SV），一回拍出量変化（SVV），下大静脈（IVC）径と呼吸性変動，尿量といった血行動態の指標をモニタリングする。
6. 身体所見を観察する。

A 後輩指導のポイント

体重測定を行う際は，測定条件を統一しなければ正確な経時的変化をとらえることができません。どのような条件で測定するのか，必ず情報共有するようにしましょう。

B エキスパートの視点

体重増加＝体液量増加＝血漿量増加ではありません。また，病態や安静期間により，体液以外（筋肉量や脂肪量など）の変化などでも体重変化を招きます。体重は，体液量を評価するための材料の一つであることを認識しておきましょう。

SV
一回拍出量：stroke volume

SVV
一回拍出量変化：stroke volume variation

IVC
下大静脈：inferior vena cava

ADH
抗利尿ホルモン：antidiuretic hormone

ANP
心房性ナトリウム利尿ペプチド：atrial natriuretic peptide

必須アセスメントのポイント

❶ 体重を測定し増減を見る

体重の増減を見ることで，体液量の増減を簡単に推察することができます A 。入院前（普段）からの体重増減を観察し，体液量変化をとらえることで，輸液量や透析による除水量を決定するための参考にできます。しかし，体重だけでは正確な体液量の変化を判断することは困難なため，IN／OUTバランスやその他の指標と併せて評価 B することが必要です。

❷ IN／OUTバランスを見る
❸ Na濃度，アルブミン濃度を見る

IN／OUTバランスを見ることで，体液の過不足をとらえることができます。IN／OUTバランスを見る際，術後の患者であれば術中のバランスも加味して評価することが必要になります。また，術中バランスを見る際は，出血量や輸液量だけではなく，計測できない不感蒸泄も考慮します。術中の不感蒸泄量の目安を**表1**に示します。

体液が不足すると循環血漿量が減少し，血漿浸透圧の上昇や腎血流量の減少，静脈還流量の減少，血圧低下を招きます。すると，口渇感や飲水欲求を招くと共に，抗利尿ホルモン（ADH）やアルドステロンの分泌が促進されます。そして，腎の遠位尿細管や集合管から水やNaの再吸収を促進させて尿量が減少し，循環血漿量を増加させようとします。体液が過剰になり循環血漿量が増加すると，心房性ナトリウム利尿ペプチド（ANP）の分泌が促進され，腎尿細管で水とNaの排泄が促進されます。

また，水の過剰に伴う体液の希釈によって血漿浸透圧の低下を招くと，ADHの分泌抑制と分解促進によって尿量を増加

表1 術中の不感蒸泄量の目安

手術部位	不感蒸泄量（mL/kg/手術時間）
胸部（開心術）	4～5
腹部（開胸・開腹）	5～15
胃・食道・肝臓	5～6
肝臓・大腸・小腸・イレウスなど	10～15

道又元裕：体液・電解質，道又元裕のショックと侵襲の講義 実況中継，P.132，学研メディカル秀潤社，2016.より引用，改変

させます。血漿浸透圧は主にNa濃度によって決定されます。単純にIN／OUTバランスを評価するだけではなく，Na濃度の変化についても観察し，併せて評価することが重要です。

Na濃度と同様に，体液動態で重要なのがアルブミン濃度です。血漿中には膠質（主にアルブミン）が存在し，膠質浸透圧を有しています。膠質浸透圧とは，水を引きつけておく力です（通常，アルブミン1gあたり20mLの水を引きつけます）。膠質浸透圧と細動脈圧・細静脈圧の差によって，血管内外の水のやり取りが行われます。血中アルブミン濃度が低下すると，血管内に水をとどめておく力が弱まり，血管外へ水を漏出させ，循環血漿量が減少します。

アルブミンは低栄養状態，肝機能障害，炎症などで低下します。しかし，アルブミンは半減期が長く直近の栄養状態を反映しないため，半減期の短いプレアルブミンやレチノール結合たんぱく，コリンエステラーゼなども参考にして栄養状態の変化を評価します。また，急性相反応たんぱく（CRP），肝逸脱酵素やビリルビン，たんぱくを含んだ体液喪失，アルブミン製剤・栄養投与量，輸液投与量といった，今後アルブミン濃度の変化を予測できる要素と併せて評価しましょう。

❹侵襲から回復までの どの過程にあるのかを評価する

侵襲を受けると，ヒスタミン，ブラジキニン，プロスタグランジン，ロイコトリエンといったケミカルメディエーターが産生され，血管内皮細胞の細胞間隙が開大することで血管透過性が亢進します。血管透過性が亢進すると，Naと共に水が血管外（**サードスペース❻**）に滲出します。細胞間隙の開大がさらに大きくなると，普段は通らないはずの膠質も血管外へ通り抜けるようになり，膠質と共に水・Naがさらにサードスペースへ滲出していきます。こうして滲出した体液は非機能的細胞外液（浮腫）となります。

サードスペースに移行した非機能的細胞外液は，侵襲を受けてから48時間〜1週間程度で細静脈やリンパ管を介して血管内に戻ります。そうすると，循環血漿量が増加し，尿量の増加が見られます。この時期を利尿期と言います。**この時期に，腎機能の悪化などによりうまく水分排泄が行えないと，過剰な体液貯留に伴い心不全や肺うっ血を引き起こしてしまうこともあるため注意が必要です❶**。

血行動態や尿量に加え，CRP，白血球数，呼吸状態，体温，画像所見などを参考に，**循環血漿量の過不足はないか，侵襲期のどの過程にあるのかを考えます❶**。

❺血圧, 心拍数, 一回拍出量（SV）, 一回拍出量変化（SVV）, 下大静脈（IVC）径と呼吸性変動, 尿量といった血行動態の指標を モニタリングする

❻身体所見を観察する

侵襲を受けた後，循環血漿量は減少し，利尿期には増加します。循環血漿量の増減は，実際の量を測定することが困難なため，各種パラメータや身体所見から推察していきます。

循環血漿量が減少するとSVが減少し，血圧が低下します。しかし，血圧の上下

C 知っておきたい用語

生体侵襲に伴い生じる，細胞内でもなく血管内でもない非機能的な水分貯留する部分をサードスペースという概念で呼んでいました。近年，間質に水分が貯留する病態が説明できるようになり，サードスペースという言葉は使われなくなってきています。

D エキスパートの視点

重症患者では，腎機能の低下を来すこともしばしば見られます。利尿期への移行は，単純に尿量の変化で判断するのではなく，炎症所見や身体所見と併せて推察していきます。体液バランスの変化に応じた尿量を得られない場合には，利尿薬の使用や腎代替療法の導入，投与輸液量の変更などを医師と共に検討します。

E 後輩指導のポイント

患者は侵襲を受けた後，傷害期⇒転換期（利尿期）⇒同化・筋力回復期⇒脂肪蓄積と回復への過程をたどっていきます。傷害期から転換期にかけて，体液バランスは大きく変化します。呼吸状態や循環動態の変化に十分注意して，観察を行いましょう。

CRP
C反応性たんぱく：C-reactive protein

表2 体液不足時の所見

細胞外液の不足		細胞内液の不足
循環血液の不足	間質液の不足	
血圧の低下	口腔粘膜の乾燥	口渇
心拍数の上昇	皮膚ツルゴール反応の低下	高Na血症
BUN/Cre比＞20 Hct上昇	腋窩の乾燥	昏迷・痙攣・意識障害
CRTの延長		

吉田律子，濱野繁：体液量はどう評価する，道又元裕総監修，露木菜緒監修・解説：ICU 3年目ナースのノート，P.7，日総研出版，2013.より引用，改変

は循環血漿量だけではなく，血管抵抗や心機能にも影響を受けます。血圧変動時には，血管抵抗や心機能も加味して循環血漿量変化を推量します。SVが低下すると，心拍出量（CO）を維持するために心拍数が増加します。前述したように，循環血漿量の増減や血圧の上下に伴い，尿量の変化も来します。

そのほかにも，動脈圧波形に著明な呼吸性変動が出現した場合や**輸液反応性を評価するSVVの上昇**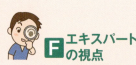，IVC径10mm以下，末梢冷感（末梢血管抵抗の上昇：交感神経の緊張）時は循環血漿量減少を疑います。輸液反応性の評価には，受動的下肢挙上（PLR）試験やフルイドチャレンジといった方法もあります。IVC径21mm以上で呼吸性変動の低下が見られる時や，末梢温感（末梢血管抵抗の低下：交感神経の抑制）時は，循環血漿量増加の可能性があります。また，検査データの変化，口渇や粘膜の乾燥などの身体所見からも体液不足を推察できます（**表2**）。**血行動態と身体所見，検査データなどを併せて体液不足を評価し，対応していくことが重要です**。

> **ワンポイントアドバイス**
> ・一つのパラメータだけで，循環血漿量や体液バランスを推察することはできません。
> ・さまざまな情報を統合してアセスメントし，患者の置かれている病期や体液バランスの変化を推察することが重要です。

引用・参考文献
1）道又元裕：体液・電解質，道又元裕のショックと侵襲の講義 実況中継，P.122〜136，学研メディカル秀潤社，2016.
2）吉田律子，濱野繁：体液量はどう評価する，道又元裕総監修，露木菜緒監修・解説：ICU 3年目ナースのノート，P.7，日総研出版，2013.
3）道又元裕：過大侵襲を受けた患者の生体反応の基本的理解，重症患者の全身管理―生体侵襲から病態と看護ケアが見える，P.6〜31，日総研出版，2009.
4）田中美智子：体液の組成と機能，深井喜代子他編：新・看護生理学テキスト―看護技術の根拠と臨床への応用，P.235〜237，南江堂，2008.
5）佐藤晃子：細胞外液の輸液はいつまで続けるの？，重症集中ケア，Vol.14，No.1，P.17〜23，2015.
6）荒木知美：術後の体液量変化の評価の仕方を知ろう！，重症集中ケア，Vol.13，No.2，P.37〜43，2014.

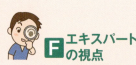

F エキスパートの視点

SVV上昇時には輸液反応性があり，循環血漿量が不足していることが示唆されますが，SVVが低い＝循環血漿量が十分であるとは限りません。心機能が悪い場合，循環血漿量が少ない場合でもSVV変化は小さくなります（フランク-スターリング曲線の傾きが小さくなるため）。低心機能患者では，SVVでの循環血漿量評価が困難となるため，ほかのパラメータと併せて評価しましょう。

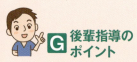

G 後輩指導のポイント

血圧維持に重要な要素は，循環血漿量，心機能，血管抵抗です。血圧低下時は，単純に輸液を行うのではなく，SVVなどの指標を参考に輸液反応性を推測します。輸液反応性がない場合にはカテコールアミンの投与など，状態に合わせた対応を行います。

CRT
毛細血管再充満時間：capillary refilling time

CO
心拍出量：cardiac output

PLR
下肢挙上：passive leg raising

消化管機能

アセスメント編

関西医科大学附属病院 看護部 看護師長
急性・重症患者看護専門看護師／集中ケア認定看護師　安藤有子

消化管機能の必須アセスメント
❶ 正常な消化管機能であるかを評価する。
❷ 排便の状態を確認する。
❸ その他の消化器症状を観察する。

必須アセスメントのポイント

❶ 正常な消化管機能であるかを評価する（図1）

生体の原料とエネルギーの需要を満たすためには，**食物を摂取すると共に，それを機械的・化学的に処理して各栄養素に分解し（消化A），腸から取り込む（吸収）ことが必要です**B。

食物の通過経路である消化管が正常に機能し，消化・吸収および排泄の役割を担えるかどうかを評価することは，消化管機能をアセスメントする上での第一歩です。

重症患者の中には，**消化管の術後**C，膵炎や腸炎などの炎症性疾患や，重度の肝機能障害などを起こし，消化管の安静が必要であったり，慎重に消化管の使用を開始しなければならなかったりする人も多くいます。看護ケアを行う際には，各器官がどのような働きをしているかを知っておくことが重要です。また，ドレーンやストーマからの排液量を観察するために，どの程度の水分（消化液）が移動しているかを知ることも必要です。

❷ 排便の状態を確認する

食物は，消化管を経て，最終形態として便が排泄されます。**排便の状態を観察することは消化管の問題を特定する手がかりとなるため，重要な情報源**です。

通常，排出される便の量は，1日1回約150ｇ程度で，水分含有率は約70％前後です。便の水分含有率が増えると**便の軟化が進み下痢**Dとなります。また，**便秘**Eとは，排便が不規則で，回数の減少，量の減少，硬化などの症状がある場合を言います。

ヒトが1日に摂取する水分は約2Lで，加えて胃液，腸液，膵液などの消化液が約8Lであり，合わせて約10Lになります。そのほとんどが**小腸で再吸収**され，**大腸へは約1～2Lの液体が流入し，90％が通過中に吸収され**，残りが食物残渣などと共に便として排泄されます。

下痢の原因としては，**消化液の分泌亢進（分泌性下痢），腸管粘膜の障害（滲出性下痢），腸管内の浸透圧の上昇（浸透圧性下痢），腸管の蠕動運動の亢進（運動亢進性下痢）**などがあります。重度の下痢は，**脱水，電解質異常，代謝性アシドーシス，体力の消耗**を引き起こし，全身状態に影響するリスクがあるため，対応を急ぐ必要があります。

一方，便秘は，原因によって**器質性便秘**と**機能性便秘**に大別されます。器質性

A 知っておきたい用語

消化管から分泌される消化液に含まれる酵素作用（化学的消化）や消化管運動（物理的・機械的消化）によって，食物を小腸粘膜上皮を通過できる程度の小分子物質にまで分解する過程を言います。

B 理解が深まる関連知識

消化管の機能

消化管の機能には，①食物を消化液と混和しながら機械的に細分し，口側から肛門側へ移動させる運動機能，②消化酵素，電解質溶液・粘液などの消化液の分泌機能，③食物中の高分子物質を加水分解して吸収できる小分子にする化学的消化機能，④腸粘膜上皮細胞における物質吸収機能，⑤免疫防御機能や消化液への自己防御機能があります。

C 理解が深まる関連知識

消化管の術後管理

消化管の術後管理は欧州で提唱されたERASの普及により，周術期管理が急速に変化しています。目的は，患者の負担の軽減，早期回復の促進などで，術後早期からの経口摂取の開始や早期離床の徹底など，看護のあり方も変化に対応することが求められています。

ERAS
イーラス（術後回復力強化プログラム）：enhanced recovery after surgery

D 知っておきたい用語

一般的には便重量が200g/日以上，または便中水分量が200mL/日以上と定義されます。

E 知っておきたい用語

一般的には、3日以上排便がない状態、または毎日排便があっても残便感がある状態を言います。

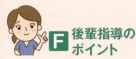

F 後輩指導のポイント

腸蠕動音の聴取は膜型聴診器を腹部の1カ所に当てて聴きます。通常10〜20秒で聴取できますが、1分間聴取できなければ「減少している」、5分間聴取できなければ「消失」と判断します。

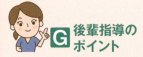

G 後輩指導のポイント

ブリストルスケールを使用する利点は、医療者間の情報共有のためのツールとしてだけではなく、患者にスケール表などを用いて指導することで、患者とも正確な情報を共有できることです。

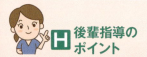

H 後輩指導のポイント

腹部の診察は患者の右側に立ち、患者の表情を確認しながら実施します。フィジカルアセスメントの順序は、腸蠕動への影響を考慮して、視診、聴診、打診、触診の順で行います。

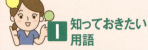

I 知っておきたい用語

十二指腸と空腸の境目にあり、役割は小腸の固定です。小腸は6〜8mもある長い臓器であり、腹腔内での安定性を保つため固定する機能を果たします。

図1 消化管の役割と吸収のメカニズム

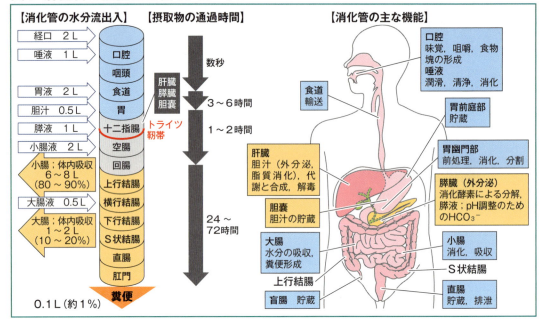

便秘とは、大腸に形成された腫瘍や炎症などで大腸が狭窄あるいは閉塞することによる通過障害を指します。機能性便秘とは、大腸の蠕動運動の低下または亢進、排便反射の減弱などが原因で起こり、**蠕動運動の低下による弛緩性便秘、蠕動運動の亢進による痙攣性便秘、排便反射の減弱による直腸性便秘**の3つに分類されます。

看護では、**腸蠕動音の聴取 F** や腹部緊満の有無、画像所見などと併せて、排便の頻度や便の性状の変化などを観察し、正常な機能の維持を目指すことが重要です。また、便の性状は**ブリストルスケール（図2）などを用いて情報共有を図る G** ことも大切です。

❸ その他の消化器症状を観察する

消化管の異常の徴候として現れる身体症状に注目し、適切に対処することで、患者の重症化を回避したり、二次的合併症を予防したりすることにつながります。消化器症状の起こるメカニズムや原因を知り、アセスメントの正確性を高めることが重要です。

（1）腹痛

腹痛は腹部に感じる痛みを総称し、主に**内臓痛**と**体性痛**に分類されます。**内臓痛は消化管などの腹部臓器に由来する痛み**で、痙攣、拡張、炎症、感染など、知覚神経への刺激により生じます。**体性痛は、腹膜や横隔膜に分布する痛覚神経に炎症などの刺激が加わることで生じ**、鋭い痛みが特徴です。

腹痛を訴える部位によって原因病態をある程度予測することはできますが、消化器系疾患以外にも循環器や泌尿器系、婦人科系疾患に関連していることもあるため、**他の所見との関連を探り、アセスメントすることが重要です H**。腹痛の中には、緊急手術を要する病態やショックに陥る病態もあり、慎重な対応が求められます。

（2）吐血・下血

吐血とは、通常**トライツ靭帯 I** より口側の上部消化管から出た血液が、嘔吐によって排出された状態を言います。胃液と混合することで鮮紅色〜黒色（コーヒー様）を呈します。

図2 ブリストルスケール

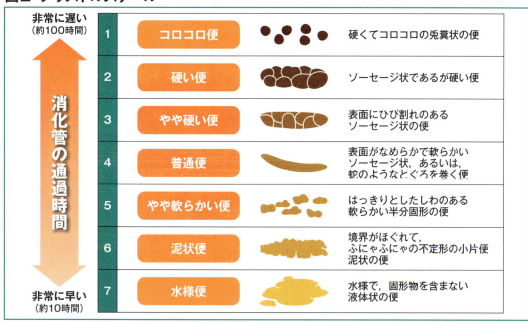

下血とは，消化管内に出た血液が肛門から排泄されることを言います。下血の場合は，下部消化管における出血だけではなく，上部消化管での出血であることもあります。**腸管内の停滞時間によって色や性状が異なります。**

吐血・下血により大量出血を起こすと**出血性ショック**に陥ることもあるため，バイタルサインや意識レベルに注意が必要です。

(3) 悪心・嘔吐

悪心は嘔吐の前駆症状であることが多く，悪心・嘔吐は共に延髄の嘔吐中枢が刺激されることで生じます。

嘔吐は，**反射性嘔吐**と**中枢性嘔吐**に分類されます。反射性嘔吐は，消化器疾患（通過障害や膵炎，急性胃腸炎など）により，迷走神経や交感神経などの求心性神経回路を介して起こります。一方，中枢性嘔吐は中枢神経系内部で嘔吐中枢が刺激されることで生じます。頭蓋内圧亢進や腎不全や糖尿病性ケトアシドーシスなどの際に見られる化学受容器引金帯（CTZ）への刺激などで起こります。**原因に対する対応J**と同時に，誤嚥のリスクや患者の苦痛が増大するため体位管理や安楽の確保などが必要**です。

CTZ
化学受容器引金帯：chemoreceptor trigger zone

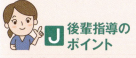

J 後輩指導のポイント

術後の悪心・嘔吐は，①女性，②乗り物酔い・術後の悪心・嘔吐の既往，③非喫煙者，④術後のオピオイド使用がリスク要因と言われています。ほかに手術や麻酔の影響もあります。オピオイド投与中であれば催吐作用の可能性を考え，減量や中止を考慮します。その他の原因として，イレウスの出現や胃管の閉塞，低血圧，低酸素血症，電解質異常，不整脈などでも悪心・嘔吐を生じることがあり，原因の治療を行います。

ワンポイントアドバイス
- まず正常な消化管機能の解剖生理と，消化・吸収のメカニズムを理解しましょう。異常が生じることによる問題と，ケアの要点を関連づけて考えることが重要です。
- 正確なフィジカルアセスメントのスキルを習得しましょう。精度の高い観察と判断が，重症化の回避につながります。

参考文献
1) 真船健一編：見てできる臨床図鑑　消化器ビジュアルナーシング，学研メディカル秀潤社，2014.
2) Stefan Silbernagl, Florian Lang著，松尾理監訳：症状の基礎からわかる病態生理　第2版，メディカル・サイエンス・インターナショナル，2011.
3) 医療情報科学研究所編：病気がみえる vol.1 消化器　第5版，メディックメディア，2016.

皮膚・軟部組織

アセスメント編

獨協医科大学病院 看護部 集中治療室 主任
集中ケア認定看護師 佐藤晃子

皮膚・軟部組織の必須アセスメント

① 全身の皮膚を見る。関節の屈曲部や背部，下肢や頭髪部，臀部や陰部など，見落とされがちな部位も視診で確認する。
② 皮疹や瘢痕，びらんや潰瘍，水疱などの皮膚の病変は，部位や大きさ，色や形，出血の有無などを見て，熱感の有無や硬さ，可動性，湿潤の有無などを触って確認し，記録に残す。
③ 褥瘡予防ケアでは，患者の状態，皮膚の状態から，体位変換や体圧分散の方法，時間設定を行う。
④ 浮腫がある場合は，その分布や色調を見る。
⑤ 浮腫がある場合は，その部位を愛護的に母指または第2～4指で5秒以上（約10秒）圧迫し，重症度を判断する。
⑥ 皮下気腫は，触診による握雪感や捻髪音から程度を確認し，部位をマーキングすることで経過を観察する。

必須アセスメントのポイント

❶全身の皮膚の状態を視診で確認する

皮膚や軟部組織の観察は，視診や触診によって行われます。何らかの病変がある時には，それが皮膚の病気である場合と，全身状態の変調のサインである場合があることから，**病変部だけに注目するのではなく，常に全身の観察を行い，他の症状や徴候との関連についても注意する必要があります**Ⓐ。

また，外傷や有害物質への曝露などの健康歴，服用中の薬物や摂取した食べ物，寝たきりによる一定部位への加圧など，生活や療養状況なども併せて考えることが大切です。

❷病変部の状態を詳細に記録する

皮膚の病変に関しては，継続した観察を行います。病変を写真に撮り，記録に残すことも大切ですが，観察したことを看護記録に記載し，病変の原因やケアの効果をアセスメントすることが重要です。例えば，褥瘡経過評価のDESIGN-Rに加え，「仙骨部に左右対称的に境界鮮明な5×6cmの紅斑があり，一部にびらんがある」など，イメージできるよう詳しく記載します。皮疹の名称を覚えることも大切ですが，部位や大きさ，色や形，熱感の有無など，観察したことを詳しく記載することで，情報共有ができ，より具体的なケアを継続して行うことができると考えます。

❸褥瘡予防ケアでは，患者の状態，皮膚の状態から，体位変換や体圧分散の方法，時間設定を行う

クリティカルケア領域において一度褥瘡が発生すると，治癒に時間を要するため，予防が最も重要なケアと言えます。クリティカルケア領域における褥瘡発生要因として，組織への循環障害や体位の制限，鎮静薬の使用，皮膚の湿潤，低栄養などがありますが，患者の状態は個々に異なり，1時間ごとに体位変換を行っ

Ⓐ エキスパートの視点

疾患によって生じている低栄養や血小板減少などによって，浮腫や皮下出血などを生じることがあります。その原因を考えたケアを行うことで，改善が期待できます。

ていても褥瘡が発生することもあります。そのため，下肢の血流が悪い患者の場合は，点ではなく面で下肢を支えるように枕を挿入する，血圧が低下している患者の場合は，**褥瘡好発部位に手を挿入し，エアマットを手で押して除圧するなど，患者の状態に合わせてケア内容を変更し，援助していく必要があります**B。

❹ 浮腫がある場合は，その分布や色調を見る

全身性の浮腫は，早期では組織圧の低い眼瞼，手指，脛骨前面に生じますが，重力の影響を受けやすいため，歩行可能な患者では足背，臥床している患者では背側や仙骨部に生じます。また，深部静脈血栓症では，その末梢に静脈うっ滞が生じ，局所性の圧痕を伴う青みがかった発赤の浮腫が生じます。両側性でかすかに青みを帯びる場合はうっ血性心不全，斑状出血がある場合は外傷性を考えます。**浮腫の観察だけではなく，基礎疾患や生活背景などの情報から浮腫の原因を検討していく必要があります**C。

❺ 浮腫がある場合は，その部位を愛護的に母指または第2〜4指で5秒以上（約10秒）圧迫し，重症度を判断する（図1）

浮腫は，軽い圧迫により圧痕を残す圧痕性浮腫と，圧痕を残さない非圧痕性浮腫があります（図2）。圧痕性浮腫は心不全や腎不全，低アルブミン血症など，水分のみが間質に貯留して生じます。非圧痕性浮腫はアレルギーや局所炎症（蜂窩織炎，虫刺されなど）など，水分と共に血漿由来成分（ムコ多糖類やたんぱく質など）の貯留や炎症細胞の浸潤が起

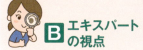

B エキスパートの視点

血圧の低下は組織への血流の低下を生じ，皮膚の壊死，褥瘡発生のリスクが高くなります。エアマットを押して除圧する，寝衣やシーツのしわを伸ばすなど，細やかなケアが皮膚保護につながります。

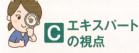

C エキスパートの視点

ギャッジアップを行っている際，顔面の浮腫は軽減されていることがあります。下になっている部分（手や足など）に浮腫を生じやすく，体位変換時は浮腫で脆弱化した皮膚の保護を行う必要があります。

図1 浮腫のアセスメント

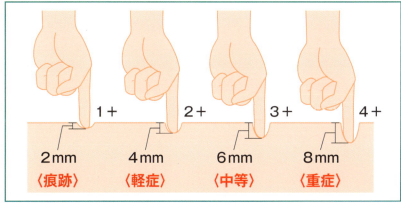

岩岡秀明，野間弘子：浮腫, Expert Nurse, Vol.24, No.6, P.101, 2008.より引用改変

図2 圧痕性浮腫と非圧痕性浮腫

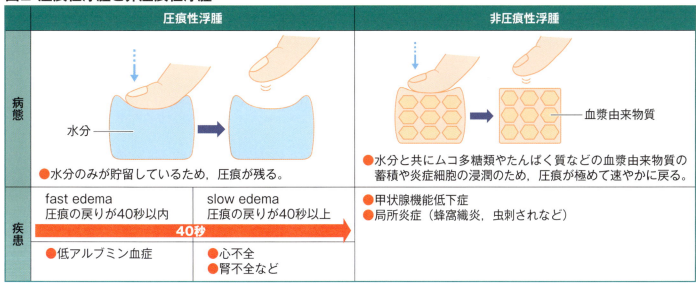

古谷伸之編：入門編 浮腫の診察，診察と手技がみえる Vol.1 第2版, P.20, メディックメディア, 2007.

図3 皮下気腫の起こる原因（胸腔ドレーン留置による）

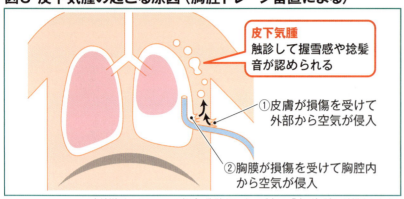

雀地洋平：ドレーンの観察 胸腔ドレナージ中に「皮下気腫」が認められた。何が原因？どう対処する？, Expert Nurse, Vol.31, No.2, P.38, 2015.

こっているため，圧迫が極めて速やかに戻ります。

浮腫が生じている皮膚は乾燥し脆弱であるため，容易に皮膚損傷を生じやすく，治癒に時間を要することから，過度の刺激を避けた観察を行い，皮膚保護に努めた援助が必要です。

❻皮下気腫は，触診による握雪感や捻髪音から程度を確認し，部位をマーキングすることで経過を観察する

皮下気腫とは皮下組織内に空気が溜まった状態を言い，胸膜や気管が損傷を受けて胸腔内や縦隔から空気が侵入する場合と，胸腔ドレーンを挿入することで皮膚が損傷を受けて外部から空気が侵入する場合があります（図3）。自覚症状はなく，原因が排除された場合は，皮下組織の空気は自然と吸収されて消失しますD。しかし，進行性で重度な場合には，頸部の循環障害や胸郭の拡張障害などにつながる可能性があるため，速やかに医師に報告することが重要です。

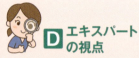

エキスパートの視点

皮下気腫は自覚症状がないため，医療者は何度も患者の胸部を押して場所や範囲の確認を行います。観察によって，苦痛を伴うこともあるため，しっかりとした説明を行い，患者の理解を得てから観察する必要があります。

ワンポイントアドバイス

- 個々の体格により，骨突出部位が異なるため，触診で骨格を確認しながら観察をします。
- 深部静脈血栓症予防の弾性ストッキングやフットポンプの使用も，皮膚トラブルの原因となることがあるため，適切に使用しましょう。
- 手術中の体位によって，圧迫の部位が異なるため，術式を考えて観察することが大切です。

引用・参考文献

1）岩岡秀明，野間弘子：浮腫，Expert Nurse，Vol.24，No.6，P.97〜104，2008.
2）古谷伸之編：入門編 浮腫の診察，診察と手技がみえる Vol.1 第2版，P.19〜20，メディックメディア，2007.
3）雀地洋平：ドレーンの観察 胸腔ドレナージ中に「皮下気腫」が認められた。何が原因？どう対処する？，Expert Nurse，Vol.31，No.2，P.37〜38，2015.
4）藤崎郁：外皮系のフィジカルイグザム，フィジカルアセスメント完全ガイド，P.23〜29，学習研究社，2001.
5）上出良一：皮膚障害のメカニズムとアセスメント，重症集中ケア，Vol.9，No.6，P.20〜28，2011.
6）太内田房子：慢性創傷 褥瘡管理と看護ケア，重症集中ケア，Vol.9，No.5，P.74〜82，2011.

ドレーン類

アセスメント編

JAとりで総合医療センター ICU 集中ケア認定看護師　**鎮目祐子**

ドレーン類の必須アセスメント
1. ドレーンが正しい位置にあるか，閉塞していないか，指示された設定かを確認する。
2. 排液性状の変化を観察し，正常か異常かをアセスメントする。
3. ドレナージ排液量の変化を観察し，異常が起こっていないかアセスメントする。
4. ドレナージ不良や過剰ドレナージから起こり得る異常を予測する。

必須アセスメントのポイント

❶ ドレーンが正しい位置にあるか，閉塞していないか，指示された設定かを確認する

ドレーンの位置がずれないよう固定されているか，抜ける可能性がないか**患者のADLに合わせて**考えます。脳室ドレーンでは設定圧，胸腔ドレーンでは吸引圧など，圧設定を行うドレーンもあります。**適切なドレナージを行うために，圧設定が正しくされているかも確認しましょう**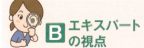。複数のドレーンが挿入されている場合は，どこに挿入されているドレーンか一つずつ確認しておきましょう。

排液の性状によっては，ドレーンが閉塞する可能性があります。胸腔ドレーンでは，水封部が呼吸に伴い，液面が移動する「呼吸性移動」を確認でき，脳室ドレーンでは心拍出に同期した液面の移動を確認できます。確認できない場合は，ドレーンが閉塞している可能性があるため，排液の性状や固定の状況を確認し，医師に報告しましょう。

また，脳室ドレーンのチャンバーと排液バッグのエアフィルターが濡れていたり，クレンメが閉じられていたりすると，ドレーンの圧設定に関係なくサイフォンの原理で排液されてしまうため，ケアの後や移動の後などは回路全体を確認する必要があります（**図**）。

例えば，胸腔ドレーンの排液が減ったため，固定を確認すると，固定部分は問題ありませんでした。しかし，挿入部分を中心に皮下気腫があり，胸部X線検査で確認すると，皮下気腫の厚みの分だけ体内の胸腔ドレーンが移動し，抜けてしまっていたという事例がありました。固

図 脳室ドレナージシステム

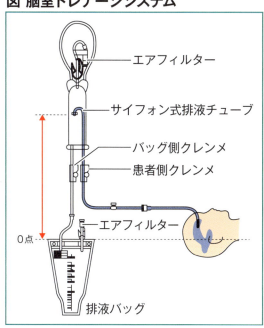

- エアフィルター
- サイフォン式排液チューブ
- バッグ側クレンメ
- 患者側クレンメ
- エアフィルター
- 0点
- 排液バッグ

A 後輩指導のポイント

固定テープの止め方だけでなく，皮膚の状態も観察しましょう。皮膚が乾燥していると掻痒感が出現し，掻くことで固定テープが剥がれたり，誤抜去につながったりする可能性があります。基本的なスキンケアを行うことが重要です。

B エキスパートの視点

胸腔ドレーンの陰圧設定部分に蒸留水を注入し，持続吸引を行うドレーンバッグでは，吸引部の水泡発生が過剰だと液面が上昇して見えるため，1分間に10個程度気泡が発生するよう調整します。また，長期間の使用により蒸留水が蒸発し，指示の圧設定でなくなってしまうことがあるため，蒸留水が減少した場合は追加します。

エキスパートの視点 C

閉鎖式ドレナージが多く，頻繁に観察する機会が減りましたが，排液の「におい」も重要な観察ポイントです。排液時にはにおいも確認してみましょう。腹腔内のドレーンで便臭がする時は，縫合不全や消化管穿孔が疑われます。

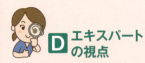

排液の性状によってはミルキングを行います。ミルキング禁止のドレーンもあるため，実施する前に医師に確認をしましょう。

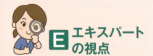

頭蓋内圧亢進により意識障害をはじめとした神経所見の悪化，場合によっては生命の危機状態に陥ります。低髄圧状態が長く続くと，逆行性の脳ヘルニアを来す場合があり，こちらも生命の危機状態に陥ります。

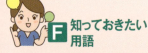

虚脱した肺胞が急激に膨張することで起こります。肺血流の再灌流および血管透過性の亢進が生じた結果，起こると考えられる肺水腫で，多量の泡沫状血性痰を認め，喘鳴を聴取します。肺水腫が高度な場合，呼吸困難や低酸素血症に陥ります。

定部分はもちろんですが，X線検査で体内の正しい位置に挿入されているかを確認していくことも重要です。

❷ 排液性状の変化を観察し，正常か異常かをアセスメントする

ドレーンは，脳，胸腔，心嚢，腹腔など，さまざまな場所に挿入されます。ドレーンを看るには，ドレーンが挿入されている部位の解剖生理や，ドレーン挿入の目的を理解し，**どのような排液が正常なのか理解する**必要があります。

髄液循環路（脳室ドレーンやスパイナルドレーンなど）に挿入されるドレーンからは，髄液が排出されます。病態によって正常・異常の判断は変わりますが，髄液の性状が変化した場合，それが正常なのか異常なのかを見極める必要があります。

胸腔ドレーンからは，気体と液体が排出されます。気胸の改善を目的としてドレーンを挿入している場合は，エアリークがあっても正常ですが，気胸がない場合にエアリークがある時は異常であり，脳室ドレーン同様，病態によって正常・異常の判断が異なります。胸水の性状は，低栄養などで貯留した胸水の場合は漿液性ですが，術後や血胸の場合は血性のものが徐々に淡血性，漿液性と変化するのが正常です。

腹腔内のドレナージも，術後の場合は淡血性から漿液性に変化していくのが正常ですが，縫合不全や感染などがあると，膿性の分泌物が排出されたり，時には胆汁や膵液，腸液が排出されたりする可能性があるため，**性状変化があった時は，バイタルサインや検査データも併せて確認し，正常・異常のアセスメントの判断材料にしましょう** C 。

❸ ドレナージ排液量の変化を観察し，異常が起こっていないかアセスメントする

ドレーン排液を経時的に観察しますが，その際は「○mL出た」ということだけでなく，ここ数日，ここ数時間，といったように**時間軸で比較**しましょう。通常の経過では，排液は徐々に減少しますが，突然減少した場合はドレーンの閉塞がないか疑う必要があります。ドレーン排液内に凝血塊やフィブリン塊があるなど，**性状によっても閉塞しやすい状態がある** D ため，排液量と排液性状を分けて観察するのではなく，併せてアセスメントしましょう。

❹ ドレナージ不良や過剰ドレナージから起こり得る異常を予測する

ドレナージがうまく行われないと，排出されるべき排液がその場所に貯留してしまいます。脳室ドレーンであれば髄液が排出されず，頭蓋内圧が亢進する可能性があります。胸腔ドレーンであれば胸水が貯留し，酸素化の障害が起こる可能性があります。心嚢ドレーンの場合は，心嚢液が貯留し，心タンポナーデとなる可能性があります。

脳室ドレナージの場合は，過剰に髄液が排出されると低髄圧になったり，場合によっては脳ヘルニアを来したりする可能性があります E 。胸腔ドレーンで多量の胸水を短時間で排出してしまうと，**再膨張性肺水腫** F を起こすこともあります。

ドレーン挿入部位によって考えられる

異常について理解しておきましょう。また，**ドレナージ異常に関連したバイタルサインの変化や症状についても予測し**ましょう。

・まずは挿入されている部位の解剖生理をしっかり理解することが，ドレーンの観察・アセスメントにつながります。

引用・参考文献
1）高橋ひとみ：ドレーン管理，重症集中ケア，Vol.9，No.2，2010．
2）清水潤三，曽根光子：はじめてのドレーン管理，メディカ出版，2007．
3）露木菜緒特別編集：インシデント事例から学ぶ重症患者のドレーン管理—解剖生理・術式・目的・排液・ケアのすべてがわかる！，急性・重症患者ケア，Vol.2，No.4，2013．
4）永井秀雄，中村美鈴編：臨床に活かせるドレーン＆チューブ管理マニュアル，学研メディカル秀潤社，2011．
5）道又元裕編著：重症患者の全身管理，日総研出版，2009．
6）芝田香織：心嚢，胸腔，縦隔ドレーン，重症集中ケア，Vol.8，No.6，P.40〜45，2009．
7）川上悦子：病態別4 頭蓋内圧亢進，重症集中ケア，Vol.15，No.2，P.100〜107，2016．
8）住友ベークライト株式会社：チェスト・ドレーン・バック添付文書．
9）日本救急医学会ホームページ：日本救急医学会 医学用語解説集
　http://www.jaam.jp/html/dictionary/dictionary/index.htm（2019年4月閲覧）

アセスメント編　基本検査データ

北里大学病院 集中治療センター RST・RRT室
集中ケア認定看護師　森安恵実

基本検査データの必須アセスメント
❶ 検査データに振り回されず，データを活用する。
❷ アセスメントシートと共にデータを見る。

必須アセスメントのポイント

❶ 検査データに振り回されず，データを活用する

看護師は，検査データを見て，その理由などを考えてから動く職種でも，診断する職種でもありません。しかし，重症病棟で患者をケアする者として，患者の疾患の特性や新しい問題の発生を知り得ることは，医師との共同問題を理解する上で必須なことです。患者が重症病態となった時，生命を維持するための最優先事項は，酸素需要と酸素供給のバランスを整えていくことです。そのバランスが崩れてきた時に，細胞レベルでの障害が発生し，その積み重ねで臓器障害が起こります。また臓器障害は，他の臓器の機能にも影響を及ぼし，結果，多臓器障害となり，生命維持が困難となります。

そのため，看護師としては，**日々患者の臓器の調子を簡単にでもよいので確認する癖をつけてほしいと思います**。

毎日仕事前に情報収集をする際，データとにらめっこするのではなく，なんとなくの情報を症状や行っている治療と共に取ることから始めましょう。その中で，「あれ？　ずいぶんデータが悪くなったな」というケースがあれば，それによる影響やもっと詳しい検査データを見ればよいと思います。

本稿のテーマは「基本検査データのアセスメント」ですが，検査データに振り回されることなく，"症状，臓器別のアセスメントにどのように採血検査データを活用していくか"という視点で考えていきます。

❷ アセスメントシートと共にデータを見る（表）

検査データ（血液検査：血算，生化学）については基準値を記載しています。また，臨床上の解釈の注意点も加えています。

呼吸／換気の必須アセスメント

- 吸入酸素濃度・PEEPとPaO_2の関係：P／F ratio
- PSや圧制御（一回換気量）と$PaCO_2$→pHの評価 A
- 呼吸様式，呼吸回数→呼吸仕事量

循環の必須アセスメント

- 輸液，輸血の投与量
- カテコールアミンの種類と投与量
- 降圧系薬剤の種類と投与量
- 血圧（平均血圧）とHR（心拍数）
- エコーの所見（ボリュームの評価と心機能）
- 水分出納バランス（大まかな組成）

PEEP
呼気終末陽圧：positive end-expiratory pressure

PaO_2
動脈血酸素分圧：partial pressure of arterial oxygen

PS
圧支持：pressure support

$PaCO_2$
動脈血二酸化炭素分圧：partial pressure of arterial carbon dioxide

A エキスパートの視点

$PaCO_2$の正常にとらわれず，pHの基準値となる$PaCO_2$を整えられているかを見ましょう（代謝性アシドーシスがある場合は，代償として$PaCO_2$が低下していることがあり，慢性Ⅱ型呼吸不全がある場合は，$PaCO_2$が高値でも腎代償が働いていれば，pHが基準値を示します。生命を維持する環境としてそれがベストコンディションとなります。

表 情報収集用紙

氏名・病名	F：体液	A：ガス交換	N：栄養	C：意思疎通	A：活動	P：苦痛	治療方針と申し送り事項	確認事項
氏名： 病名： 術式： 術中 I／O： その他：	薬剤・補助循環 血圧： HR： CI／PCWP： CVP： IN／OUT： 【腎臓】 Cr／eGFR／BUN： Na／K：	MV： O₂： BGA： P／F： SvO₂： Hb： Lac：	経口，経鼻，経静脈（　） 内容：	鎮静薬： RASS 包括指示： 有・無 GCS： RASS： CAM-ICU： 陽性・陰性	【各臓器】 【肝臓】 AST／ALT： Alb／Bil：	鎮痛薬： CPOT： 社会的問題：		

＊北里大学病院ICUで筆者が作成し使用していた情報用紙を部分的に改訂

- Hb（ヘモグロビン）（酸素運搬能を見る）

  基準値：男性14〜18g/dL，
  　　　　女性12〜16g/dL

- Lac（乳酸）（循環不全を見る）

  基準値：0.37〜1.65mmol/L※

  異常値：2mmol/L以上

意識の必須アセスメント

- 鎮静／鎮痛の投与薬剤と包括指示の有無
- GCS（意識）
- RASS（鎮静スケール）
- せん妄のスケール　・痛みのスケール

感染の必須アセスメント

- focus（不明・有：　　　　　　）
- 抗菌薬
- WBC（白血球数）

  基準値：3.5〜9.0×10³/μL

- CRP（C反応性たんぱく）

  基準値：0.00〜0.14mg/dL

- β-D（β-Dグルカン）

  基準値：≦20pg/mL

- PCT（プロカルシトニン）

  基準値：0.05ng/mL未満

- PLT（血小板数）

  基準値：15〜35×10⁴/μL

- FDP（フィブリン・フィブリノゲン分解産物）

  基準値：5.0μg/mL以下

- D-ダイマー（安定化フィブリンがプラスミンにより分解された後に産生される物質）

  基準値：1.0μg/mL以下

  FDPやD-ダイマーは，DICなどの血栓症における病期の指標となります。

> 【D-ダイマー／FDP比】
> 比の数字が上がる→凝固優位
> 比の数字が下がる→線溶優位

- 挿入カテーテル類

肝・腎／栄養の必須アセスメント

- AST（GOT）（アスパラギン酸アミノトランスフェラーゼ）

  基準値：13〜30U/L

- ALT（GPT）（アラニンアミノトランスフェラーゼ）

  基準値：5〜40U/L

- Alb（アルブミン）

  基準値：4.1〜5.1g/dL

- T-Bil（総ビリルビン）

※国際単位…Lac：mmol/L
換算式：Lac (mmol/L) = mg/dL×0.11101

B エキスパートの視点

肝機能が悪い人は，炎症があってもCRPが産生できないため，上昇しないことがあります。好中球減少症の患者，ステロイド使用中の患者，高齢者でも相対的に低値で出ることがあるので，注意が必要です。

C 知っておきたい用語

真菌に特徴的な細胞膜を構成する多糖体です。菌の破壊により血中濃度が上昇するので，真菌感染症の指標となります。

D 知っておきたい用語

細菌感染症の指標です。カルシウム調整ホルモンであるカルシトニンの前駆物質であり，細菌，真菌などの感染症，敗血症で増加します。

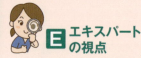

E エキスパートの視点

肝臓で生成されたクレアチンが筋肉で非酵素的脱水素反応を受けることによってCrは生成されます。そのCrの血清にある量を見て糸球体濾過能力を推測します。値自体が元々の筋肉量に左右されるので，解釈する時は年齢や性別などを考慮します。

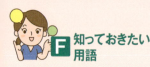

F 知っておきたい用語

年齢，性別，血清Crから推算する糸球体濾過量で，CKD（慢性腎臓病）の存在を推測します。

CKD
慢性腎臓病：chronic kidney disease

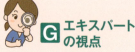

G エキスパートの視点

尿素は肝臓での尿素サイクルを介して合成され，腎臓から排泄されます。そのため，高値を示す場合は，腎機能の低下のほか，肝臓での生成亢進（高たんぱく食，消化管出血），異化亢進を検討する必要があります。また，低値を示す時は，肝機能が低下などしていれば，BUNの値は腎機能の指標として適さなくなります。

　基準値：0.4～1.5mg/dL
- Cr（クレアチニン） E
　基準値：男性0.65～1.07mg/dL，
　　　　　女性0.46～0.79mg/dL
- eGFR（推算糸球体濾過量） F
　基準値：≧90
- BUN（血中尿素窒素） G
　基準値：8～20mg/dL
- 栄養（kcal/day）
- 投与経路（経口，経腸，経静脈）

電解質・その他の必須アセスメント
- Na　基準値：134～145mEq/L
- K　基準値：3.6～4.8mEq/L
- HCO_3^-　・BE

○まとめ

　データだけを羅列してにらめっこしながら考えるのではなく，患者の臓器や生理学的徴候のアセスメントをしながらデータを情報の一つとして盛り込んでいけば，臨床的に活用しやすいと考えます。

　また，"薬剤や機械などのサポートを受けていることを考慮してどうなっているのか"という目線がとても大事です。さらには，身体面だけなく，精神面への影響も考える上で，複雑化している病態を整理しながら変化を察知し，新たな問題の早期発見をすべく予測を立てることに活用してほしいと思います。

　難しいことと考えず，日々担当患者の情報収集の中で，データを意図的に拾い考える癖をつけていけば，おそらく自然に目に飛び込むようになると思います。

　データに振り回されず，データは活用しよう！

ワンポイントアドバイス
- 患者の臓器や生理学的徴候のアセスメントをしながら，データを情報の一つとして盛り込んでいくことで，臨床的に活用しやすくなります。
- 担当患者の情報収集の中で，データを意図的に拾い，考える癖をつけましょう。

画像（胸部，腹部，留置物）

アセスメント編

岩手県立中央病院 ICU 集中ケア認定看護師　**佐々木謙一**

> **画像の必須アセスメント**
> ❶ 体内に留置されているデバイスとその位置を確認する！
> ❷ 胸部X線写真では，無気肺を見つける！
> ❸ 腹部X線写真では，ガスによる腸管の拡張やガスの移動に着目する！

　X線写真は医師が確認するものと思っていませんか。胸部や腹部のX線写真から得られる情報は，視診や聴診から得られる情報と同様に，患者の状態のアセスメントや看護ケアへ活かすことができます。そのため，私たち看護師にも，X線写真を読み取る力が必要です。

　本稿では，日常的に撮影されるX線写真のどこに注意して読み取るかを，実際の症例を交えながら解説します。

必須アセスメントのポイント

❶ 体内に留置されているデバイスとその位置を確認する！

　クリティカルケア領域の患者は，治療や状態観察を目的として，気管チューブや各種ドレーンなどさまざまなデバイスが留置されます。体内に留置されるデバイスには，X線を吸収する（白く写る）特殊な材料が使用されており，X線写真で見ると容易に見つけることができます。

　体内に留置されるデバイスは，先端がどこまで入っているか体表面から確認することができません。そのため，**X線写真を読み取り，デバイスが適切な位置に留置されているか確認する必要があります**。

患者の体動やデバイスにかかる外力によって位置が変化する可能性があるため，X線写真を撮影した時には，担当看護師が第一に確認し，異常の早期発見と対処をすることが大切です。そのためにも，X線写真を読み取る前に，留置されているデバイスの種類と目的を把握しておきましょう。

❷ 胸部X線写真では，無気肺を見つける！

　クリティカルケア領域の患者は，呼吸・循環の不安定さや安静指示により臥床状態が長くなります。臥床状態，特に仰臥位では，腹部臓器によって横隔膜の動きが制限され，背側の換気が悪くなります。また，左肺下葉は心臓の重さにより肺の拡張が妨げられます。さらに，分泌物は重力の影響を受けて背中側に溜まりやすくなります。このように，換気障害と分泌物の貯留によって背側の肺胞が虚脱し，無気肺が生じやすくなります。

　では，無気肺はX線写真にどのように写るのでしょうか。分泌物と虚脱した肺胞は，しぼんだ風船のようにクチャっとしぼみます。肺はガス交換を行うために血管が豊富な臓器です。したがって，**X線写真では，しぼんだ臓器＋血液によっ**

図1 無気肺

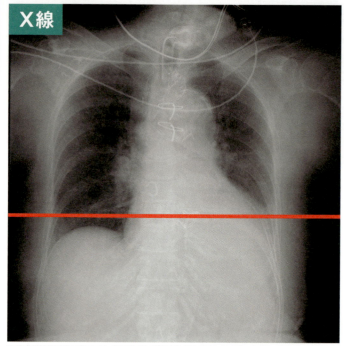
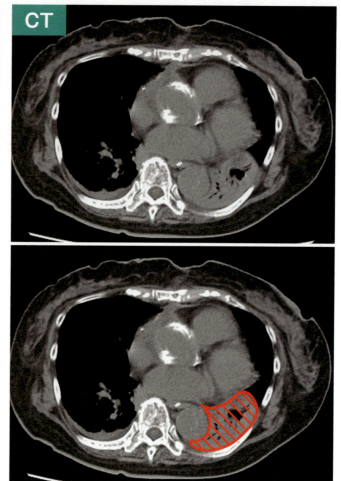

※胸部単純X線写真の赤い線の部分の断面をCTで見たのが右の画像（撮影日は同じ）

【CT】心臓の下側（背側）に不均一な形の斑模様の陰影を見ることができる（赤い斜線部分）。この部位が無気肺であり、肺胞に分泌物などが貯留して虚脱し、含気がなくなった部分である。胸腔のすっかり背側半分が無気肺を起こしている

【X線】左下肺野に白くべったりとした陰影があり、心陰影も横隔膜のラインも見えなくなっている。これはラインから尾側の無気肺により、本来見えるべき陰影が見えなくなったためである（シルエットサイン陽性）

A 理解が深まる関連知識

シルエットサイン陽性
心陰影や大動脈、横隔膜などの境界陰影が見えなくなることをシルエットサイン陽性と言います。

て透過性が悪くなり、白く写ります。この影がほかの組織と重なることで、本来見えるべきである影が分かりづらくなります🅐。特に無気肺を起こしやすい下葉で発生すると、**横隔膜や心臓の陰影との境界が不明瞭になります**。

臨床では、スタッフから「無気肺と胸水の違いが分かりづらい」という声がしばしば聞かれます。CTを撮れば一目瞭然なのですが、X線写真での違いは次のとおりです。

無気肺は肺がしぼむ病変であるため、しぼんだ部分が限局した白い影としてとらえられます（**図1**）。大きな無気肺と

なると胸腔内の容量が減少し、患側の横隔膜を引き上げたり、縦隔や気管の患側への偏位を認めます。

一方で、胸水は肺外、すなわち胸腔に溜まるため、境界はなくぼんやりと白い影となります（**図2**）。そして、胸水が多量に貯留すると、胸腔内の容量が増えるために縦隔が圧排され、気道が健側へ偏位します。

無気肺では、ガス交換が障害されて低酸素血症を起こしたり、分泌物の貯留により肺炎が生じたりする原因となります。したがって、無気肺は患者にとって早期回復を阻害する要因にもなるため、早期

図2 胸水

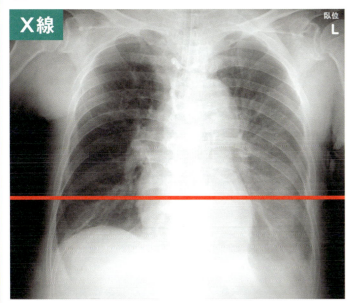
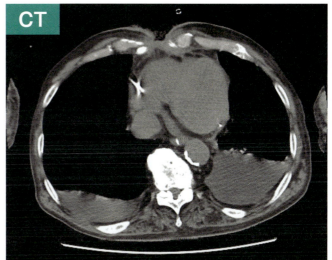
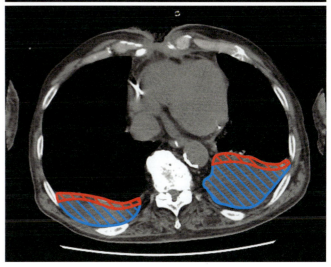

※胸部単純X線写真の赤い線の部分の断面をCTで見たのが右の画像（撮影日は同じ）

【CT】一目で胸水であることが分かる（青い斜線部分）。胸水は液体なので，重力に従って背側の方に位置している。胸水に圧迫され背側の肺が，一部虚脱していることが分かる（赤い斜線部分）

【X線】左の中下肺野の透過性が低下していることが分かる。しかし，透過性が低下しながらも，肺血管陰影や心陰影は追うことができる。これは肺の虚脱が軽微で，かつ肺の含気がある程度保たれているためである。一方で，胸水の量が胸腔の厚みの3分の1程度も貯留しているため，透過性の低下としてとらえることができる

に発見し介入する必要があります。無気肺へのアプローチは看護介入による成果が見えやすく，患者の状態改善のみならず，看護のやりがいにもつながります。普段の呼吸状態のアセスメントとケアにぜひ画像所見も活用しましょう。

❸腹部X線写真では，ガスによる腸管の拡張やガスの移動に着目する！

疾患や手術による生体侵襲は，サイトカインや各種ホルモンの働きにより交感神経を賦活化させ，腸管運動を抑制してしまいます。また，鎮痛のためのオピオイドによる副作用や，開腹手術による腸管の操作でも腸管運動が抑制されてしまいます。

このような腸管運動の抑制によって起こるのが**麻痺性イレウス**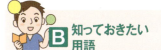です。イレウスによって腸管内容物の停滞が起こると，腸内細菌の働きによりガスが発生します。通常では，ガスが発生しても腸蠕動により結腸へ運ばれますが，イレウスでは腸内に発生したガスの移動が抑制されるため滞留してしまいます。

この状態をX線写真で確認すると，前回撮影時の写真と比べて**ガスの移動がなかったり，ガスの過剰な貯留によって腸管が拡張したりする**といった所見を認め

> **B 知っておきたい用語**
>
> イレウスは，その原因によって機械的イレウスと機能的イレウスに分けられます。麻痺性イレウスは機能的イレウスに分類されます。

ます。拡張した腸管は部位によって，**幅の狭い小腸ひだ（ケルクリング）**と，**幅の広い大腸ひだ（ハウストラ）**を影としてとらえることができます。

　正常か異常かの判断は，**表**に示す「3の法則」を参考にします。大腸の正常な径は，盲腸で9cm以下，盲腸以外の結腸では6cm以下と言われています。この径以上に拡張している時は，何らかの原因によってイレウスを起こしている可能性があります。このような所見を認めた時は，腹痛や嘔気，嘔吐などの消化器症状に注意して患者を観察していきましょう。イレウスの画像所見として，しばしばニボー像（鏡面像）が挙げられますが，クリティカルケア領域の患者では臥位で撮影することが多く，ニボー像をとらえることができません（**図3**）。

CVC
中心静脈カテーテル：central venous catheter

症例紹介

症例1　70代

　心不全から呼吸不全となり，気管挿管に至りました。その後，フィーディングチューブも挿入されたので，位置を確認するためにX線撮影しました（**画像1**）。

　⇒部分が気管チューブですが，先端が右気管支に留置されており，過挿管だと分かります。すぐに医師に報告し，適切な位置に調整してもらう必要があります。

　⇒部分はフィーディングチューブです。先端が横隔膜下に留置されていることから，気道内に誤挿入することなく，胃内に留置できたと推察されます。

症例2　70代

　狭心症に対し，冠動脈バイパス術が行

表　正常の小腸の読影「3の法則」

正常	小腸粘膜襞（ケルクリング）≦0.3cm 小腸の直径≦3cm ニボー≦3個
異常	拡張した小腸ループが 長さ10cm以上連続して見える時

西野徳之：ココまで読める！実践腹部単純X線診断—「透視力」を鍛えて「臨床推論」能力を高める　第2版, P.27, 中外医学社, 2015.

われました。痰が非常に多く，低酸素血症も遷延しており，抜管に難渋しています。術後14病日目のX線写真を**画像2－①**に示します。

　⇒部分が気管チューブであり，気管分岐部から4cm上方にあるため，適切と判断できます。また，⇒部分は中心静脈カテーテル（CVC）であり，左右ともに先端が上大静脈に位置しているため，適切と判断できます。

　⇒部分は心臓の陰影を指し示していますが，途中から追えなくなっています。また，横隔膜のラインがはっきりしていません。X線写真の所見のみならず，痰が多いという経過や左背側呼吸音の減弱から，無気肺が考えられます。そのため，体位ドレナージを計画しました。

　術後15病日目のX線写真を**画像2－②**に示します。

症例3　60代

　肝細胞がんに対し，肝右葉切除が行われました。手術は出血も少なく，時間も予定どおりに終了しました。術後2病日目のX線写真を**画像3－①**に示します。

　⇒部分は肝離断面ドレンです。右横隔膜下に肝臓が位置しており，肝離断面ドレンの位置としては適切と言えます。このドレーンの先端が腹腔内の違う場所にあると，出血があった場合の発見が遅れてしまいます。

図3 イレウスとニボー像

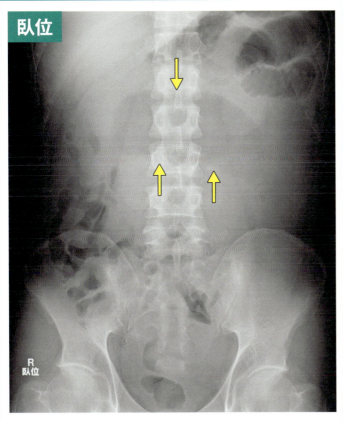

臥位

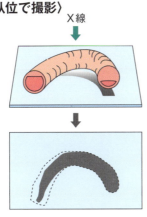

〈臥位で撮影〉

左上腹部に拡張した腸管が見てとれる。よく見ると幅の狭いひだ（ケルクリング）が確認できるため，小腸だと判断できる。また，真ん中にもうっすらとした楕円のガス像（⇨）を見ることができる。右下腹部のガス像は，ガスの形状や解剖学的に考えると大腸（上行結腸）ガスと推察される

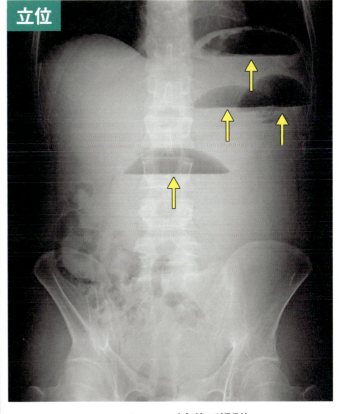

立位

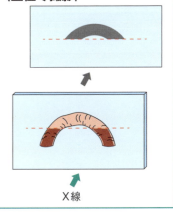

〈立位で撮影〉

明らかなニボー像（⇨）を見つけることができる

腸管というホースのような臓器の中で，体位によって気体と液体が違った見え方をする

⇨部分は，小腸の拡張を指し示しています。右腹部にソーセージのような腸管ガス像を認めます。また，よく見ると幅の狭いひだを認めることから，小腸ガスであることが分かります。腸管の幅は3.8cm，ケルクリングの間隔は0.5cmであり，前述の「3の法則」に照らし合わせると正常を逸脱していることから，小腸のイレウスが考えられます。そのため，医師と状態を共有すると共に，今後の嘔気や腹痛の出現に注意して観察する必要があります。

⇨部分は，胃内のガスを指し示しています。黒くぽっかりと影が抜けており，ガスを示唆する所見が認められます。形を見ると楕円形で，ケルクリングやハウストラのようなひだを認めません。したがって，呑気などによる胃内のガスであると考えます。

術後4病日目，朝食摂取後に多量に嘔

画像1 症例1の患者のX線写真

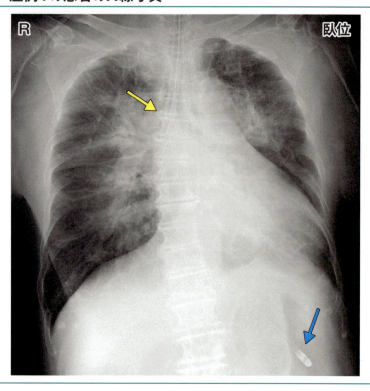

⇒ : 気管チューブ
　→先端が右気管支に留置されており過挿管だと分かる

⇒ : フィーディングチューブ
　→先端が横隔膜下に留置していることが分かり，胃内に留置できたと推察される

画像2 症例2の患者のX線写真

①術後14病日目

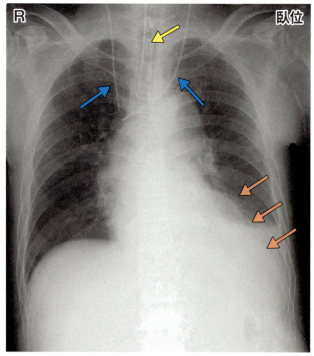

②術後15病日目

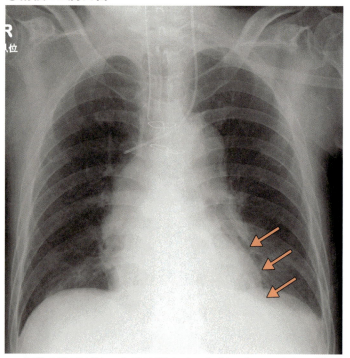

⇒ : 気管チューブ
　→気管分岐部から4cm上方にあるため適切
⇒ : 中心静脈カテーテル（CVC）
　→左右ともに先端が上大静脈に位置しているため適切
⇒ : 心臓の陰影
　→心臓の陰影が途中から追えなくなり，横隔膜のラインがはっきりしない

心臓の陰影がはっきり確認することができる。また，横隔膜のラインも確認することができ，心臓の陰影の裏までラインを追うことができる。したがって，左下葉の無気肺は改善したと評価できる。
さらに，右内頸静脈からのCVCは抜去されており，気管チューブも術後14病日目同様問題は見られない。

画像3 症例3の患者のX線写真

①術後2病日目

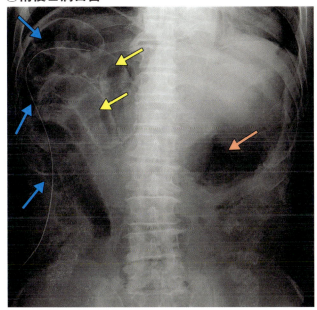

⇒：肝離断面ドレーン
　→右横隔膜下に肝臓が位置しており，肝離断面ドレーンの位置としては適切
⇒：小腸の拡張
　→右腹部にソーセージのような腸管ガス像と幅の狭いひだを認めることから，小腸ガスであることが分かる
⇒：胃内のガス
　→黒くぽっかりと影が抜けており，ガスを示唆する所見が認められる

②術後4病日目

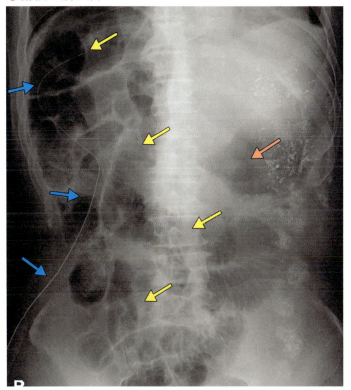

X線写真を確認すると，右側腹部に限局した小腸ガス像が腹部全体に広がっている。また，小腸の幅が5.2cmとさらに拡張を認めた。このことから，イレウスと診断され，イレウスチューブが挿入となった。

吐しました。腹部を診察すると張りが強く，打診では鼓音が認められました。術後2病日目のX線写真の所見と併せるとイレウスの増悪が考えられたことから，医師へ状態を報告したところ，X線写真撮影の指示が出ました。術後4病日目のX線写真を**画像3－②**に示します。

おわりに

X線写真を読み取る上で注意しなければならないことは，**X線写真は撮ったその時間の情報である**ということです。患者の状態は刻々と変化するため，**撮影時間から時間が経過すればするほど，X線写真と現在の状態との間に乖離が生じます**。したがって，X線写真の所見も参考にしつつ，現在の身体所見やモニタリングからの情報，自覚症状を併せて総合的に患者をとらえていきましょう。

- X線写真は，患者をアセスメントするための情報の一つです。
- 前回撮影したX線写真と並べて見ると，その変化が分かりやすいです。
- ケアに活かした後は，その後の評価も忘れないようにしましょう。

引用・参考文献
1）西野徳之：ココまで読める！実践腹部単純X線診断―「透視力」を鍛えて「臨床推論」能力を高める　第2版，P.27，中外医学社，2015．
2）医師国試対策編集委員会編：ゼッタイわかる胸部X線写真の読み方　改訂第2版，医学教育出版社，2000．

ベストプラクティス編

- 過大侵襲と生体反応
- 急性脳循環・神経障害
- 急性呼吸障害（ARDS）
- 慢性呼吸器疾患の急性増悪
- 人工呼吸器離脱
- 敗血症性ショック
- 心原性ショック
- 出血性ショック
- 栄養障害
- 急性肝障害
- 凝固・線溶障害（DIC）
- 多臓器障害
- 痛み
- せん妄
- 鎮静
- 体温管理
- 皮膚・軟部組織管理
- 感染管理
- 早期リハビリテーション
- PICS対策
- 家族ケア
- 終末期ケア
- ME機器管理

ベストプラクティス編

過大侵襲と生体反応

国際医療福祉大学成田病院 準備事務局　道又元裕

MODS
多臓器障害：multiple organ dysfunction syndrome

MOF
多臓器不全：multiple organ failure

急性・重症患者であるクリティカルな患者は，疾患やその後に続発した臓器障害，侵襲の大きな手術，外傷などさまざまな原因により，呼吸・循環・代謝系を中心とする身体の生理・機能が障害（傷害を含む）されています。患者は回復過程の際に，個の程度の差こそあれ共通した状態と変化を生じ，さまざまな生体反応を発します。この反応は生体の内部環境を整えようとする正常な働きであり，それは外的な刺激に対する生体防御反応とも言えます。もし，生体がこの防御反応を起こすことができなければ，体内の恒常性（ホメオスタシス：homeostasis）を保つことができません。しかし，そのホメオスタシスの営みは，とても繊細で，かつ不安定な状態にあります。一方，生体反応があまりにも強すぎたり，過度に及ぶ生体反応が遷延したりしても，ホメオスタシスの破綻を来してしまいます。

侵襲が加わった時の生体反応は，生体内で極めて複雑多岐にわたる変化を繰り広げながら，呼吸・循環動態の変調をはじめとして，耐糖能異常（高血糖），末梢皮膚の浮腫，尿量の低下，発熱，発汗などの症状として現れます。これらの症状は，生体の中で起こっている変化のほんの一現象にしか過ぎなく，また，それは終息を示す結果ではなく，一つひとつの変化がさらなるトリガー（引き金）となって局所から全身に一連の生体反応をもたらします。その反応が静寂化してきた時に，生体はもとの安定した状態に戻っていくことになります。

しかし，生体は侵襲からの回復過程において，感染などの新たな合併症の併発などに苛まれると，容易に低栄養，免疫能低下，凝固線溶の変調を来し，それが進行すると多臓器障害（MODS），最終的には不可逆的多臓器不全（MOF）へと進展悪化する場合もあります。

このような生体反応は，神経，内分泌，免疫システムとそれを作動させる化学伝達物質や免疫情報伝達物質であるサイトカイン（ヒューモラルメディエータ）の複雑な働きによって発していることが背景にあります。

侵襲と生体のホメオスタシス

「ホメオスタシス」とは，アメリカの生理学者キャノン（W. B. Cannon, 1871～1945）が命名した言葉で，「ホメオ」とは「同一の」，「スタシス」は「状態，停滞」の意味を示しています。生体は，恒常性（平衡性），生体恒常状態，安定性（stability）とも表現できる，状態を維持するための生理機能を持っています。つまり，生物体の体内諸器官が，気温・湿度などの外部環境の変化や姿勢・運動などの主体的条件の変化に応じて，統一的・合目的的に体内環境をある一定範囲に保つ機能を持っており，それ

は自律神経と内分泌腺が主体となって行われることが明らかとなりました。その後，精神機能のバランスについても同様に表現するようになりました。

キャノンの提唱は，C．ベルナール（Claude Bernard, 1813〜1878）が，動物における内部環境の代表である細胞外液は絶えずその物理化学的性状が一定になるように調節され，細胞活動の安定化が達成されていることを裏づけました。そして，それはホルモンや神経の活動によって調節されているという内部環境の「固定性」という考えを実証的に発展させたものです。血液の化学的・物理的性状が食物などに影響されることなく，常に一定の範囲に保たれる事実が代表例として挙げられます。

ホメオスタシスは，主として神経系と内分泌系の作用によって保たれています。血液の緩衝作用・腎臓の浸透調節作用もその成立に関与しますが，主要な基礎をなすのは自律神経系と内分泌系の機能です。ホメオスタシスの状態から質的な転換が起こる時，生体のカタストロフィ（大きな変化，悲劇的な結末）が始まります。

侵襲

侵襲とは，生体の内部環境を乱す，あるいはその可能性のある外部と内部からの刺激であり，ストレスとなる因子（ストレッサー）を意味します。ストレッサーは，寒暑・騒音・化学物質など物理化学的なもの，飢餓・感染・過労・睡眠不足など生物学的なもの，精神緊張・不安・恐怖・興奮など社会的なものなど多様です。臨床的には，外部刺激として麻酔，手術，外傷，熱傷，出血，中毒，感染（細菌性毒素），脱水，低血糖，痛み，薬剤，低酸素など種々挙げられ，内部刺激としては，急性膵炎や悪性腫瘍などがあります。その中でも最も侵襲度が高いのは，重度の外傷や広範囲深達性熱傷にみられるショック，広範囲に及ぶ組織の壊死を伴う場合です。

このような侵襲によって生体が反応する過程と結果が「ストレス」であり，種々の外部・内部の刺激が生体にとって負担として働く時，心身に生じる状態変化です。ストレスは，物理学の分野では「物体にある力が加わった時の物体内の力の不均衡，すなわち歪みである」と定義されます。臨床的には，ストレスは侵襲と生体反応が一つのセットになったものであり，「生体の恒常性に破綻を来す危険のある内外の刺激とその刺激に対して生体が恒常性を保つために対処する生体反応」と定義づけることができます。

侵襲に対する生体反応

侵襲に対する生体反応についての一つの例は，キャノンが行った，犬を猫の近くで吠えさせる実験です。犬に吠えられた猫からは，瞳孔の散大（敵をよく見るため），呼吸数増大，脈拍数増大，血圧上昇（酸素をより多く体内に摂取するため），脳・筋肉への血管拡張，皮膚，内臓（特に腎・消化管）の血管収縮（運動機能を高めるため），足の裏の発汗（滑らないようにするため），胃腸の運動低下（不要な機能の停止），血中アドレナリンの増加が観察されました。ヒトも猫

と同様に，ある種の一定の侵襲が生体に加わるとおおむねのヒトに共通した生体反応を示しますが，侵襲の程度や生体の反応力の違いによっては，反応の様相も異なってきます。

2つ目の例は，医学の世界でストレスという言葉を初めて用いた，H. セリエ（Hans Selye, 1907～1982）のストレス学説です。彼は，有害な因子（刺激）によって体に生じた歪みとそれに対する防衛（適応）反応を「生体内の歪みの状態」，ストレスと称しました。生体が外部から刺激を受けて，緊張や歪みの状態に陥ると，生体はこれらの刺激に適応しようとして内部に非特異的な反応が起こることを含めて意味しています。

非特異的反応は，刺激の種類に関係なく起こる反応のことです。これに対し特異的反応は，ある刺激に対して決まった反応を示すことを意味します。

セリエは，ストレッサーに対する生体の適応現象を「適応症候群」と呼び，ストレッサーに対する生体の適応現象には全身反応としての全身適応症候群（汎適応症候群：GAS）と局所反応としての局所適応症候群とがあることを提唱しました。そして，汎適応症候群を次の3つの段階に区分しました。

①第一期（前期：ショック相，後期：警告反応期）

生体は強い有害刺激となるストレスを受けると，ショック状態となります（ショック相）。次いで，有害刺激により，視床下部から副腎皮質刺激ホルモン放出ホルモン（CRH）が放出されると下垂体前葉から副腎皮質刺激ホルモン（ACTH）を大循環に放出します。このACTHが副腎皮質に作用して副腎皮質ホルモンの一つである糖質コルチコイドの分泌を促進します（警告反応期）。

②第二期（抵抗期）

第二期は，第一期を経過して，ストレスに対する生体の諸機能を統合し，その有害なストレスに耐えつつ，徐々に適応しようとします。ショックから離脱し，全身状態としては安定の始まりと言えます。

③第三期（疲憊・疲弊期）

第一期からストレスが遷延した場合を示しています。生体の適応性が破綻，もしくはそれに近い状態となり，生体諸機能の恒常性を維持するための機能が低下，喪失してしまいます。

このように，ストレッサーによって刺激された生体は，生体内部では視床下部―下垂体前葉―副腎皮質系の活動を高めることによって生命を維持するための自己防衛反応を示すことを明らかにしたのです。

セリエが示した神経―内分泌系のストレス反応を古典的反応と呼んでいます。今日では，侵襲に対する生体反応は，サイトカイン（cytokine）などによる炎症反応―免疫系の応答が絡み合って起きることが明らかとなりました。それが古典的反応にも密接に関与していることが明らかになりつつあります。また，侵襲によって，生体はエネルギー代謝にも大きな変化を来し，これらが複雑に影響し合って，さまざまな反応を呈するわけです（**図1**）。

GAS
全身適応症候群（汎適応症候群）：general adaptation syndrome

CRH
副腎皮質刺激ホルモン放出ホルモン：corticotropin-releasing hormone

ACTH
副腎皮質刺激ホルモン：adrenocorticotropic hormone

図1 侵襲（ストレス）に対する生体反応

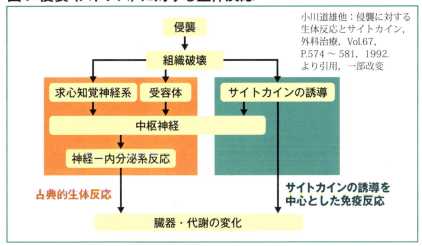

小川道雄他：侵襲に対する生体反応とサイトカイン，外科治療，Vol.67，P.574～581，1992．より引用，一部改変

表1 Mooreの侵襲からの回復過程

第Ⅰ相：障害・傷害期
　　　（adrenergic corticoid phase）

第Ⅱ相：転換期
　　　（turning point phase）

第Ⅲ相：同化期・筋力回復期
　　　（muscular strength phase）

第Ⅳ相：脂肪蓄積期
　　　（fat gain phase）

Moore FD：The metabolic care of the surgical patient. Saunders, 1959.

●神経―内分泌系反応，代謝反応

　生体は手術や外傷などの侵襲刺激が加わると，その刺激が神経系を介して，種々の内分泌ホルモンの分泌を亢進させます。通常，そのホルモンをストレスホルモン，または異化ホルモンなどと呼んでいます。一方で，分泌の程度が変わらないもの，逆に低下するホルモンもあります。また，生体は侵襲によってエネルギー代謝が亢進するなどの著しい代謝変動が起こることも明らかとなっています。その中で，顕著に生体反応として現れてくるのが体液変化です。

　一般に侵襲を受けた患者の回復過程は，代謝変化を基本としたMooreが提唱した4相（障害・傷害期，転換期，同化期・筋力回復期，脂肪蓄積期）によっておおむね説明できます。

代謝変動と回復過程

　Mooreは侵襲による生体の反応を4相の回復過程に分類しました（**表1**）。クリティカルな患者の実際の回復過程と照らし合わせてみてみましょう。

●第Ⅰ相：障害・傷害期（adrenergic corticoid phase）

　生体が侵襲を受けた直後から48～72時間程度の時期を示しています。侵襲が軽度であれば，この時期はさらに短くなり，重度外傷，広範囲深達性熱傷，敗血症の患者では，回復していくまでこの状態が持続します。

　一般には，この時期は全身麻酔や手術侵襲を受けた急性期で，神経―内分泌系反応が著しく亢進し，エネルギー代謝の面でも窒素バランスは負に傾いています。すなわち，ショック相からショック離脱前くらいで，呼吸・循環・代謝・体液動態はもちろんのこと，精神機能も極めて不安定な状態です。臨床的には血管透過性亢進によって血管内の細胞外液が非機能的細胞外液（浮腫）としてサードスペースにシフトし，循環血液量の不足，尿量の低下，患者の活動性低下などが観察されます。

●第Ⅱ相：転換期（turning point phase）

　障害・傷害期に続く48～72時間から1週間程度の時期で，神経―内分泌系反応が徐々に消退し，窒素バランス，患者の活動性が漸次回復方向へ転換してきます。この時期は，臨床では利尿期，またはリフィリング（refilling：再分配）期

などと呼ばれることが多いと思います。つまり，サードスペースの非機能的細胞外液が大循環に戻ってきていることにより，利尿が高まってくることが観察されます。患者は侵襲の急性期から脱却し，精神機能も安定していきます。

● 第Ⅲ相：同化期・筋力回復期（muscular strength phase）

ショック相，ショック離脱，転換期（利尿期）を経て2～5週間程度の時期が相当します。この時期は，窒素バランスは正となり，患者の筋肉量，活動性，食欲も回復してきます。

● 第Ⅳ相：脂肪蓄積期（fat gain phase）

侵襲は過去のものとなり，患者は脂肪が蓄積され活動性，体力もほぼ正常まで回復してきます。手術などの外科的侵襲を例にとると，Mooreの第Ⅰ相から第Ⅱ相までは，生体は自身の生体組織を修復するために，特にたんぱくを主軸とした著しい代謝の変動が起こります。特徴的な点は，代謝（同化，異化）亢進であり，その中でも異化亢進です。この異化亢進の背景にあるのが，体たんぱくの崩壊です。侵襲後の代謝（REE：安静時エネルギー消費量）は干潮期（ebb phase）の数時間に一時的に低下した後，満潮期（flow phase）に入り，急激に増大していくのです。その増大は，侵襲の程度によって異なりますが，最大200％に達し，それが生体の限界であると言われています。重度の侵襲を負った生体は，時として安静時のエネルギー代謝が活動時のエネルギー代謝を上回ることも稀ではありません。

臨床的には，干潮期（ebb phase）の数時間がショック相で，満潮期（flow phase）はショック相から離脱し，心拍数・脈拍数増加，心拍出量増大，体温上昇，酸素消費量増加，高血糖，尿中窒素排泄量増加として観察されます。エネルギー代謝の要因としては，侵襲後に分泌亢進したカテコールアミンをはじめとしたストレスホルモンが関与していると言われています（図2）。

例えば，日常的に見られる術後のいわゆる外科的糖尿病（surgical diabetes）のメカニズムについて考えてみましょう。血糖を低下させるインスリンの分泌は，侵襲直後に一時的に低下しますが，その

REE
安静時エネルギー消費量：
resting energy expenditure

図2 侵襲後の経過とエネルギー消費量

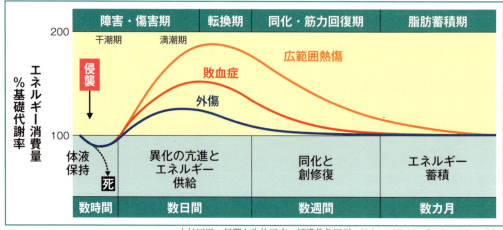

小林国男：侵襲と生体反応, 標準救急医学, Vol.1, No.2, P.16～25, 1994.

後漸次正常に回復し，侵襲が持続する場合にはむしろ増加してきます。しかし，グリコーゲンを分解させるグルカゴン，インスリンの拮抗ホルモンであるカテコールアミン，コルチゾールの上昇が優位となっているために，結果的に高血糖となります。また，それ以外にも組織におけるインスリンの感受性が低下していることや糖新生の亢進も要因として考えられていますが，その詳細はまだ分かっていません。さらに，たんぱくを中心とした異化作用の亢進を反映している尿中窒素排泄量増加は，侵襲によって生体の体たんぱくの分解が合成を上回っていることを物語っています。侵襲後の生体は，組織の修復や種々のたんぱく合成のために，ブドウ糖ではなく，アミノ酸からグルコースを合成する「糖新生」という独特な代謝経路を営むことが知られています。

体たんぱくはアミノ酸と窒素に分解され，尿中の窒素の大部分は尿素窒素です。この尿中尿素窒素が摂取窒素量よりも上回っていることは，負の窒素バランスとなっており，たんぱくが生体内においてたくさん利用されていることを示しています。

表2 侵襲と神経―内分泌系ホルモン

分泌亢進	分泌不変・低下
・ACTH ・コルチゾール ・アルドステロン ・エピネフリン ・ノルエピネフリン ・抗利尿ホルモン ・成長ホルモン ・グルカゴン	・インスリン ・TSH ・甲状腺ホルモン ・副甲状腺ホルモン ・性ホルモン

神経―内分泌系反応

循環血液量減少，組織損傷，細菌などの毒素，精神的刺激などの侵襲によって，交感神経の賦活化が起こり，最終的には視床下部―下垂体経由で種々の内分泌ホルモン分泌が促進されます。一方，分泌が低下または変わらないホルモンもあります。侵襲時に分泌が亢進するホルモンの作用，および分泌が亢進しないホルモンのバランスによって生体反応の様相が決定されます。

分泌が亢進するホルモンには，ストレスホルモンの代表であるカテコールアミン（エピネフリン，ノルエピネフリン）をはじめ，ACTH（副腎皮質刺激ホルモン），コルチゾール，ADH（バゾプレッシン：抗利尿ホルモン），レニン―アンジオテンシン―アルドステロン，成長ホルモン，グルカゴンなどがあります。一方，分泌が低下または変わらないホルモンは，インスリン，TSH（甲状腺刺激ホルモン），甲状腺ホルモン，副甲状腺ホルモン，性ホルモンが挙げられます（**表2**）。

体液・水分・電解質変化

生体は組織に対して外科的手術などの侵襲を受けると，出血，創面からの不感蒸泄による体液の減少が生じるだけでなく，機能的細胞外液の分布そのものが変化します。それは，結果的に機能的細胞外液の減少として現れてきます。生体は，侵襲に対して最も顕著に示す反応として，細胞外液を体内に保持しようとします。例えば，外科的侵襲を負った患者は，循環血液量の減少，血圧の低下が刺激となって抗利尿ホルモン（ADH）の

ADH
抗利尿ホルモン：antidiuretic hormone

TSH
甲状腺刺激ホルモン：thyroid stimulating hormone

分泌が亢進します。さらにはレニン-アンジオテンシン-アルドステロン系も賦活化して，腎尿細管におけるナトリウムと水分の再吸収が促進し，体外への尿・ナトリウムの排泄を低下させると共に消化管への水分排泄などの抑止反応も作動します。

侵襲時にナトリウムと水分を保持する仕組みは，一つには循環を維持するための水分維持のためです。また，カリウムや水素イオンを細胞内，体外へシフトさせて，血液，細胞外液をアルカローシスに傾けて侵襲時に起こりやすいアシドーシスを防ごうとする合目的的な反応を示しているものとも思われます。

一方，組織が損傷されるような侵襲を受けると，その局所を中心にヒスタミン，ブラジキニン，プロスタグランジンが産生されることによって，血管の透過性が亢進します。その結果，血管内の体液はナトリウムと共に血管外に移動し，いわゆるサードスペースという厳密には組織間隙とは違う空間に非機能的細胞外液（浮腫）として存在することになります。

生体に感染などの炎症が起こったらどうでしょうか。生体は，炎症反応により，体内に侵入した病原体や毒素が，局所から拡散しないようにします。生体は体内に細菌が侵入したり，毒素が産生されたりした時に局所に炎症反応を起こし，血管透過性を亢進させ，白血球を局所に滲出させ，血漿などの防御因子を局所に漏出させ，さらには血液凝固を促進させ，血管内を閉塞させ，局所の酸素濃度を低下させて病原体の増殖を抑制したり，全身への毒素の拡散を予防したりしようとします。

これらの反応が山場を過ぎていくと，貯留していた浮腫液はリンパ管などを介して血管内にシフトし，利尿期を迎えるのです。

●免疫反応

侵襲時には神経—内分泌系ホルモンの賦活化による反応に加えてサイトカインを中心とした免疫性化学因子による炎症反応があります。「サイトカイン」とは，細胞（サイト）と作動性因子（カイン）の造語です。そのサイトカインは，リンパ球や単球（マクロファージ），好中球，血管内皮細胞，線維芽細胞などの多くの異なる細胞から産生され，さまざまな細胞に働きかける糖たんぱく液性因子です。サイトカイン群のうち，主として免疫系細胞への作用を担っている物質群をリンホカイン，インターロイキンと呼ぶこともあります。性質としては，全身的に作用する内分泌機能としての活性は，あまり強くはありません。その結果，行動範囲は微少環境に限られており，免疫応答などで見られるような細胞間相互作用（細胞間作用）の担い手としての合目的的な活性を備えています。つまり，情報伝達因子の役割を担っていると解釈した方がよいでしょう。通常，サイトカイン相互の情報システムのことを「サイトカインネットワーク」などと呼んでいます。

侵襲時における急性相反応は，このサイトカインネットワークが密接に関与していることが明らかとなってきました。神経-内分泌系反応にも影響を与えつつ，また，相互に協働しながら生体反応を修

図3 侵襲に対する生体防御反応と臓器不全の発生
（サイトカインとsecond attack theory）

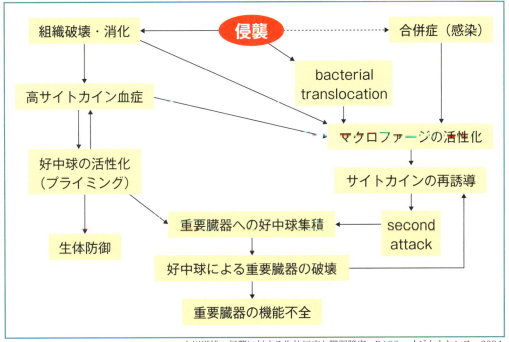

小川道雄：侵襲に対する生体反応と臓器障害，P.106，メジカルセンス，2004.

飾していると思われます。通常，損傷を受け炎症を惹起した局所では，免疫担当細胞の活性化による特異抗体の産生，補体の活性化，免疫担当細胞による効果作用で白血球の機能の促進，補助が行われています。この過程で，種々の免疫担当細胞，炎症関連細胞から産生される，炎症を促進する（炎症性），あるいは制御する（抗炎症性）サイトカインが極めて重要な役割を果たしています。炎症部位においてサイトカインに活性化されたマクロファージは，補体，さらには自身がサイトカインを分泌します。例えば，産生分泌された，インターロイキン（IL-6，IL-1など）は肝細胞に作用し，CRPなどの急性相反応物質の合成を促進します。また，IL-8はエンドトキシンの刺激やTNFα（腫瘍壊死因子α），IL-1などにより誘導され，好中球の遊走作用と活性化作用を有し，損傷組織の局所において異物排除や組織の修復に重要な働きをしています。

侵襲の程度が強度の場合には，生体反応は局所から全身に波及していきます。この病態を全身性炎症反応症候群（SIRS）と言います。SIRSの診断基準は後の「多臓器障害」の項（P.179）に示していますが，体温，脈拍数，呼吸数，白血球数の4項目から成るシンプルなものです。SIRSは，体内のマクロファージ，好中球，リンパ球などの白血球がどこかの重要臓器へ集まり，生体にとって不利益なものを攻撃する準備態勢をとっていて，生体防御能として高い状態だと言えます。この状態にさらに次の侵襲，例えば感染が加わると，白血球は生体の臓器へ攻撃を始めます。これが複数の臓器で起こった状態が，MODSなのです。つまり，手術などの最初の侵襲が1番目のアタック（first attack）で，2番目のアタック（second attack）と言うことができます。最初のfirst attackの程度が大きい

SIRS
全身性炎症反応症候群：systemic inflammatory response syndrome

CRP
C反応性たんぱく：C-reactive protein

TNFα
腫瘍壊死因子α：tumor necrosis factor-α

ほど，次のsecond attackを起こしやすく，また，その反応も過剰な反応となります。つまり，SIRSが高免疫能の状態とはいえ，最初の侵襲度が高い場合には，患者は易感染性の状態におかれていることにほかなりません（**図3**）。

おわりに

過大襲侵を受けた患者の生体反応の基本について概説しました。生体侵襲理論の基本は，クリティカルケア看護：重症集中ケア分野で活躍する看護師にとっては，当然の知識として備えておくべきことです。血圧の変動，尿量の変化などの一部の現象ばかりをモニタリングしていてもあまり意味がありません。患者の組織，細胞ではどのような生体反応が起こっているのかを探る・知ることによって，患者に対する看護そのものが患者に相応した内容に変化してくるに違いありません。

引用・参考文献
1）小川道雄他：侵襲に対する生体反応とサイトカイン，外科治療，Vol.67，P.574～581，1992．
2）Moore FD：The metabolic care of the surgical patient. Saunders, 1959.
3）小林国男：侵襲と生体反応，標準救急医学，Vol.1，No.2，P.16～25，1994．
4）小川道雄：侵襲に対する生体反応と臓器障害，P.106，メジカルセンス，2004．

急性脳循環・神経障害（くも膜下出血）

ベストプラクティス編

公益財団法人大原記念倉敷中央医療機構
倉敷中央病院 救急ICU 看護師長
集中ケア認定看護師 **沖 良一**

急性脳循環・神経障害（くも膜下出血）のケアに活かすコツ

1. くも膜下出血の典型的な症状は，激烈な頭痛である。
2. 発症から手術までの間，「再出血を予防すること」は非常に重要。
3. くも膜下出血の外科的治療として，開頭手術と血管内治療がある。
4. くも膜下出血術後の合併症としては，脳血管攣縮や正常圧水頭症，脳浮腫などがある。

2025年には，加齢に関連した疾患が激増することが予測されており，脳卒中もそのうちの一つと考えられています。くも膜下出血は脳卒中の10％を占めており，重篤な後遺症を残す確率が極めて高い疾患です。

本稿では，緊急度・重症度共に高く，迅速かつ適切な管理が求められるくも膜下出血について解説します。

くも膜下出血とは

くも膜下出血とは，何らかの原因により脳表面の血管が破裂し，**くも膜下腔A**に出血が起こった状態です。くも膜下腔に多くの血液が流入すると，頭蓋内圧が急激に上昇し，脳灌流圧が低下します。その結果，脳組織への血流が不足して脳虚血状態となり，重篤な場合は死に至ります。くも膜下出血を来す危険因子として，喫煙習慣，高血圧保有，過度の飲酒があります。この中でも，過度の飲酒は最も危険な因子とされています。くも膜下出血の約8割は，脳動脈瘤（以下，動脈瘤）の破裂によるものです。そのほかの原因として，脳動脈解離や脳動静脈奇形，頭部外傷，もやもや病，脳腫瘍があります。

動脈瘤とは

動脈瘤は，**嚢状動脈瘤B，紡錘状動脈瘤C，感染性動脈瘤D**の3つのタイプに分かれており，大半は嚢状動脈瘤であると言われています。

動脈瘤が最も好発する部位は前交通動脈（Acom）であり，次いで内頸動脈（ICA）―後交通動脈（Pcom）分岐部（IC-PC），中大脳動脈（MCA）分岐部，脳底動脈（BA）先端部，椎骨動脈（VA）―後下小脳動脈（PICA）分岐部です（**図**）。未破裂の動脈瘤がその付近を走行する脳神経を圧迫すると，脳神経症状が出現することがあります。脳神経症状が出現した場合は，動脈瘤のサイズが大きい，あるいは急激に拡大した可能性があるため，速やかに検査を行います。

動脈瘤の破裂部位とそれに伴う脳神経症状を**表1**に示します。

くも膜下出血の症状

くも膜下出血の典型的な症状は，今まで経験したことのない激烈な頭痛です。これは，「バットで殴られたような痛み」と表現されることもあります。また，こ

A 知っておきたい用語
脳を覆うくも膜と軟膜の間にあり，通常，脳脊髄液で満たされています。脳脊髄液は，外部環境からの衝撃から中枢神経を保護し，神経細胞の浸透圧平衡の保持や老廃物の除去などの役割を担っています。

B 知っておきたい用語
先天的に中膜が欠損している動脈壁に，高血圧や動脈硬化などの力学的な負荷が加わることによって形成される，瘤状の膨らみのことです。中膜欠損は脳動脈分岐部に発生することが多いと言われています。

C 知っておきたい用語
動脈硬化を基礎として，動脈壁全体が左右対称の円柱状に拡張する膨らみのことです。脳底動脈に好発する動脈瘤で，瘤内の血流が遅くなることによって血栓が形成されることもあります。

D 知っておきたい用語
感染によって動脈壁が障害されることによって形成される，局所性の動脈瘤様の膨らみのことです。

ACA
前大脳動脈：anterior cerebral artery

MCA
中大脳動脈：middle cerebral artery

A-choA
前脈絡叢動脈：anterior choroidal artery

PCA
後大脳動脈：posterior cerebral artery

AICA
前下小脳動脈：anterior inferior cerebellar artery

VA
椎骨動脈：vertebral artery

ASA
前脊髄動脈：anterior spinal artery

Acom
前交通動脈：anterior communicating artery

ICA
内頸動脈：internal carotid artery

Pcom
後交通動脈：posterior communicating artery

SCA
上小脳動脈：superior cerebellar artery

BA
脳底動脈：basilar artery

PICA
後下小脳動脈：posterior inferior cerebellar artery

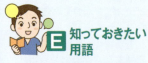
知っておきたい用語

急激な頭蓋内圧亢進により，血圧上昇や徐脈，脈圧上昇，呼吸数低下が起こることです。

図 脳動脈と動脈瘤の好発部位

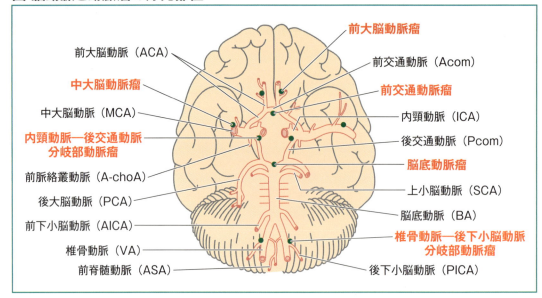

表1 動脈瘤の破裂部位とそれに伴う脳神経症状

動脈瘤の破裂部位	脳神経症状
内頸動脈—後交通動脈分岐部	一側動眼神経麻痺（複視，瞳孔散大，眼瞼下垂）
前交通動脈	記憶障害，人格障害，無動性無言，無為，一側または両側下肢の一過性麻痺
中大脳動脈	片麻痺，失語症，感覚障害，意識障害
脳底および椎骨動脈	意識障害，小脳症状，動眼・外転・滑車・三叉神経障害，下部脳神経麻痺

の頭痛は突然に起こることが多いため，「何時何分」「風呂から出た直後」など，発症のタイミングまで覚えていることもあります。

そのほかの症状として，頭蓋内圧亢進を反映した悪心・嘔吐や意識障害，項部硬直，**Cushing現象**などがあります。また，脳ヘルニアが生じた場合は，病巣側の片麻痺や瞳孔散大，対光反射の消失，呼吸停止などに至ることもあります。症状には軽症から重症と幅があり，これらが必ず出現するとは限りません。時には，風邪と勘違いして受診した結果，くも膜下出血と判明した事例もあります。

くも膜下出血の検査・診断

ここからは，実際の検査画像を掲載しながら解説します。掲載する画像は，突然の頭痛を自覚し，救急外来を受診した70歳女性のものです（**画像1**）。

くも膜下出血の検査・診断には，頭部CTや頭部MRI，腰椎穿刺，3D-CTA，MRA，血管造影が行われます。

くも膜下出血が疑われる場合は，まず頭部CT検査を行います。この検査は，発症間もない時期から診断することができ，発症48時間以内であれば90％以上が診断可能とされています。くも膜下出血の場合，発症直後から鞍上槽を中心とするヒトデ型の高吸収域（白く写る領域）が

画像1 症状（突然の頭痛）出現から1時間後の頭部CT画像

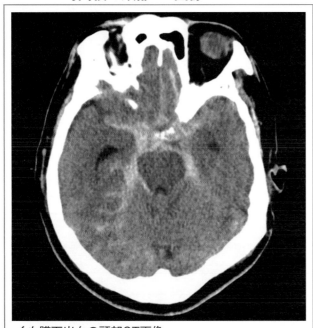

くも膜下出血の頭部CT画像。
鞍上槽を中心とするヒトデ型の高吸収域（白く写る領域）が認められる。

見られます。しかし、くも膜下腔への出血が少ない場合や亜急性期・慢性期の場合は、頭部CTでは確認できないことがあります。そのような時は、頭部MRI検査を行います。頭部MRI検査のFLAIR撮影は、脳脊髄液が無信号になるように設定された撮影方法で、出血性病変に対する感度がよく、わずかな出血でもとらえることができます。

また、臨床所見からくも膜下出血が疑われるにもかかわらず、頭部CTや頭部MRIで出血が確認できない場合は、腰椎穿刺を行います。正常の髄液は無色透明ですが、血性、あるいはキサントクロミー（黄色調）であれば、くも膜下出血が生じていると判定することができます。しかし、頭蓋内圧亢進がある場合は脳ヘルニアを引き起こすリスクがあるため禁忌です。

くも膜下出血の診断がついた場合、3D-CTA、MRA、血管造影を行い、動脈瘤の有無や部位、サイズ、形状、向きなどを調べます。これらの検査は、その後の治療を決定する上での重要な判断材料となります。3D-CTAは低侵襲の検査ですが、脳血管を立体構造として確認することができます。血管造影は侵襲的な検査ですが、3D-CTAよりも詳細に確認することができ、細い血管の状況も確認することができます。また、血管造影に引き続いて血管内治療を行うこともできます。3D-CTAや血管造影はヨード造影剤を使用するため、造影剤アレルギーの有無や腎機能障害について確認します。MRAは低侵襲の検査で、造影剤を使用せずに動脈瘤の部位や脳血管の狭窄・閉塞、血管内腔像を確認することができます。

症状出現から1時間後の頭部CTと3D-CTAの画像を**画像1, 2**に示します。頭部CT画像（**画像1**）では、鞍上槽を中心とするヒトデ型の高吸収域が認められます。また、3D-CTA画像（**画像2**）では、右内頸動脈—後交通動脈分岐部（IC-PC）に後ろ向きの動脈瘤が認められます。

どの検査を行う場合でも、再出血を予防するための細心の注意が必要です。移動や搬送も刺激となることを念頭に置きながら、十分な人員で介入することが重要です。また、患者の急変に備え、気道・呼吸・循環の問題に早急に対応できる準備をしておくことが大切です。

画像2 症状（突然の頭痛）出現から1時間後の3D-CTA画像

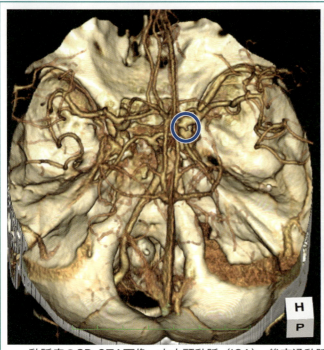
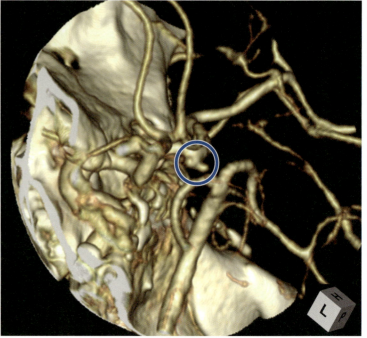

動脈瘤の3D-CTA画像。右内頸動脈（ICA）―後交通動脈（Pcom）分岐部（IC-PC）に後ろ向きの動脈瘤が認められる。

表2 Hunt & Hess分類（1968）

Grade I	無症状か，最小限の頭痛および軽度の項部硬直をみる
Grade II	中等度から強度の頭痛，項部硬直をみるが，脳神経麻痺以外の神経学的失調はみられない
Grade III	傾眠状態，錯乱状態，または軽度の巣症状を示すもの
Grade IV	昏迷状態で，中等度から重度の片麻痺があり，早期除脳硬直および自律神経障害を伴うこともある
Grade V	深昏睡状態で除脳硬直を示し，瀕死の様相を示すもの

野崎夏江：くも膜下出血の再出血の予防 発症〜手術までの管理，脳の看護実践，Vol.2，No.4，P.17，2017．

表3 WFNS分類（1988）

Grade	GCS score	主要な局所神経症状
I	15	なし
II	14〜13	なし
III	14〜13	あり
IV	12〜7	「存在する」か，または「なし」
V	6〜3	「存在する」か，または「なし」

相間知子：くも膜下出血の治療と術後管理，脳の看護実践，Vol.2，No.4，P.26，2017．

くも膜下出血の重症度分類

くも膜下出血の重症度分類には，「Hunt & Hess分類（表2）」「WFNS分類（表3）」「Fisher分類（表4）」があります。「Hunt & Hess分類」「WFNS分類」は，診察時の意識レベルや神経学的所見から神経学的後遺症や死亡率といった予後を推定することができます。「Fisher分類」は，診断時の頭部CT所見から**遅発性脳虚血**Fの発生を予測することができます。

くも膜下出血発症から手術までの管理

くも膜下出血の発症から24時間以内，特に6時間以内に起こりやすい合併症として再出血があります。再出血が起こると死亡率が高くなり，社会復帰の可能性が低くなります。そのため，**発症から手術までの間，「再出血を予防すること」は非常に重要**です。

くも膜下出血発症後，破壊した動脈瘤壁にフィブリン塊が付着することで一時

> **F 知っておきたい用語**
> くも膜下出血発症後72時間から2週間の間に生じる脳虚血のことです。脳血管攣縮以外にも，微小な血栓形成や血管収縮などの複雑の因子が関与して生じるとされています。

表4 Fisher分類（1980）

Group	所見	Spasm発生率
Ⅰ	CTでは出血なし	36.30%
Ⅱ	くも膜下腔にびまん性に1mm以内の薄い出血あり	42.90%
Ⅲ	くも膜下腔にびまん性に1mm以上の厚い出血あり	100%
Ⅳ	くも膜下出血は軽度で脳内あるいは脳室内の血腫を伴うもの	40%

藤本佳久, 片岡惇：くも膜下出血の周術期管理：2つの病態とタイムコースを意識した集中治療, INTENSIVIST, Vol.9, No.4, P.885〜899, 2017.

的に止血されますが，線溶系の活性化によりフィブリン塊が溶解・脆弱化しはじめると，血圧上昇などの負荷により再び出血が起こります。再出血が起こりやすい要因として，「Hunt & Hess分類でGradeⅣ・Ⅴの重症例」「動脈瘤が大きい例（10mm以上）」「1カ月以内の警告頭痛があった例」「収縮期血圧が高めに経過した例」がありますが，その要因が当てはまらない場合でも細心の注意を払いながら管理することが重要です。

再出血予防のための管理として，①厳密な血圧管理，②刺激の制限，③鎮静・鎮痛，④迅速な治療介入があります。

厳密な血圧管理は，収縮期血圧160mmHg未満を保つように降圧薬（ニカルジピン塩酸塩〈ペルジピン®〉など）を投与します。AHA/ASAガイドラインでも，収縮期血圧を160mmHg未満にコントロールすることが提案されています[1]。しかし，過度の降圧は脳虚血を引き起こす可能性があるため，厳重な血圧コントロールを行います。

刺激の制限は，侵襲的な処置や検査は極力避け，安静を保つことです。また，部屋の照明や周囲の音，温度なども刺激となります。さらに，更衣や血管確保，吸引刺激，臨床所見の観察なども例外ではありません。これらの刺激に伴う苦痛を軽減するためにも，十分な人員での介入や適切な環境調整，処置の方法やタイミングを配慮しながら介入していくことが重要です。

鎮静・鎮痛は，呼吸管理や疼痛コントロール，体動抑制などの必要性に応じてミダゾラム（ドルミカム®），プロポフォール（ディプリバン®），ブプレノルフィン（レペタン®），ペンタゾシン（ソセゴン®），フェンタニルなどを使用します。

迅速な治療介入は，手術までの時間を短縮するために，メンバーや多職種，多部署との連携を図りながら，効率良く準備を行うことです。これには，疾患の知識や業務手順の習得が必須です。また，コミュニケーションや調整力も必要です。看護師には，常に先を見据えながら着実に準備を進めていくことが求められます。

発症から手術までの間は，バイタルサインや神経徴候，心電図などの観察を行います。急激な頭蓋内圧の亢進は，悪心・嘔吐や頭痛，Cushing現象を起こします。交感神経の緊張状態は，QT延長やT波異常，ST変化などの心電図変化や不整脈を起こします。ほかにも，意識障害や瞳孔異常，眼球運動障害，運動麻痺なども起こします。異常の早期発見のために観察を行うことは非常に大切ですが，刺激を最小限にしながら行っていくことが重要です。そのため，瞳孔を確認するための光刺激も，医師同席の下，あるいは医師の指示の下で観察します。

AHA
アメリカ心臓協会：American Heart Association

ASA
アメリカ脳卒中協会：American Stroke Association

再出血予防のための治療

再出血予防のための外科的治療として，開頭手術と血管内治療があります。開頭手術には，クリッピング術，**トラッピング術**G，動脈瘤被包術があり，血管内治療には，コイル塞栓術があります。どの治療を行うかは，患者背景や重症度，合併症，動脈瘤の部位，サイズ，形状などによって判断されます。

近年では，治療デバイスの進歩によりコイル塞栓術が実施される割合が増えてきており，良好な長期生存率と自立度が得られています。しかし，コイル塞栓術では治療が困難な症例や頭蓋内血腫の除去が必要な症例，頭蓋内圧コントロールが必要な症例，アクセスルートに屈曲・蛇行がある症例などでは，開頭手術が適応とされます。

脳卒中治療ガイドライン2015では，これらの治療は，原則的に出血後72時間以内の早期に行うように勧められています（グレードB）[2]。

●開頭手術

開頭手術は，全身麻酔下で開頭し，クリッピング術やトラッピング術，動脈瘤被包術を行う手術です。動脈瘤へのアプローチ方法は，瘤の形状，部位，サイズなどによって決定します。開頭手術の目的は，「動脈瘤への血流遮断」と「脳虚血の防止」です。そのため，クリッピング術やトラッピング術にバイパス術が併用されることもあります。

クリッピング術は，クリップで直接動脈瘤を挟んで止血する手術です。開頭後，顕微鏡を用いて動脈瘤へ到達し，動脈瘤の頸部にクリップをかけます。確実にクリップがかかり，動脈瘤への血流流入を遮断できた場合は，再出血のリスクはほとんどありません。

トラッピング術は，頸部が広い動脈瘤や母血管そのものが動脈瘤化した場合に行う手術です。この手術は，遮断した動脈より末梢の血流が途絶え，脳虚血を起こしてしまうこともあるため，バイパス術を併用することがあります。バイパスには，橈骨動脈や大伏在静脈の移植によるhigh flow bypassと，浅側頭動脈や後頭動脈から直接バイパスするlow flow bypassがあります。

開頭手術は，くも膜下腔を洗浄しながら手術することができるため，術後の脳血管攣縮のリスクを軽減することができると言われています。また，頭蓋内圧コントロールを可能とする脳室ドレーンや，くも膜下腔の血腫を早期に排液するための脳槽ドレーンを留置することもできます。これらのドレーンによるドレナージは，頭部皮下ドレーンが抜去されてから開始します。

開頭手術後は，術式やクリップ部位，術中バイタルサイン，術中出血量，IN-OUTバランスなどを踏まえながら観察します。神経徴候は術後早期に観察し，現状を把握すると共に病状変化の判断基準として活用します。また，バイタルサインや疼痛部位・強度，頭部皮下ドレーンからの出血量と性状，創部の感染徴候などを観察します。

●血管内治療

血管内治療として，コイル塞栓術があります。コイル塞栓術は，大腿動脈の穿

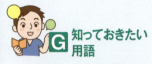

G 知っておきたい用語

動脈瘤の前後の動脈をクリッピングし，動脈瘤内の血流を遮断します。

刺部から動脈瘤内までマイクロカテーテルを挿入し，そのカテーテルを介して動脈瘤内にプラチナコイルを詰めて塞栓する手術です。動脈瘤内に詰めるコイルの体積は動脈瘤全体の20〜30％程度ですが，詰めることで瘤内への血流は減少し，最終的には血栓化することで血流が遮断されます。脳卒中治療ガイドライン2015では，動脈瘤の部位，形状，大きさから見て可能と判断される場合には瘤内塞栓術を施行するように勧められています（グレードB）[2]。しかし，開頭手術に比べ，コイル塞栓術の再出血率が高いことから，長期の抗血小板薬の内服が必要となる場合もあります。

コイル塞栓術後は，術式や塞栓部位，術中バイタルサイン，IN-OUTバランス，造影剤使用量，穿刺部位，最終ACT値などを踏まえながら観察します。神経徴候の観察は術後早期に行います。また，コイル塞栓術の場合，再破裂を起こす可能性があるため，医師の指示に従って厳重な血圧コントロールを行います。ほかにも，コイル塞栓術は，全身ヘパリン化法で行われます。術後は，穿刺部位の出血・血腫の有無や足背動脈の触知，下肢の色調を観察します。

くも膜下出血術後の合併症

くも膜下出血術後の合併症としては，脳血管攣縮や正常圧水頭症，脳浮腫などがあります（表5）。それぞれの合併症には好発時期があり，どの時期にどの合併症が起こりやすいかを考えながら看護を行うことが重要です。

この中でも最も注意すべき合併症は脳血管攣縮であり，ここでは，脳血管攣縮を中心に解説します。

脳血管攣縮とは，脳の動脈が攣縮することにより血管が狭窄することです。血管が狭窄すると，その支配領域は脳虚血状態となり，攣縮が強い場合は脳梗塞に至ります。出現する症状は，攣縮する血管の支配領域によって異なりますが，無症候性から重篤な場合は神経脱落症状や意識障害，言語障害，麻痺などを来します。脳血管攣縮は，くも膜下出血発症後72時間から14日目の間に起こるとされており，ピークは8〜10日目です。発生要因として，「酸化ヘモグロビン」「カルシウム」「セロトニン」「過酸化脂質」「トロンボキサンA_2」などが考えられていますが，明確な発生機序は断定されていません。しかし，Fisher分類 GroupⅢでは高い割合で発生することから，くも膜下腔の血腫が深く関係していると考えられています。脳血管攣縮の好発時期は，わずかな変化も見逃さず，神経徴候を正確に観察できる能力が求められます。そして，その情報をチーム内で共有し，継続的に介入していける体制づくりも大切です。

脳血管攣縮を確認する方法として，3D-CTAやMRA，経頭蓋超音波Doppler法，血管造影があります。画像3は，発症後

表5 くも膜下出血術後に起こり得る合併症

- 脳血管攣縮　・脳浮腫
- 不整脈　　　・気絶心筋
- 中枢性塩類喪失症候群（CSWS）
- 正常圧水頭症　・けいれん発作
- 神経原性肺水腫　・たこつぼ心筋
- 抗利尿ホルモン分泌異常症候群（SIADH）

ACT
活性凝固時間：activated coagulation time

CSWS
中枢性塩類喪失症候群：cerebral salt-wasting syndrome

SIADH
抗利尿ホルモン分泌異常症候群：syndrome of inappropriate secretion of antidiuretic hormone

画像3 発症後8日目の3D-CTA画像

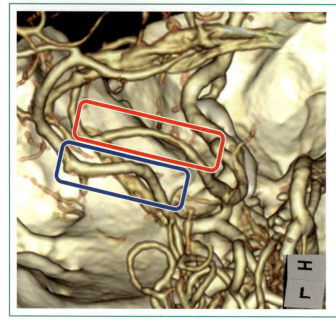

脳血管攣縮の3D-CTA画像。右前大脳動脈（赤枠）が左前大脳動脈（青枠）に比べ，細くなっていることが分かる。

8日目の3D-CTA画像です。右前大脳動脈が左前大脳動脈に比べ，細くなっていることが分かります。

脳血管攣縮の治療

脳血管攣縮の治療には，「血腫の除去」「脳血管狭窄の予防と治療」「重症化予防」の3つの要素があります。

「血腫の除去」の治療には，ドレナージや脳槽灌流があります。

ドレナージは，脳槽や脳室，脊髄腔にチューブを挿入することで，くも膜下腔の血腫を早期に排液する方法です。排液するためのチューブは，チューブの先端位置により「脳槽ドレーン」「脳室ドレーン」「腰椎ドレーン」と名称が分かれています。脳槽・脳室にチューブを挿入するためには，開頭手術や穿頭といった手技が必要となりますが，脊髄腔にチューブを挿入する際は，病室や処置室でも挿入が可能です。

くも膜下腔の血腫分布は破裂した動脈瘤の位置によって異なりますが，一般的に脳槽への貯留が多く認められます。そのため，脳卒中治療ガイドライン2015でも，早期手術の際，脳槽ドレナージを留置して脳槽内血腫の早期除去を行うように勧められています（グレードB）[2]。

脳槽灌流は，脳槽・脳室ドレーンから髄液成分に類似した人工洗浄液を注入し，腰椎ドレーンから血腫の排液を促す方法です。脳槽灌流では，約500mL/日の髄液の産生に加え，持続的に人工洗浄液を注入することで，より早期に血腫を排液することができると期待されています。

「脳血管狭窄の予防と治療」には，全身的薬物療法とtriple H療法があります。

全身的薬物療法は，脳卒中治療ガイドライン2015の中で，脳血管攣縮予防として，ファスジル（エリル®）（Rhoキナーゼ阻害薬）やオザグレルナトリウム（カタクロット®）（トロンボキサンA_2合成酵素阻害薬）の静脈内投与が強く勧められており（グレードA）[2]，同ガイドラインの〔追補2017〕では，シロスタゾール（プレタール®）（サイクリックAMPホスホジエステラーゼIII阻害薬）の経口投与を考慮しても良い（グレードC1）と追加されました[3]。また，欧米のガイドラインで唯一推奨されているnimodipine（カルシウム拮抗薬）は日本未承認のため，日本ではニカルジピン（カルシウム拮抗薬）が代替として使用されることがあります。その他にも，脳卒中治療ガイドライン2015〔追補2017〕では推奨されていませんが，脳血管攣縮の予防効果が期待されるものとして，マグネシウム，スタチン，パパベリン塩酸塩，ミルリノン（ミルリーラ®）などが

あります。

triple H療法は，循環血液量の増加（Hypervolemia），血液希釈（Hemodilution），人為的高血圧（Hypertension）のことであり，脳循環の改善を目的とした治療です。この治療は，脳血管攣縮の予防として慣習的に行われてきましたが，脳浮腫や心不全，肺水腫などの合併症のリスクを高くすることが分かってきました。また，輸液過剰は，神経学的予後の悪化や血管攣縮を増加させる可能性が示唆されています。現在は，適正な循環血液量を維持する治療へと移行してきており，脳卒中治療ガイドライン2015でも，遅発性脳血管攣縮発症前のtriple H療法は科学的根拠がないので勧められないこと（グレードC2），そして，遅発性脳血管攣縮と診断された場合，triple H療法を考慮しても良い（グレードC1）と記載されています[2]。そのほかにも，脳循環の改善を目的として，ドブタミン（ドブトレックス®）やミルリノンなどの強心薬を用いた高心拍出量療法も行われています。

「重症化予防」には，血管内治療があります。血管内治療の方法として，選択的動注療法と経皮的血管形成術があります。選択的動注療法とは，収縮した動脈に対して選択的に血管拡張薬を注入する治療です。経皮的血管形成術とは，収縮した動脈に対してバルーンを用いて血管を拡張させる治療です。

* * *

本稿では，くも膜下出血の病態生理や検査，治療，術後の合併症について解説しました。くも膜下出血を適切に管理するためには，医療者個々の能力が求められます。加えて，多職種・多部署・多部門とのチーム力も重要となってきます。チーム全体が十分に疾患を理解し，それぞれの役割を認識した上で能力を発揮することが求められます。

- くも膜下出血の管理は，発症からの時期によって異なります。
- 各時期の「管理目標」を理解した上で看護を行っていきましょう。

引用・参考文献
1) Connolly ES Jr, Rabinstein AA, Carhuapoma JR, et al.：Guidelines for the management of aneurysmal subarachnoid hemorrhage：a guideline for healthcare professionals from the American Heart Association/American Stroke Association. Stroke, 43, 1711-1737, 2012.
2) 日本脳卒中学会脳卒中ガイドライン委員会編：脳卒中治療ガイドライン2015，P.184〜207，協和企画，2015.
3) 日本脳卒中学会脳卒中ガイドライン委員会編：脳卒中治療ガイドラン2015〔追補2017対応〕，協和企画，2017.
4) 野﨑夏江：くも膜下出血の再出血の予防 発症〜手術までの管理，脳の看護実践，Vol.2，No.4，P.16〜22，2017.
5) 相間知子：くも膜下出血の治療と術後管理，脳の看護実践，Vol.2，No.4，P.23〜30，2017.
6) 藤本佳久，片岡惇：くも膜下出血の周術期管理：2つの病態とタイムコースを意識した集中治療，INTENSIVIST，Vol.9，No.4，P.885〜899，2017.
7) 高岡将治：脳血管攣縮期の治療管理，脳の看護実践，Vol.2，No.4，P.37〜43，2017.
8) 藤野早苗：脳血管攣縮の発生機序と病態〜看護師が注意したい観察ポイント，脳の看護実践，Vol.2，No.4，P.31〜36，2017.
9) 亦野文宏，森田明夫：くも膜下出血治療の実際：開頭手術，INTENSIVIST，Vol.9，No.4，P.861〜870，2017.
10) 中江竜太，兵頭明夫，鈴木謙介：くも膜下出血治療の実際：血管内治療，INTENSIVIST，Vol.9，No.4，P.871〜884，2017.

急性呼吸障害（ARDS）

ベストプラクティス編

那覇市立病院 呼吸器内科病棟 主任看護師
集中ケア認定看護師 諸見里 勝

> **急性呼吸障害（ARDS）のケアに活かすコツ**
> ❶ ARDSは，さまざまな要因で発症する重篤な低酸素血症を来す非心原性の肺水腫である。
> ❷ ARDSに対する人工呼吸は，肺保護戦略に沿った管理を行う必要がある。
> ❸ フィジカルイグザミネーションを駆使し，体位管理などタイムリーに介入することが重要。

ARDS
急性呼吸窮迫症候群：acute respiratory distress syndrome

メカニズム・臨床問題点

急性呼吸窮迫症候群（ARDS）は，重症肺炎や敗血症，胃液や胃内容物の誤嚥，有毒ガスの吸入などを契機に発症する非心原性の肺水腫です。重篤な低酸素血症を来すことが問題となり，さまざまな治療や対処法などが試されていますが，死亡率が30％を超える病態です。

●メカニズム

ARDSは，肺疾患を原因とする直接傷害と，肺疾患以外を原因とする間接傷害に分けられます（**表1**）。さまざまな要因によって発生した炎症により，炎症メディエーターが放出され，肺に活性化された好中球が集積します。集積した好中球は，細胞間隙から肺間質，さらに肺胞内へ移動します。好中球から放出されたサイトカインやたんぱく分解酵素，一酸化窒素により，血管内皮や肺胞上皮の細胞の細胞傷害を伴う高度の炎症が起こり，肺微小血管や肺胞上皮の透過性が亢進し，血漿成分が肺胞や間質に漏出して浮腫が発生します（**図1**）。また，肺胞上皮細胞が傷害されることにより，サーファクタントの機能が低下し，肺胞の虚脱が起こりやすい状態となります。

●ARDSの診断基準と重症度分類

ARDSの診断は，①発症時期（急性発症），②P/F ratio，③肺水腫の原因，④胸部X線写真で見られる異常の4項目で行います（**表2**）。

●ARDSの病態

低酸素血症

ARDSにおける低酸素血症は，肺内シャント，拡散障害，換気血流比不均等が主な要因となります（**図2**）。

肺胞の浮腫や水分の貯留，サーファクタント機能不全により表面張力が低下し，無気肺を形成します。無気肺になった肺胞にも血流が存在しているため，酸素化

表1 ARDSの主な原因疾患

直接的肺損傷	間接的な肺損傷
・肺炎	・敗血症
・誤嚥	・多発外傷，熱傷
・肺挫傷	・大量輸血
・溺水	・体外循環
・脂肪塞栓	・薬物中毒
・有毒ガス吸入	・急性膵炎

3学会合同ARDS診療ガイドライン2016作成委員会編：ARDS診療ガイドライン2016.を参考に作成

図1 活性化好中球による血管内皮および肺胞上皮傷害

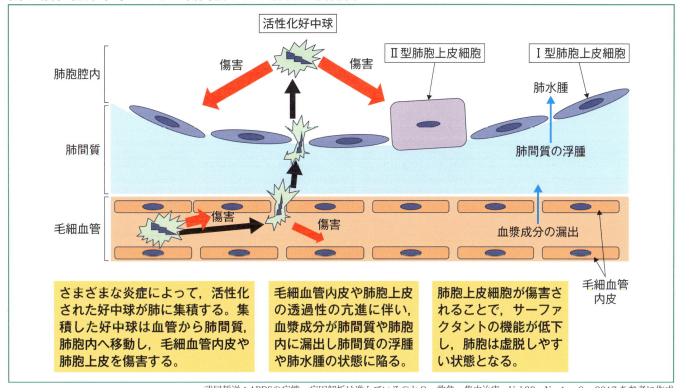

さまざまな炎症によって，活性化された好中球が肺に集積する。集積した好中球は血管から肺間質，肺胞内へ移動し，毛細血管内皮や肺胞上皮を傷害する。

毛細血管内皮や肺胞上皮の透過性の亢進に伴い，血漿成分が肺間質や肺胞内に漏出し肺間質の浮腫や肺水腫の状態に陥る。

肺胞上皮細胞が傷害されることで，サーファクタントの機能が低下し，肺胞は虚脱しやすい状態となる。

武居哲洋：ARDSの病態・病因解析は進んでいるのか？，救急・集中治療，Vol.29，No.1・2，2017.を参考に作成

表2 ARDSの診断基準と重症度分類

	軽症 mild	中等症 moderate	重症 severe
発症時期	急性発症（1週間以内）		
P/F（PaO_2/FiO_2）ratio	201〜300	101〜200	≦100
肺水腫の原因	心不全や輸液過剰では説明のつかない呼吸不全		
胸部X線写真で見られる異常	胸水，無気肺，結節病変で説明しきれない両側の浸潤影		

ARDS Definition Task Force, et al.：Acute respiratory distress syndrome：the Berlin Definition. JAMA, 307（23），2526-2533, 2012.より引用・改変

図2 低酸素血症の要因

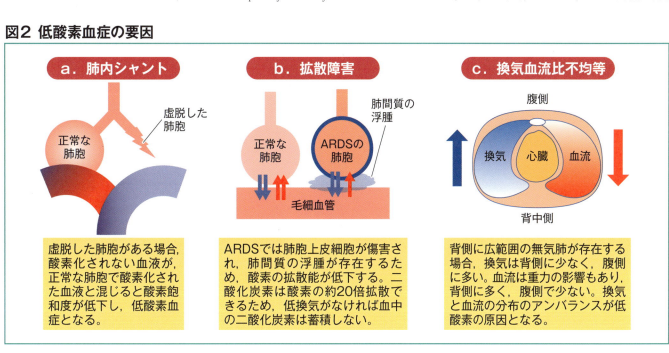

a. 肺内シャント
虚脱した肺胞がある場合，酸素化されない血液が，正常な肺胞で酸素化された血液と混じると酸素飽和度が低下し，低酸素血症となる。

b. 拡散障害
ARDSでは肺胞上皮細胞が傷害され，肺間質の浮腫が存在するため，酸素の拡散能が低下する。二酸化炭素は酸素の約20倍拡散できるため，低換気がなければ血中の二酸化炭素は蓄積しない。

c. 換気血流比不均等
背側に広範囲の無気肺が存在する場合，換気は背側に少なく，腹側に多い。血流は重力の影響もあり，背側に多く，腹側で少ない。換気と血流の分布のアンバランスが低酸素の原因となる。

画像1　ARDSの画像

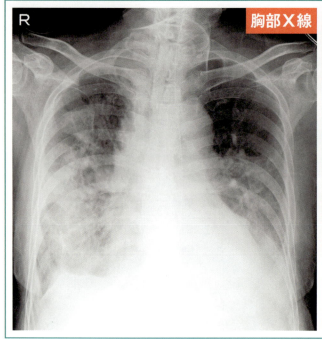
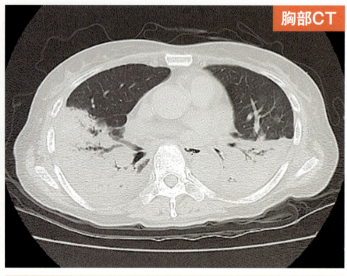

胸部X線ではびまん性（全体的）に浸潤影が見られているが，胸部CTでは不均一に病変が分布していることが分かる。

されない静脈血が還流することになります（肺内シャント，**図2-a**）。また，肺胞や肺胞周囲の間質が浮腫や器質的な変化により肥厚することで，肺胞でのガス交換が障害されます（拡散障害，**図2-b**）。二酸化炭素は酸素の20倍拡散しやすいため，発症初期は血中の二酸化炭素は上昇しないことが多いのですが，肺胞の虚脱が進行すると換気できる肺胞がさらに減少するため，血中の二酸化炭素の上昇につながります。さらに，重力や水分を含んだ肺の重みで背中側に無気肺が多く分布することになり，血流も重力の影響で背中側に偏ります。そのため，腹側では換気できる肺胞は多いが血流が少なく，背中側では換気できる肺胞が少ないが血流が多いという，換気と血流の分布がアンバランスとなります（換気血流比不均等，**図2-c**）。

肺コンプライアンスの低下，気道抵抗の上昇

ARDSでは肺間質の浮腫，肺胞の虚脱による肺容量の低下などにより，肺コンプライアンスが低下します。また，肺容量が低下することで，肺胞や末梢気道への水分の貯留，気道抵抗が上昇します。これらにより換気が障害され，高二酸化炭素血症の要因となります。

●人工呼吸器関連肺傷害（VILI）

酸素投与でも改善しない低酸素血症に対しては，人工呼吸管理が必要となります。しかし，人工呼吸を行うことで肺が傷害され，ARDSや全身状態を悪化させる危険性があります。

ARDSに至った肺は，胸部X線ではびまん性（全体的）の浸潤影が見られますが，CT画像では肺病変が不均一に分布していることが分かります（**画像1**）。臥床状態が長くなると，水分を含んだ肺自身や心臓，腹部臓器の重みで圧排され，背側の肺胞は虚脱しやすくなります。虚脱した背側の肺胞は無気肺となり，換気に適した肺容量が減少します。このような肺の状態は，baby lungと称されます

VILI
人工呼吸器関連肺傷害：ventilator-induced lung injury

画像2 baby lung

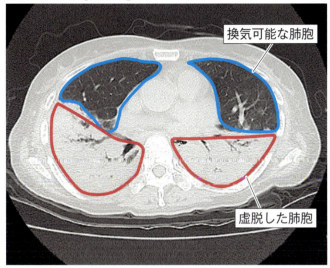

換気可能な肺胞
虚脱した肺胞

表3 標準体重

男性（kg）	50＋0.91×（身長（cm）−152.4）
女性（kg）	45.5＋0.91×（身長（cm）−152.4）

（画像2）。

このような肺に対して通常の設定で換気を行うと，虚脱した肺胞では全く換気されず，換気可能な肺胞は過伸展を引き起こします。過剰に高い圧で換気された場合，肺胞は損傷し（barotrauma），圧は高くなくても大きな一回換気量で換気された肺胞は，過伸展し傷害を受けることになります（volutrauma）。また，虚脱と拡張を繰り返すことで肺胞は損傷し（atelectrauma），虚脱と拡張を繰り返す肺胞と隣接する肺胞は，こすれ合うずり応力（share stress）でも損傷を起こします。このように，VILIが発生することにより放出された炎症メディエーターは，ARDSを重症化させるだけでなく，血中に移行し，二次的な多臓器不全の要因となることが知られています（biotrauma）。

肺保護戦略に基づいた人工呼吸管理

ARDSでは重度の低酸素血症を呈するため，人工呼吸が必須となりますが，人工呼吸はARDSの治療とはなりません。ARDSの治療の根本は，原疾患の適切な治療です。人工呼吸は，原疾患の治療の効果が現れ，全身状態が安定するまでの時間を稼ぐことが目的となります。人工呼吸による肺傷害を予防するために，肺の傷害の予防を意識した人工呼吸管理（肺保護戦略）が必要です。

●低い一回換気量

肺保護を目的とした人工呼吸では，低い一回換気量で人工呼吸を行います🅐。ガイドラインでは6〜8mL/kg程度の一回換気量を推奨しています[1]。

一回換気量を低く抑えることで血中の二酸化炭素が上昇し，呼吸性アシドーシスを呈する場合がありますが，ある程度の高二酸化炭素血症（おおむねpH7.2）を許容し，肺保護を優先します（permissive hypercapnia）。

●適切なPEEP設定

人工呼吸中のPEEPは無気肺を予防し，酸素化を改善するという効果があります。P／F ratioが200以下の重症のARDSに対する高いPEEP（12〜24cmH_2O）は，死亡率を低下させたという報告があります[2]。ARDSに対して，肺胞の虚脱と再開放の繰り返しを防止することで，VILIを防ぐ可能性があり，PEEPによる肺保護効果と考えられています🅑。

●プラトー圧の制限

人工呼吸による圧外傷を防ぐため，プラトー圧を30cmH_2O以下で管理するこ

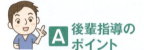

🅐 後輩指導のポイント

注意すべき点は，一回換気量を算出する際の体重は実測体重ではなく標準体重（表3）を用いることです。

PEEP
呼気終末陽圧：positive end-expiratory pressure

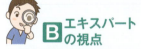

🅑 エキスパートの視点

ARDSに対する至適なPEEPの値は不明ですが，ガイドラインではプラトー圧が30cmH_2Oを超えず，循環動態に影響を与えない範囲での設定を推奨しています[1]。ARDS Net workでは表4にあるような，F_IO_2とPEEPの値の組み合わせを使用しています。

F_IO_2
吸入酸素濃度：fraction of inspiratory oxygen

表4 F_IO_2とPEEPの設定表

F_IO_2	0.3	0.4	0.4	0.5	0.5	0.6	0.7	0.7	0.7	0.8	0.9	0.9	0.9	1.0	1.0	1.0	1.0
PEEP（cmH_2O）	5	5	8	8	10	10	10	12	14	14	14	16	18	18	20	22	24

Acute Respiratory Distress Syndrome Network, et al.：Ventilation with lower tidal volumes as compared with traditional tidal volumes for acute lung injury and the acute respiratory distress syndrome, N Engl J Med, 342（18）, 1301-1308, 2000.より引用

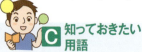

知っておきたい用語 C

ARDSに対する死亡率にΔPが関係しているという報告があります[3]。ΔPは機能が残存している肺の容量と強い関連があるとされ、プラトー圧-PEEPで求めることができます（図3）。同じPEEPの値でもΔPが上昇すれば死亡率が上昇し、プラトー圧が上昇してもΔPが一定であれば死亡率は変わらず、プラトー圧が一定であれば、ΔPが低い場合は死亡率が低下することが報告されています[3]。したがって、ARDSに対する人工呼吸は、ΔPを考慮した管理を行う必要があるかもしれません。ただ、現時点では死亡率に関連していることが分かっているだけなので、今後ΔPの安全域や予後にどのような影響を与えるかなどが明らかになることが期待されます。

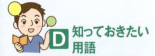

知っておきたい用語 D

肺にかかる圧力は、自発呼吸の有無、肺や胸郭のコンプライアンスなどによって変化します（図4）。プラトー圧を30cmH₂O以下に保っていても、自発呼吸がある場合は胸郭内には陰圧がかかり、肺を膨らませようとする力が働くため、肺実質にはプラトー圧以上の圧がかかっていることになります（図4-b）。逆に、肺や胸郭のコンプライアンスが低い場合には、肺を広げないようにする力が働きます（図4-c）。そのため、経肺圧をモニタリングすることで、実際に肺にかかっている圧力を把握することができます。

また、経肺圧をモニタリングするには食道内圧を計測する必要がありますが、すべての症例で行うことは困難です。自発呼吸が強い場合には、モニタリングしているプラトー圧以上の経肺圧がかかっている可能性があるため、筋弛緩薬などを使用して自発呼吸を抑制する場合があります。

とが推奨されています。しかし、ARDSでは肺コンプライアンスが低下し気道抵抗の上昇や、高いPEEPが必要なこともあり、重症例だとどうしても気道内圧やプラトー圧が高くなり、気胸や縦隔気腫、皮下気腫などの傷害が発生するリスクとなります。近年ではプラトー圧だけでなく、駆動圧Cや経肺圧Dを考慮して管理することが重要視されています。

●open lung approach

open lung approachは虚脱した肺胞を再開放させて再虚脱を予防し、肺への二次的傷害を予防し、陽圧換気を行う人工呼吸管理です。

●肺胞リクルートメント手技（recruitment maneuver）

人工呼吸管理中に高い気道内圧をかけることで、肺胞の再開放を促す手技です。方法は、高い圧のプレッシャーサポートをかける方法や、高い圧のCPAPを数十秒間持続させるなどの方法があります。リクルートメント手技の方法によらず、肺胞の開放後に再虚脱を防ぐための高いPEEPの設定が重要になると考えられています。リクルーメント手技により酸素化の改善は期待できますが、胸腔内圧が上昇することで循環動態に影響を及ぼしたり、高い圧により肺胞にさらなる傷害が発生したりする危険性があり、賛否が分かれる方法です。

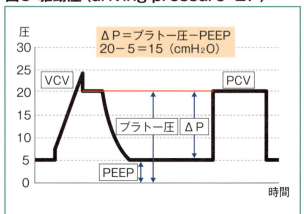

図3 駆動圧（driving pressure：ΔP）

ΔP＝プラトー圧-PEEP
20-5＝15（cmH₂O）

●ポジショニング

人工呼吸管理中の背側の無気肺の形成や、人工呼吸関連肺炎の発症リスクの増大など、臥床安静に伴う弊害は多くあります。循環動態が安定している症例であれば、換気を改善できるポジショニングは比較的容易に実施できるケアと思われます。特にヘッドアップは、臥床時に横隔膜の運動を制限していた腹部臓器の圧迫を軽減できるため、換気（特に背中側）が増大し、背側の無気肺の改善が期待できます。

事例紹介

60代、男性、身長168cm、76kg

既往歴：脳梗塞後の後遺症で右片麻痺あり、高血圧、脂質異常症

●ICU入室までの状態

自宅で呼吸困難感を訴え救急搬送される。酸素投与しても改善しない呼吸不全があり、意識レベルが低下したため気管挿管、

図4 経肺圧（transpulmonary pressure）

a 自発呼吸なし

気道内圧25cmH₂O

自発呼吸がないため肺胞内圧（プラトー圧）＝経肺圧となる。
25cmH₂O＝経肺圧

b 自発呼吸あり

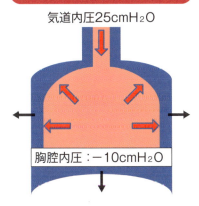

気道内圧25cmH₂O

胸腔内圧：－10cmH₂O

自発呼吸で胸腔内圧が陰圧になるため、【肺胞内圧（プラトー圧）－胸腔内圧＝経肺圧】
25cmH₂O－（－10cmH₂O）＝35cmH₂O
となり、気道内圧以上の圧が肺胞にかかることになる。

c 胸郭のコンプライアンスが低い症例

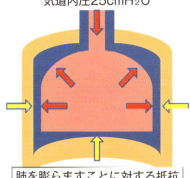

気道内圧25cmH₂O

肺を膨らますことに対する抵抗 10cmH₂O

胸郭コンプライアンスが悪いことで、胸腔内圧が胸郭を広げるために働くために相殺される。
【肺胞内圧（プラトー圧）－胸郭の抵抗＝経肺圧】
25cmH₂O－10cmH₂O＝15cmH₂O
となり、肺胞内圧以下の圧が肺胞にかかることになる。

人工呼吸管理となる。P/F ratio150と酸素化も悪く、気管から食物残渣が多量に吸引できたため、誤嚥性肺炎が疑われた。心エコーで心不全が否定されたためARDSと診断され、ICU入室となった。ICU入室後も酸素化は改善せず、ARDS診断後、肺保護戦略に基づき人工呼吸器の設定を調整した。

標準体重
　50＋0.91×（168cm－152.4）＝64kg

SIMV（VC）モード
　F_IO_2 0.7、PEEP10cmH₂O、VT 450mL（7mL/kgで算出）、呼吸回数12回/分、PS15cmH₂O、SpO_2 85％、プラトー圧32cmH₂O

● **実際のケア**
・循環動態が安定していたため、ヘッドアップ30〜45°を維持した。
・酸素化が改善せず、プラトー圧が高い状態が持続し、体温上昇に伴い努力呼吸が強いため、ARDSの悪化が懸念されたことから、医師により人工呼吸器の設定が変更された。

SIMV（VC）モード
　F_IO_2 0.8、PEEP14cmH₂O、VT 380mL（6mL/kgで算出）、呼吸回数15回/分、PS15cmH₂O

・自発呼吸を抑制するため、筋弛緩薬持続注射を開始し、酸素化の改善を期待して**腹臥位療法**E を実施することとなった。腹臥位療法はマンパワーを考慮し、日勤帯の8時間、筋弛緩薬を使用する3日間実施し、その後は前傾側臥位を行った。腹臥位実施後から酸素化の改善（P/F ratio：250）が見られ、プラトー圧30cmH₂O以下を維持

VCV
従量式換気：volume control ventilation

PCV
従圧式換気：pressure control ventilation

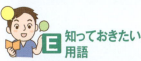

E 知っておきたい用語

ARDS患者に対する腹臥位療法は、荷重側の無気肺の改善、肺コンプライアンスの上昇、換気血流比不均等の是正など、酸素化の改善に有効であることが知られていましたが、予後の改善にはつながらないとされてきました。しかし、P/F ratio100以下の重症ARDS患者に対して長時間行われる腹臥位療法は、死亡率を有意に低下させることが示されました[4]。ただ、腹臥位療法を実施する場合、マンパワーが必要であること、長時間実施することによる循環動態への影響、挿管チューブや各種ラインの予定外抜去、皮膚トラブルの発生などのリスクも伴います。

そのため，腹臥位療法を行うに当たっては，腹臥位療法に熟練している，マンパワーが確保できる，合併症予防の介入が可能などの条件を含めて検討する必要があります。

SIMV
同期式間欠的強制換気：synchronized intermittent mandatory ventilation

VC
従量式：volume control

VT
一回換気量：tidal volume

PS
圧支持：pressure support

SpO₂
経皮的酸素飽和度：saturation of percutaneous oxygen

できるようになった。その後，8病日目に抜管し，10病日目にICUを退室した。

学びを深めるために

ARDSは，侵襲とそれに伴う生体反応が絡み合った重症の呼吸不全であり，ARDSで問題となるのは重度の低酸素血症です。低酸素血症の原因をとらえて的確に介入するためには，呼吸不全の要因と発生機序を理解することが必要になります。そして，患者の状態をアセスメントするには，呼吸器の解剖の理解とフィジカルイグザミネーションの技術（特に呼吸音）が重要になります。呼吸音は，換気の状態を把握できるだけでなく，副雑音の変化から状態の悪化や改善を把握できる場合もあります。解剖を理解することで，「無気肺の部位に対してドレナージに効果的な体位はこれだ」など，具体的にイメージできるようになると思います。

また，ARDSには人工呼吸が必須となるため，人工呼吸器に対する知識も重要です。人工呼吸器のモードだけでなく，モニタリングの数値やグラフィックデータが何を意味しているのかを理解することで，患者の状態を客観的な数値や視覚的な情報からも把握することができます。

- ARDSへの介入には，呼吸不全の要因を理解するフィジカルイグザミネーションを駆使する必要があります。
- ARDSに対する人工呼吸は，肺を傷つけないような管理が重要です。
- 人工呼吸器の数値やグラフィックデータから，詳しく患者の状態を把握することができます。

引用・参考文献

1) 3学会合同ARDS診療ガイドライン2016作成委員会編：ARDS診療ガイドライン2016 http://www.jsicm.org/ARDSGL/ARDSGL2016.pdf（2019年4月閲覧）
2) Briel M, Meade M, Mercat A, et al.：Higher vs lower positive end-expiratory pressure in patients with acute lung injury and acute respiratory distress syndrome：systematic review and meta-analysis. JAMA, 303（9），865-873, 2010.
3) Amato MB, Meade MO, Slutsky AS, et al.：Driving pressure and survival in the acute respiratory distress syndrome. N Engl J Med, 372（8），747-755, 2015.
4) Gattinoni L, Carlesso E, Taccone P, et al.：Prone positioning improves survival in severe ARDS：a pathophysiologic review and individual patient meta-analysis. Minerva Anestesiol, 76（6），448-454, 2010.
5) 武居哲洋：ARDSの病態・病因解析は進んでいるのか？，救急・集中治療，Vol.29, No.1・2, 2017.
6) ARDS Definition Task Force, et al.：Acute respiratory distress syndrome：the Berlin Definition. JAMA, 307（23），2526-2533, 2012.
7) Acute Respiratory Distress Syndrome Network, et al.：Ventilation with lower tidal volumes as compared with traditional tidal volumes for acute lung injury and the acute respiratory distress syndrome, N Engl J Med, 342（18），1301-1308, 2000.

慢性呼吸器疾患の急性増悪

ベストプラクティス編

総合病院 土浦協同病院 SCU
集中ケア認定看護師 鈴木 淳

慢性呼吸器疾患の急性増悪のケアに活かすコツ

1. 呼吸不全は，PaO_2が60Torr以下で$PaCO_2≦45Torr$をⅠ型，$PaCO_2>45Torr$をⅡ型と分類される。
2. 慢性呼吸器疾患の急性増悪の主な要因として，呼吸器系の二次感染や心不全の合併がある。
3. 急性増悪時の治療は薬物療法のほか，酸素療法があるが非侵襲的陽圧換気（NPPV）の使用は有効性が高いと言われている。

慢性呼吸器疾患とは，気道や肺組織の非感染性慢性疾患のことを示します。慢性閉塞性肺疾患（COPD）をはじめ，間質性肺炎，気管支拡張症，びまん性汎細気管支炎，陳旧性肺結核などが含まれます。これらは感染や疲労などを要因として，急激に症状が悪化することがあります。これを急性増悪と呼び，努力性呼吸や意識状態の悪化など致死的状態を来すことがあります。

本稿では，慢性呼吸不全の病態から急性増悪後の管理まで，COPDを中心に解説します。

呼吸不全のⅠ型とⅡ型を理解しよう！

まず呼吸不全についてですが，これは肺における換気障害が要因です。血液ガス分析値では低酸素血症A（PaO_2 60Torr以下）を認め，組織においての酸素不足を招きます。呼吸不全では，$PaCO_2$の上昇を伴うものとそうでないものがあります（表1）。この状態が長期に及ぶと，生体では恒常性を維持できるよう代償しますが，急性増悪においては，わずかな侵襲でも破綻を来してしまいます。

COPDの概念は気流閉塞？

COPDは主に喫煙を要因とし，気道閉塞と肺病変を認めます。これには，慢性気管支炎や肺気腫が含まれます。慢性気管支炎は，気管や気管支が慢性的に炎症を起こし，咳や痰が年に3カ月以上続き，これが2年以上連続して見られることで診断されます。肺気腫は，終末細気管支よりも末梢の肺胞領域が肺胞壁の破壊を伴うといった病理形態学的な定義がされています。前者は，粘液の過剰分泌や気道壁の炎症性肥厚による狭窄・閉塞などの気道病変が要因です。後者は，肺胞破壊から肺の弾性収縮力が低下した結果，呼息時に気道がつぶれ，吸い込んだ空気を十分に吐き出せない状態です。両者とも閉塞性換気障害を特徴としており，COPDは疾患概念として「気流閉

表1　Ⅰ型呼吸不全とⅡ型呼吸不全

急性呼吸不全：PaO_2が60Torr以下で1カ月以内に発症

$PaCO_2≦45Torr$ （$PaCO_2$の上昇を伴わない低酸素血症） **Ⅰ型呼吸不全**	$PaCO_2>45Torr$ （低酸素血症を伴わない場合もある） **Ⅱ型呼吸不全**

COPD
慢性閉塞性肺疾患：chronic obstructive pulmonary disease

PaO_2
動脈血酸素分圧：partial pressure of arterial oxygen

$PaCO_2$
動脈血二酸化炭素分圧：partial pressure of arterial carbon dioxide

A 知っておきたい用語

低酸素血症（hypoxemia）
肺での酸素化に障害を来し，PaO_2が正常値以下に低下した場合を言います。要因としては，肺胞低換気，拡散障害B，シャントC（静脈血混入），換気血流比不均等があります（図1）。

B 知っておきたい用語

拡散障害（図1右上）
肺胞気から赤血球までの酸素の拡散過程においての障害です。

- 肺における拡散能は，肺胞気と肺毛細血管を流れる赤血球との接触時間が関与しています。
- 拡散障害の原因には，①間質性肺炎や肺水腫による肺胞膜の障害や肥厚を来す疾患，②広範な無気肺・COPDといった肺胞面積の減少，③多発性肺血栓塞栓症による肺毛細血管血液量減少，④血液のHb

濃度の低下などが挙げられ、A-aDO$_2$は開大します。
・CO$_2$は肺毛細血管から肺胞に拡散しますが、肺胞拡散膜はO$_2$と比較して、CO$_2$を約25倍容易に通過させるので、肺胞レベルでのガス交換に影響はほとんどありません。

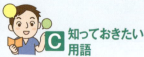

C 知っておきたい用語

シャント（図1左下）

　右心室から拍出された血液が肺胞気に接触せず、酸素化されないまま左心系に流入してしまいます。つまり、血流はありますが、換気がない病態です。
・原因には、①先天性心疾患による右左シャント、②肺胞病変による肺胞低換気から、肺胞気と血液が接触できず酸素化されないまま通過し、低酸素血症を来す病的シャントがあります。
・A-aDO$_2$は開大し、酸素吸入を行っても、このシャント血は全く影響を受けません。
・シャント率が高度の患者では、PaO$_2$が上昇しにくいことが特徴です。

D 知っておきたい用語

　1秒率は努力肺活量に対する1秒量の割合です。1秒率が70％未満であれば、閉塞性換気障害があるとされています。％FEV$_{1.0}$（予測値に対する1秒量）は、COPDの重症度の評価に使います。

E 理解が深まる関連知識

アシドーシス

　アシドーシスには、細胞や腎機能障害から生じる代謝性のものと肺の障害から生じる呼吸性のものがあります。呼吸性アシドーシスは後者です。生体では、これらの障害に対し代償反応が働きます。呼吸性アシドーシスにおいては、腎臓でHCO$_3^-$濃度を上昇（HCO$_3^-$を再吸収）させます。この代償反応は遅く、急性の低換気の代償にはなりません。基礎疾患が治療されるまで（非）侵襲的陽圧換気について検討する必要があります。

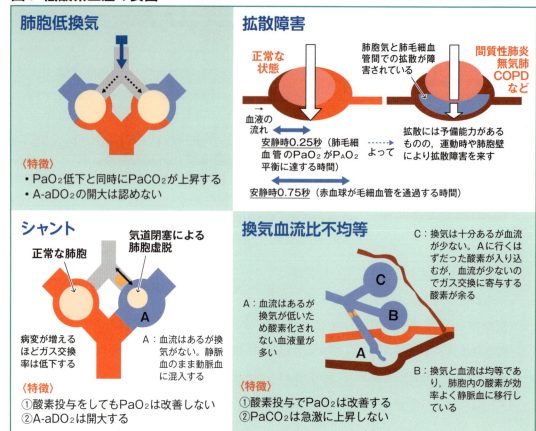

図1 低酸素血症の要因

道又元裕編著：人工呼吸ケア「なぜ・何」大百科，照林社，2005.より引用，一部改編

塞」が考えられます。

　COPDは、肺機能検査（**図2**）では**1秒率**Dが低下し、動脈血液ガス分析値ではPaO$_2$の低下とPaCO$_2$の上昇を認めます。**肺胞のガス交換で産生されたCO$_2$は十分に呼出できないため、高二酸化炭素血症、つまり呼吸性アシドーシスとなってしまいます**E。病状が進行すると、息切れ、呼吸困難感、喘鳴を認めます。一般的に進行性で不可逆的です。病状の経過から、急にPaCO$_2$が60Torr以上に上昇すると呼吸中枢が抑制されるため、意識障害や呼吸抑制が生じます。これはCO$_2$ナルコーシスと呼ばれています。慢性呼吸性アシドーシスでは、肺胞でのCO$_2$の貯留は一定のバランスを保っているため、低酸素血症が呼吸の刺激因子となっている状態であるとも言えます。

そのため、高濃度の酸素投与は換気刺激を消失させ、PaCO$_2$を上昇させるので注意が必要です。COPDの診断基準については、身体所見や症状、X線、呼吸機能検査から評価されます。**図2**、**表2**を参照してください。

慢性呼吸不全の急性増悪の要因は？

　COPDの急性増悪については、「息切れの増加、咳や喀痰の増加、膿性痰の出現、胸部不快感・違和感の出現あるいは増強などを認め、安定期の治療の変更あるいは追加が必要な状態」と定義されています[1]。要因としては、気管支などの呼吸器系の感染や心不全があります。そのほか、長期臥床に伴う肺血栓症や誤嚥などがあります。

図2 換気障害区分

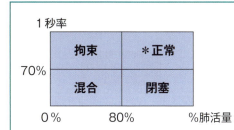

1秒率が70%未満の場合:
　閉塞性換気障害
（肺炎，結核後遺症，肺繊維症，胸膜疾患，胸郭異常など）

%肺活量が80%未満の場合:
　拘束性換気障害
（肺気腫，気管支喘息，気管支炎など）

図3 肺胞気-動脈血酸素分圧較差（A-aDO₂）

$A\text{-}aDO_2 = P_AO_2 - PaO_2$

$P_AO_2 = (大気圧 - 水蒸気圧) \times F_IO_2 - PaCO_2 / 0.8$

$ = (760 - 47) \times F_IO_2 - PaCO_2 / 0.8$

$ = 713 \times F_IO_2 - PaCO_2 / 0.8$

$A\text{-}aDO_2 = (713 \times F_IO_2 - PaCO_2 / 0.8) - PaO_2$

ということになります。

●呼吸器系の感染

COPDでは，ウイルス性もしくは細菌性の二次感染を合併することも少なくありません。気道の炎症に伴う気道浮腫は気道狭窄を招き，また，気道分泌物貯留による気道閉塞や**換気血流比不均等**[F]を引き起こします。加えて，発熱による酸素消費量の亢進から低酸素血症を招くと，呼吸筋仕事量が増大し，呼吸筋疲労が進んでしまいます。結果として，一回換気量の減少，肺胞低換気が著明になります。

前述しましたが，急性増悪では低酸素血症を認めます。その主な病態は肺胞低

表2 COPDの診断基準

COPD患者の身体所見
- 樽状胸郭　・呼吸数増加と口すぼめ呼吸
- 過膨張所見→打診で濁音界の低下・心尖拍動が心窩部に移動
- 呼吸音減弱
- 胸鎖乳突筋の発達
- 吸気時に鎖骨上窩が陥没　｝重症で認める
- 吸気時に頸静脈が虚脱

病期分類	定義
Ⅰ期：軽度の気流障害	%FEV₁.₀≧80%
Ⅱ期：中等度の気流障害	50%≦%FEV₁.₀<80%
Ⅲ期：高度の気流障害	30%≦%FEV₁.₀<50%
Ⅳ期：きわめて高度の気流障害	%FEV₁.₀<30%

長尾大志：慢性閉塞性肺疾患（COPD）の診断と管理，診断と治療，Vol.103，増刊号，2015．

換気（**図1左上**）です。生体では通常，大気中からの吸入気が肺内に存在するガスと混合され，肺胞気酸素分圧（P_AO_2）は100Torrとなります。拘束性・閉塞性肺障害（**図2**）を要因として肺胞換気量が減少すると，肺胞気二酸化炭素分圧（P_ACO_2）の上昇を来し，P_AO_2が低下し，PaO_2の低下を来すことになります。純粋な肺胞低換気のみの場合は，A-aDO₂（**図3**）の開大は認めません。そのほか，肺胞低換気の要因には，①中枢からの換気ドライブの減少を呈する麻薬性鎮痛薬による呼吸中枢の抑制，②脳血管障害，③神経筋疾患，④肺・胸郭のコンプライアンスの異常などがあります。

●心不全

COPDの急性増悪時には，肺性心を合併することがあります。肺性心では，長年にわたる肺の血管収縮や閉塞，肺実質の破壊に伴う肺血管床の変化により低酸素血症や高二酸化炭素血症を認め，血管が収縮し，肺動脈圧が著しく上昇しま

P_AO_2
肺胞気酸素分圧：alveolar oxygen pressure

P_ACO_2
肺胞気二酸化炭素分圧：alveolar carbon dioxide pressure

A-aDO₂
肺胞気-動脈血酸素分圧較差：alveolar-arterial oxygen difference

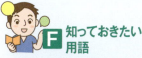 知っておきたい用語

換気血流比不均等（図1右下）

人工呼吸器を装着した安静臥床の患者の特徴を考えてみると，陽圧換気によりガスは前胸部側に，血流は背側に分布し，換気と血流のアンバランスが生じています。

- 障害肺では，血流が非常に少ない肺胞や換気が非常に少ない肺胞が出現して，健常肺よりもさらに不均等分布が増大しています。
- 換気血流比不均等の場合，A-aDO₂は開大しますが，酸素吸入でPaO₂は改善します。

F_IO_2
吸入酸素濃度：fraction of inspiratory oxygen

NPPV
非侵襲的陽圧換気：non-invasive positive pressure ventilation

IPPV
間欠的陽圧換気：intermittent positive pressure ventilation

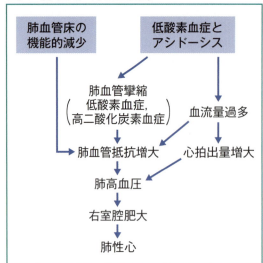

図4 肺性心の発生機序

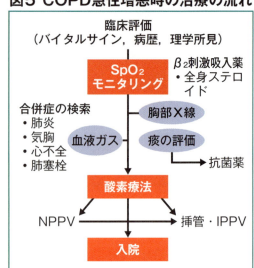

図5 COPD急性増悪時の治療の流れ

す（**図4**）。肺高血圧は右室の後負荷を増大させます。その結果，駆出障害から心拍出量が減少します。症状としては静脈系にうっ血を来すため，頸静脈の怒張や下肢浮腫，肝腫大，腹水貯留などを認めます。さらに進行すると，心拍出量低下や高二酸化炭素血症による酸塩基平衡障害から，腎での水やナトリウムなどの排泄障害を招き，過剰な塩分摂取や輸液投与などで，うっ血性心不全を呈してしまいます。症状としては，泡沫状の血性痰，呼吸困難感を認めます。

また，『COPD（慢性閉塞性肺疾患）診断と治療のためのガイドライン 第4版』[1]においては，COPDは全身炎症性疾患として強調され，心血管疾患との合併率の高さが示されています。安定期においても，TNFやIL-6などの炎症性メディエーター，C反応性たんぱく（CRP）などの血中濃度の増加を認めています。

慢性呼吸不全患者が急性増悪するとどのような症状が見られるか？

急性増悪時には，前述した呼吸困難感や頻呼吸，喘鳴，気道分泌物の増加，労作時の息切れ，右心不全徴候（頸静脈怒張・浮腫）などを認めます。これらの症状は安定していた時でも認める場合があるため，入院している患者であれば普段から呼吸の観察が重要となります。

COPD急性増悪時の治療は？（図5）

●薬物療法

COPD急性増悪時の薬物療法は，抗菌薬と気管支拡張薬，ステロイド薬です。喀痰が膿性痰であれば細菌性感染が疑われ，抗菌薬の投与が推奨されています。気管支拡張薬では，短時間作用型β_2刺激薬の吸入が第一選択薬で，症状に応じて使用しますが，効果がない場合はテオフィリン薬（スロービッド®）が併用されることもあります。使用に当たっては，副作用も念頭に置き，血中濃度のモニタリングが必要となります。ステロイド薬は，増悪時における短期的な全身投与で低酸素血症をより早く改善させ，回復までの時間を短縮させる[1]という報告もあります。

TNF
腫瘍壊死因子：tumor necrosis factor

IL
インターロイキン：interleukin

CRP
C反応性たんぱく：C-reactive protein

表3 NPPVの導入・除外基準

NPPV導入基準
- 呼吸性アシドーシス
  動脈血pH7.35以下かつ$PaCO_2$ 45Torr以上
- 呼吸筋疲労や呼吸仕事量の増大を伴う重篤な呼吸困難（呼吸補助筋の使用，奇異性呼吸，肋間筋の陥没）

NPPV除外基準
- 呼吸停止もしくは著しい循環障害を認めるもの
- 患者の協力が得られない場合
- 気道確保が必要な場合
- 頭部もしくは顔面外傷がある場合

日本呼吸器学会COPDガイドライン第4版作成委員会編：COPD（慢性閉塞性肺疾患）診断と治療のためのガイドライン第4版，メディカルレビュー社，2013.より引用，改編

●酸素療法

Ⅱ型呼吸不全の場合には，酸素化のみならず換気状態を改善していく必要があります。患者に見合った必要最低限のSpO_2が維持できるように酸素投与を行います。

●換気補助療法

COPD増悪に対し，非侵襲的陽圧換気（NPPV）の使用は，有効性が高いとされています。その効果としては，呼吸性アシドーシスの改善や呼吸仕事量の軽減，人工呼吸器関連肺炎（VAP）などの合併症リスクの低下，入院期間の短縮などがあります。

NPPVの導入・除外基準を**表3**に示します。導入時の注意点としては，初期設定としてS/Tモードを選択し，呼気気道陽圧（EPAP）を4cmH_2O，吸気気道陽圧（IPAP）を8〜10cmH_2O程度で開始し，F_IO_2は$SpO_2>90\%$を維持できるよう設定することが挙げられます。

VAP
人工呼吸器関連肺炎：ventilator-associated pneumonia

EPAP
呼気気道陽圧：expiratory positive airway pressure

IPAP
吸気気道陽圧：inspiratory positive airway pressure

 後輩指導のポイント

NPPV施行中は，マスクやベルト装着による不快感や，それに伴った不眠などがあります。NPPVを継続していくためには，これらの不快感などを軽減させることが必要です。そのため，装着や継続に際しての十分な説明を行うなど，医療チームによるサポートで患者の協力を得ながら，意欲を継続させることが必要不可欠となります。

> **ワンポイントアドバイス**
> - 慢性呼吸器疾患患者がSpO_2低値を示したとしても，すぐに高濃度の酸素投与を行うことはやめましょう。
> - 急性増悪時の呼吸パターンは安静時にも認めることがあるため，普段からの呼吸パターンの変化を経時的に観察しておく必要があります。
> - NPPVは患者の協力が必要です。「吸いやすさ」と「吐きやすさ」などを聞きながら，段階的にIPAPとEPAPの調節を行いましょう。

引用・参考文献
1）日本呼吸器学会COPDガイドライン第4版作成委員会編：COPD（慢性閉塞性肺疾患）診断と治療のためのガイドライン 第4版，メディカルレビュー社，2013.
2）道又元裕編著：人工呼吸ケア「なぜ・何」大百科，照林社，2005.
3）長尾大志：慢性閉塞性肺疾患（COPD）の診断と管理，診断と治療，Vol.103，増刊号，2015.
4）近藤康博：慢性呼吸器疾患急性増悪に対する換気補助療法，日本医事新報，No.4762，2015.
5）日本呼吸療法医学会人工呼吸管理安全対策委員会：人工呼吸安全使用のための指針 第2版．

ベストプラクティス編

人工呼吸器離脱

奈良県立医科大学附属病院 集中治療部
急性・重症患者看護専門看護師／特定看護師　辻本雄大

人工呼吸器離脱のケアに活かすコツ

1. 人工呼吸器離脱プロトコルは，SAT，SBT，抜管の3つのStepから成る。
2. SATは，覚醒と苦痛の状態を評価し，SBTは，酸素化能力と換気能力を評価する。
3. SBTの成功と抜管の成功はイコールではないため，抜管後の気道狭窄のリスクに予測的に対応することが重要である。

SBT
自発呼吸トライアル：spontaneous breathing trial

SAT
自発覚醒トライアル：spontaneous awaking trial

SIMV
同期式間欠的強制換気：synchronized intermittent mandatory ventilation

PSV
圧支持換気：pressure support ventilation

CPAP
持続気道陽圧：continuous positive airway pressure

人工呼吸器離脱とは

● 人工呼吸器離脱の定義

　人工呼吸器離脱とは，自発呼吸トライアル（SBT）実施から抜管までのすべての過程を指します。

　人工呼吸器離脱とは，人工呼吸器が必要となった病態が改善し，離脱の可能性があると判断してから，実際に抜管が成功するまでの過程を指します。人工呼吸の専門家による提言[1]では，人工呼吸開始から終了までの過程を，①急性呼吸不全の治療期，②原疾患の改善（離脱可能性を考える時期），③離脱可能性を評価する時期，④SBTの実施，⑤抜管，⑥（必要に応じて）再挿管の6つの段階に分けています。この6つの段階にあてはめると，人工呼吸器離脱は，④SBTの実施以降の段階と定義されます。ざっくり言うと，「そろそろ病態が改善してきたから，患者さんを覚まして，自発呼吸モードにしたよ」という時点から始まり，抜管するまでということになります。では，具体的にどのような離脱法がより有効なのでしょうか？

● 人工呼吸器離脱の方法

　人工呼吸器離脱の方法には，weaning（ウィーニング）と呼ばれる方法と，自発覚醒トライアル（SAT）とSBTを組み合わせた方法の2つがあります。

　weaningとは，機械による強制換気から自発呼吸への移行プロセスのことです。徐々にSIMVやPSVの設定を下げ，数時間～数日かけて離脱可能か判断します。この方法の欠点は，実施する医師の力量に大きく左右されることです。

　もう一方のSATとは，鎮静薬を中止または減量し，自発的に覚醒が得られるか評価する方法のことです。後述する開始安全基準を満たせば，鎮静薬を中止し，成功基準をクリアすればSBTに移行します。SBTとは，人工呼吸による補助がない状態に患者が耐えられるかどうか確認するための方法のことです。条件（開始安全基準）を満たせば，5cmH$_2$Oの持続気道陽圧（CPAP）あるいはTピースで30分から2時間ほど観察し，人工呼吸器が不要かどうかを判定します。weaningよりもSBTを行った方が，人工呼吸器からの離脱成功率が有意に2.83倍高く，人工呼吸器離脱期間が有意に短かった

(SIMV：5日［3〜11日］，SBT：3日［1〜6日］）ことが示されています[1]。

以上のことから，人工呼吸器離脱を行う際には，SAT・SBTを行うことが推奨されています。

なぜ早期の人工呼吸器離脱が必要なのか？

人工呼吸器は，生命維持装置として患者の救命において重要な役割を果たす一方で，人工呼吸器関連肺傷害（VILI）や，人工呼吸器関連肺炎（VAP）などの原因となり，長期間に及ぶと，せん妄やICU-AWなどのリスクが高まり，入院期間や予後にも影響を及ぼします。SATやSBTを主とした人工呼吸器離脱プロトコルに従い離脱過程を進めることで，人工呼吸期間の短縮，ICUの滞在時間の短縮，VAPの発症率の低下などが報告されています[2]。

我が国では，2015年に3学会合同の「人工呼吸器離脱プロトコル」[3]が公表され，人工呼吸器離脱に携わるすべての医療従事者が多職種連携チームとして標準的な介入ができるよう推進されています。人工呼吸器離脱は，一人で判断し行うのではなく，本プロトコルを用いて多職種で患者の状態の評価を共有し，実践することが重要です。

人工呼吸器離脱プロトコルの3つのStep

人工呼吸器離脱プロトコルのフローチャートを図1に示します。大きく分けると，「SAT」「SBT」「抜管」の3つのStepとなっています。

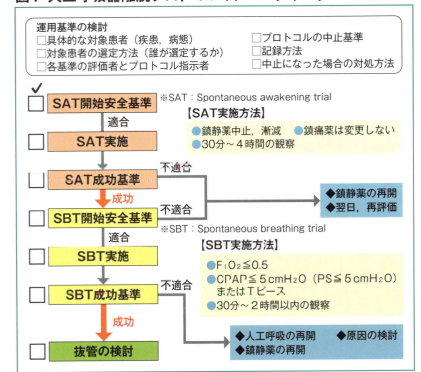

図1　人工呼吸器離脱プロトコルのフローチャート

日本集中治療医学会，日本呼吸療法医学会，日本クリティカルケア看護学会：人工呼吸器離脱に関する3学会合同プロトコル

●Step1：SAT

SATは，日中に鎮静薬を中止して，安全な覚醒が得られるかを評価することに重点を置いています（図2）。評価は，覚醒状態と苦痛の程度の2つの視点で行います。

●Step2：SBT

SBTは，呼吸能力を評価します。呼吸能力は，**酸素化能と換気能A**の2つの側面で評価しますが，この**基準を満たすこと＝抜管が可能であるという判断にはならないことに注意が必要ですB**。

●Step3：抜管

抜管の項目は，抜管後の気道狭窄のリスクを判断し，予測的に介入していくことを推奨しています（図3）。**カフリークテストC**は必須ではなく，判断の一つの方法であり，実施については医療チームで検討する必要があります。また，フローチャートでは，抜管後の観察の重要性を明記しています。抜管後1時間は

VILI
人工呼吸器関連肺傷害：ventilator-induced lung injury

VAP
人工呼吸器関連肺炎：ventilator-associated pneumonia

ICU-AW
ICU関連筋力低下：ICU-acquired weakness

A 知っておきたい用語

血液ガスデータ上，酸素化能はSaO_2とPaO_2を示し，換気能は$PaCO_2$を評価します。

B 理解が深まる関連知識

人工呼吸器離脱に関するプロトコルの中では，人工呼吸器離脱（SAT，SBT）と抜管が一連のプロセスとして作成されています。しかし，人工呼吸器離脱の成功＝抜管の成功は同義ではありません。前者は，①機械換気を必要としない呼吸状態であること，②呼吸を行うために必要なair wayが保証されていることを示しています。後者は，抜管後の気道狭窄のリスクを判断し予測的に介入していくことを示しています。

図2 人工呼吸器離脱プロトコル　基準一覧

✓ SAT開始安全基準
以下の事項に該当しない
- □ 興奮状態が持続し，鎮静薬の投与量が増加している
- □ 筋弛緩薬を使用している
- □ 24時間以内の新たな不整脈や心筋虚血の徴候
- □ 痙攣，アルコール離脱症状のため鎮静薬を持続投与中
- □ 頭蓋内圧の上昇　　□ 医師の判断

✓ SAT成功基準
①②ともにクリアできた場合を「成功」
① RASS：－1〜0
② 鎮静薬を中止して30分以上過ぎても次の状態とならない
- □ 興奮状態　　□ 持続的な不安状態
- □ 鎮痛薬を投与しても痛みをコントロールできない
- □ 頻呼吸（呼吸数≧35回/分，5分間以上）
- □ $SpO_2 < 90\%$（5分間以上）
- □ 新たな不整脈

✓ SBT開始安全基準
①〜⑤をすべてクリアした場合「SBT実施可能」
① 酸素化が十分である
- □ $F_IO_2 ≦ 0.5$ かつ $PEEP ≦ 8cmH_2O$ のもとで $SpO_2 > 90\%$

② 血行動態が安定している
- □ 急性の心筋虚血，重篤な不整脈がない
- □ 心拍数≦140bpm
- □ 昇圧薬の使用について少量は許容する（DOA≦5μg/kg/分　DOB≦5μg/kg/分　NAD≦0.05μg/kg/分）

③ 十分な自発呼吸がある
- □ 一回換気量＞5mL/kg
- □ 分時換気量＜15L/分
- □ Rapid shallow breathing index（1分間の呼吸回数/一回換気量〈L〉＜105回/分/L
- □ 呼吸性アシドーシスがない（pH＞7.25）

④ 異常呼吸パターンを認めない
- □ 過剰な呼吸補助筋の使用がない
- □ シーソー呼吸（奇異性呼吸）がない

⑤ 全身状態が安定している
- □ 発熱がない
- □ 重篤な電解質異常がない
- □ 重篤な貧血を認めない
- □ 重篤な体液過剰を認めない

✓ SBT成功基準
- □ 呼吸数＜30回/分
- □ $SpO_2 ≧ 94\%$，$PaO_2 ≧ 70Torr$
- □ 心拍数＜140bpm，新たな不整脈や心筋虚血の徴候を認めない
- □ 過度の血圧上昇を認めない

以下の呼吸促迫の徴候を認めない（SBT前の状態と比較する）
- □ 高度な呼吸補助筋の使用
- □ シーソー呼吸（奇異性呼吸）
- □ 冷汗
- □ 重度の呼吸困難感，不安感，不穏状態

日本集中治療医学会，日本呼吸療法医学会，日本クリティカルケア看護学会：人工呼吸器離脱に関する3学会合同プロトコル

C 知っておきたい用語

気管挿管された状態で気道の浮腫を評価する方法です。抜管前にカフの空気を抜いて，どの程度リークが生じるかを評価します。リークが多ければ気道浮腫は少なく，リークが少なければ気道浮腫が強いと判断します（つまり，抜管後の上気道狭窄の可能性が高いということになります）。カフを抜く前の一回換気量（Vt1）と，カフを抜いた後の一回換気量（Vt2）を測定します。Vt1−Vt2が110mL以下，あるいは，(Vt1−Vt2)/Vt1が10％以下の場合は，リークが少ない≒浮腫による上気道狭窄の可能性があることを表し，「陽性」と判断します。

D エキスパートの視点

手術時間は特に問題ありませんが，術中輸血を行っていることから，覚醒に伴う興奮から術後出血のリスクを考慮します。

RASS
リッチモンド興奮（不穏）-鎮静スケール：Richmond agitation-sedation scale

BPS
behavioral pain scale

SR
洞調律：sinus rhythm

ベッドサイドでの観察と共に再挿管の準備も行っておくことが望ましいです。

事例紹介

次に，架空事例を基に，Step別にプロトコルの使用方法やポイントについて見ていきましょう。図1〜3と見比べながら，実際にプロトコルを使用していると思って読み進めてください。

60代，女性，身長150cm，体重60kg

診断名：大動脈弁狭窄症

既往歴：高血圧，高脂血症

現病歴：数年前より，大動脈弁狭窄症を指摘され，内服加療中であった。その後，徐々に労作時の呼吸苦が増悪したため，大動脈弁置換術の方針となった。

手術データ：手術時間6時間，体外循環時間1時間20分，術中バランス：出血600mL，輸液2,000mL，輸血CRC4単位，FFP6単位，尿量500mL，総バランス＋1,680mL D

術後経過

気管挿管された状態で，当日の16時にICU入室となった。術後は酸素化不良であり，翌日までデクスメデトミジン（プレセデックス®）0.5μg/kg/時を投与し，RASS−4で鎮静管理を行っていた。鎮痛は，フェンタニル（フェンタニル®）0.5μg/kg/時を投与し，BPS1-1-1で経過した。循環動態は，ノルアドレナリン0.05μg/kg/分使用の下，血圧120/60mmHg，心拍数90回/分（SR，ST変化

図3 抜管プロトコル

評価：抜管後気道狭窄の危険因子

以下の危険因子が1つでもある場合は，カフリークテストおよび呼吸管理を専門とする医師に相談することを推奨する
□長期挿管＞48時間　□女性　□大口径の気管チューブ　□外傷
カフリークテスト陽性：カフありV_TーカフなしV_T＜110mL　　V_T＝一回換気量

評価：再挿管の危険因子

抜管リスクの分類

✓ 以下の危険因子が1つでもある
〈例〉□喉頭・口腔内術後　□頸部の血腫：術後
　　□反回神経麻痺の可能性　□開口困難
　　□頸椎術後　□挿管困難の既往
　　□カフリークテスト陽性　など

✓ 以下の危険因子が2つ以上ある
□十分な咳嗽反射なし　□頻回な気管吸引（2時間1回以上）
□頻回な口腔内吸引　□SBT失敗≧3回
□COPD　□慢性呼吸不全
□低栄養　□水分過多　など

危険因子なし

抜管前対応

✓ 超高リスク群
□頸部聴診：抜管後喘鳴の確認
□喉頭浮腫の評価：喉頭鏡，画像
□頭部挙上・利尿による浮腫軽減
□ステロイド投与
□再挿管のための特殊な器具の準備
□抜管時の呼吸管理を専門とする医師の立ち会い　など

✓ 高リスク群
□排痰促進のための胸部理学療法・ポジショニング
□呼吸リハビリテーション　□再挿管の準備
□非侵襲的陽圧換気の準備
□抜管時のTE*の使用準備　など

＊チューブエクスチェンジャー

✓ 低リスク群
□再挿管の準備

抜管

評価：抜管後の評価

✓ □医療従事者間の明確な情報伝達・綿密なモニタリング
□抜管後1時間は15分ごとに以下の項目を評価する。呼吸数・心拍数（心電図）・血圧・SpO₂・意識状態・呼吸様式
□動脈血液ガス分析→超高リスク・高リスク群：抜管後30分の時点

抜管後評価

観察項目	抜管前	抜管後	15分後	30分後	45分後	60分後	120分後
呼吸数							
心拍数（心電図）							
血圧							
SpO₂							
意識状態							
呼吸様式							
血液ガス							

日本集中治療医学会，日本呼吸療法医学会，日本クリティカルケア看護学会：人工呼吸器離脱に関する3学会合同プロトコル

なし，VPC散発），浮腫は軽度あり。尿量40mL／時，細胞外液80mL／時，心嚢縦隔ドレーン20mL／8時間，術後当日バランス＋500／8時間，CVP8mmHg，PAP32／15mmHg，CI2.2L／分／mm³，S$\bar{v}$O₂65％，SpO₂96％，EtCO₂45，体温36.8℃。

検査データ

WBC9100／μL，RBC3.92万／μL，Hb8.9g／dL，Hct27％，Plt10.2万／μL，TP5.9g／dL，Alb4.0g／dL，BUN15.8mg／dL，Cr0.86mg／dL，GOT24U／L，GPT12U／L，T-Bil0.6mg/dL，K4.8mEq／L

●Step1：SAT

SBTもSATも，それぞれ「開始安全基準」「実施」「成功基準」で構成されています。SATは，苦痛なく覚醒しているかを評価をすることが大切です。そのため，鎮痛薬は中止せずに継続し，苦痛を取り除く努力が必要です。

SAT実施

医師の指示の下，抜管に向けてSATを行う方針となりました。SAT開始安全基準に沿って見ていくと，すべての項目に

VPC
心室期外収縮：ventricular premature contraction

CVP
中心静脈圧：central venous pressure

PAP
肺動脈圧：pulmonary arterial pressure

CI
心係数：cardiac index

EtCO₂
呼気終末炭酸ガス濃度：end tidal carbon dioxide

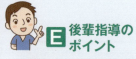

E 後輩指導のポイント

鎮痛コントロールが十分でないと，SAT時に覚醒する際，興奮状態を招き，心負荷の増大から低心拍出量症候群（LOS）などの合併症リスクを呈することから，それらを予測し，対応することが大切です。

LOS
低心拍出量症候群：low cardiac output syndrome

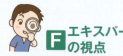

F エキスパートの視点

不穏は身体的な痛みだけと決めつけずに，不快なことはないか，精神面の要因にも目を向け，たとえ話せなくとも，筆談やジェスチャーを行ってもらい，あらゆる痛みの真因を探り，対応することが重要です。

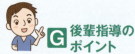

G 後輩指導のポイント

SAT実施時に不穏状態になった場合は，安易に鎮痛薬を増量したり，SATを中止したりするのではなく，せん妄評価を行い，精神的な要因も含めて原因を突き詰めてその要因を低減することが重要です（表1）。

NRS
数値評価スケール：numerical rating scale

F_IO_2
吸入酸素濃度：fraction of inspiratory oxygen

PC
従圧式：pressure control

PS
圧支持：pressure support

TV
一回換気量：tidal volume

MV
分時換気量：minute ventilation

CTR
心胸郭比：cardiothoracic ratio

該当しないため「適合」とし，SATを実施できると判断しました。一方で，24時間以内の新たな不整脈はないものの，術前からの低心機能に加え，心停止や手術操作による心機能の低下，VPCが散発していること，尿量が少なく，プラスバランスでやや K値が高いことから，**循環動態に注意が必要と考えました**E。

その後，鎮痛薬であるフェンタニルの投与量はそのままで，デクスメデトミジンをいったん中止し，SATを実施しました。20分後，RASS＋1，BPS2-2-2となり，どこかそわそわして胸を押さえながら，呼吸器と同調性が図れなくなりました。**患者に，手術が無事に終わったことや声が出ないこと，落ち着いて深呼吸をすると呼吸が楽になることを説明すると，少し落ち着きを取り戻し，呼吸器と同調しました**F。その後，胸部の創痛を確認するとNRS8点であったので，すぐに医師に報告し，フェンタニルの投与量を1.0μg/kg/時まで増量することで，RASS－1，NRS2点となりました。そして，せん妄評価としてCAM-ICUを行っ

表1 不穏の原因

- 痛み（身体的苦痛，精神的苦痛，社会的苦痛）
- せん妄
- 鎮静に対する耐性あるいは離脱症状
- 低酸素血症，高二酸化炭素血症，アシドーシス
- 頭蓋内圧亢進
- 電解質異常，低血糖，尿毒症，感染
- 気胸，気管チューブの異常
- 循環不全

日本クリティカルケア看護学会：人工呼吸器離脱のための標準テキスト，学研メディカル秀潤社，2015.

たところ，陰性でした。そのほか，ナースコールを渡し，痛みの増強や気がかりなことがあれば，いつでも看護師を呼んでほしいこと，筆談や文字盤での訴えに答えるよう努めることを伝えました。**興奮時は，一過性にSpO_2の低下や血圧・脈拍の上昇が見られましたが，30分経過した後も安定しており，SAT成功基準をクリアとしました**G。ノルアドレナリンの投与は中止となり，血圧100／60mmHgで経過しました。

●Step2：SBT

SBTはストレス耐用性テストであり，ほどよい負荷ができれば良いと考えられています。そのため，継続時間は30分以上で十分であり，それ以上行っても結果は変わらないことが明らかとなっています[1]。また，SBTを1日に複数回行っても離脱までの日数が変わらないため，基本的には1日1回にとどめることが提案されています[1]。

人工呼吸器設定

SIMV（PCV）モード，F_IO_2 0.4，PEEP 5cmH$_2$O，PC10cmH$_2$O（above PEEP），PS10cmH$_2$O，SIMV10回/分

実測値，X線所見

TV400mL，呼吸回数20回/分，MV6.4 L/分。呼吸音：下葉領域で，呼吸音減弱，水泡音聴取。吸引：白色やや粘稠痰で吸引チューブ1本分が2時間ごとで回収。X線上，肺うっ血所見軽度あり，CTR62%とやや心肥大（＋）

血液ガスデータ

pH7.436，PaO_2 106.4Torr，$PaCO_2$ 31Torr，HCO_3^- 20mEq/L，Lac1.8 mg/dL，Glu100mg/dL，Cl102mEq/L，

K 4.8mEq/L, Na 142mEq/L

SBT実施

SATが成功したため，次にSBT開始安全基準について見ていきます。5つの項目をすべてクリアした場合にSBT実施可能と判断します。この患者の評価は，①酸素化は十分，②血行動態は安定，③吸気努力は十分：TV400＞5mL/kg（＞250mL），MV6.4L/分＜15L/分，Rapid shallow breathing index：20÷0.4＝50＜105回/分/L，④異常呼吸パターンなし，⑤全身状態は，電解質は尿量が少なくKはやや高値であり，貧血は術中出血があるものの著明なヘモグロビン（Hb）の低下なく，術後出血も認めませんでした。水分出納は，オーバーバランスで，術前体重＋2kg，軽度浮腫がありましたが，医師と相談し許容範囲と判断しました。そして，人工呼吸器の設定を，CPAP＋PSモード，F₁O₂0.4，PEEP 5cmH₂O，PS 5cmH₂Oにしました。

15分後，呼吸回数が32回/分となり，呼吸補助筋の使用，冷汗が見られ，SpO₂ 91％，PaO₂ 68Torr，心拍数120回/分（VPC多発，ST変化なし），血圧140／80mmHg，RASS＋1と，SBT成功基準から不適合となりました。そのほかの所見として，気道分泌物量の増加，水泡音の増強，類鼾音が著明となったため，吸引を行い，ヘッドアップ15°からファーラー位以上の体位を維持しました。同時に人工呼吸器の設定を元に戻すことで，呼吸状態の安定化と共に，RASS 0となり，**気管チューブの苦痛がないため，鎮静薬の再開はせずに原因検索を行いましたH**。

今回のSBT失敗の原因は，体液過剰に加えて，人工呼吸器の陽圧が減少したことで静脈還流が増大し，過剰な前負荷によって左心不全から肺水腫が生じたからであると考えられます。また，呼吸困難感の原因としては，気道分泌物の増加による換気面積の低下と中枢気道の閉塞，機能的残気量の低下による換気量の低下とガス交換障害による低酸素血症が考えられます。さらに今後，術後2日目に向かうにつれ，**リフィリングI**によるさらなる循環血液量の増大から左心不全症状が増大すると考えられました。そこで，ドブタミン（ドブトレックス®）1μg/kg/分を開始し，一回心拍出量を保ちながら，尿量の確保を目的に利尿薬の投与を開始しました。また，疼痛コントロールを行いながら，可能な範囲で早期離床を進め，体位ドレナージによる気道浄化に努めました。

術後2日目，ドブタミンの投与を中止しても尿量が100mL/時を維持でき，前日よりもマイナスバランスとなり，血行動態は安定しました。肺うっ血も改善傾向となり，気道分泌の量も減少しました。そして，再度SBTを行い，すべての項目を達成し，成功となりました。

●Step3：抜管

抜管に伴う最大のリスクは，人工気道がなくなって発生する上気道狭窄・閉塞です。人工呼吸器離脱プロトコルでは，特に抜管後の急変を想定することが強調されています。そのため，抜管前のあらゆる危険因子を熟考し，抜管前に十分な対応を行い，抜管後も基準（**表2**）を参考に早急に対応することが重要です。

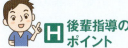

H 後輩指導のポイント

SBTを闇雲に延長させることは避けるべきです。また，SBTの成功率は80％であり，残りの20％は失敗するという報告があります[4]。離脱失敗の回数は，ICU死亡率の上昇やICU滞在期間の延長と関連しており，特に離脱開始から1週間以上経っても成功できなかった群は，その割合が高いと言われています[5]。したがって，SBT失敗後の原因検索は必須であり，原因が当日に対処可能であれば，翌日に再度プロトコルを開始しますが，対処できない場合は，プロトコル開始の延期を考慮することが大切です。

I 知っておきたい用語

間質から血管内へ体液成分が移行することを言う。外傷，熱傷，急性中毒，環境障害，感染などの侵襲が生体に加わると，微小血管の透過性が亢進し，血漿成分が間質（いわゆるサードスペース）へ漏出する。手術後は，2～3日でリフィリングが起こる。

表2 抜管失敗の基準

- 抜管後2時間で呼吸数＞25回/分
- 心拍数＞140回/分，抜管前から20％以上の変動あり
- 呼吸筋疲労，呼吸仕事量の増加を示唆する臨床所見の出現
- SpO_2＜90％，PaO_2＜80Torr（F_IO_2≧0.5）
- $PaCO_2$＞45Torr抜管前から20％以上の増加
- pH＜7.33

Boles JM, et al.：Weaning from mechanical ventilation. Eur Respir J, 29（5），1033-1056, 2007.

写真 チューブエクスチェンジャー（COOK JAPAN株式会社）

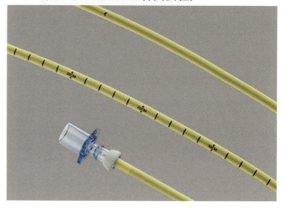

NPPV
非侵襲的陽圧換気：non-invasive positive pressure ventilation

J 理解が深まる関連知識

気管チューブ内にあらかじめチューブエクスチェンジャーを挿入した状態で抜管すると，抜管後の気道狭窄時に，再挿管のガイドとして使用できます（写真）。

K 後輩指導のポイント

抜管後の上気道狭窄・閉塞は，喉頭浮腫や舌根沈下などによる上気道狭窄と気道分泌物の喀出不全によるものがあります。いずれにせよ，上気道狭窄を起こすと，数分で低酸素状態から心停止に至る可能性が高い上に，バッグバルブマスク換気が行えず，気管挿管できない状態である換気不能挿管不能状態（CVCI）となる危険があります。ラリンジアルマスクの挿入や，外科的気道確保により気道確保を行えるよう予測しておくことが大切です。

CVCI
換気不能挿管不能：cannot ventilate cannot intubate

JCS
ジャパン・コーマ・スケール：Japan Coma Scale

GCS
グラスゴー・コーマ・スケール：Glasgow Coma Scale

抜管の実践

術後3日目，SBT成功後，抜管リスクを評価しました。まず，抜管後気道狭窄の危険因子のうち，「長期挿管（＞48時間）」「女性」の2項目が該当しました。カフリークテストは，150mL＞110mL：陰性となりました。次に，再挿管の危険因子では，頻繁な口腔内吸引と，水分過多は軽減しているものの存在していることから，高リスク群に該当したと判断しました。そこで，再挿管の準備を行い，抜管後の非侵襲的陽圧換気（NPPV），**チューブエクスチェンジャーJ**を準備した上で抜管となりました。

抜管後は，上気道狭窄の特徴的な症状である抜管後喘鳴と吸気時の連続性副雑音（ストライダー）に注意しました。抜管直後，水泡音が増悪し，呼吸回数30回/分で呼吸補助筋を使用していたため，前述した陽圧換気解除に伴う肺うっ血であると判断し，NPPVを装着しました。**抜管後120分までNPPVに伴う気道分泌物による窒息を含む上気道狭窄症状に注意しながら経過観察しましたK**。その後，呼吸回数20回/分，10L/分マスクで$SpO_2$96％，心拍数100回/分（SR），血圧100/60mmHg, JCS0, GCS E4V5M6で経過し，呼吸様式は正常でした。血液ガスデータ上，低酸素血症や高二酸化炭素血症，アシドーシス，電解質異常といった異常も認められず，再挿管することなく経過しました。

人工呼吸器離脱プロトコルに「使われる」のではなく，「使う」ことが大切

人工呼吸器離脱は，プロトコルどおりにすれば，最善のアウトカムを保証するというものではありません。人工呼吸器離脱過程におけるリスクを俯瞰的にとらえ，対応していくための道しるべです。したがって，何かのチェックリストのようにただ手順をなぞるだけでは意味がありません。プロトコルの効果を最大限発揮するためには，看護師は，呼吸に関する形態機能や疾患，および治療に関する知識を身につけた上で，患者から得られた情報を基に患者の呼吸状態を判断し，早期回復への援助方法を導き出すことが必要です。そして，コミュニケーション能力も高めながら，プロトコルを「使い」こなして，多職種連携を推進し，患者のベストプラクティスを目指すことが大切です。そのための一助として，日本クリティカルケア看護学会では，人工呼吸器離脱プロトコルに関するe-learningやシミュレーションセミナーを実施していますので，ぜひご活用ください。

ワンポイントアドバイス
・プロトコルを見ながらでもよいので,まずは使ってみましょう。
・医師や先輩に相談する時の根拠として,プロトコルを活用してみましょう。

引用・参考文献
1）Esteban A, et al.：A comparison of four methods of weaning patients from mechanical ventilation. Spanish Lung Failure Collaborative Group. N Engl J Med, 332（6）, 345-350, 1995.
2）Girard TD, et al.：Efficacy and safety of a paired sedation and ventilator weaning protocol for mechanically ventilated patients in intensive care（Awakening and Breathing Controlled trial）：a randomized controlled trial. Lancet, 371（9607）, 126-134, 2008.
3）日本集中治療医学会,日本呼吸療法医学会,日本クリティカルケア看護学会：人工呼吸器離脱に関する3学会合同プロトコル,2015年2月28日.
https://www.jslcm.org/pdf/kokyuki_ridatsu1503b.pdf（2019年4月閲覧）
4）Boles JM, et al.：Weaning from mechanical ventilation. Eur Respir J, 29（5）, 1033-1056, 2007.
5）Sellares J, et al.：Predictors of prolonged weaning and survival during ventilator weaning in a respiratory ICU. Intensive Care Med, 37（5）, 775-784, 2011.
6）日本クリティカルケア看護学会監修：人工呼吸器離脱のための標準テキスト,学研メディカル秀潤社,2015.
7）井上茂亮編著：ICUケア観察ポイントチェック帳,P.46,日総研出版,2016.

敗血症性ショック

ベストプラクティス編

京都橘大学 看護学部 看護学科 助手　平井　亮

敗血症性ショックのケアに活かすコツ
1. 介入はできるだけ早く！　治療の流れを知っておくことが重要。
2. 抗菌薬は"広く叩いて，絞り込む"。ポイントは血液培養と情報収集！
3. 輸液は入れるだけじゃない！　重要なのは"その輸液が効いているか"。

敗血症性ショックの治療の流れを念頭に

　急性の全身性循環障害であるショックは，心血管の異常により血圧低下や組織低灌流が生じ，組織や臓器の酸素代謝が障害される病態です。ショックは，それを導く直接の血管病態によって大きく4つの分類（血液分布異常性ショック，循環血液量減少性ショック，心原性ショック，心外閉塞・拘束性ショック）にまとめられるのは，皆さんもよくご存じでしょう。敗血症性ショックは，この分類の中で「血液分布異常性ショック」に分類されます。

　敗血症に伴う臓器障害は時間経過と共に進行するため，できるだけ早い段階で敗血症を発見することが重要となります。また，敗血症と診断された後には，できるだけ早い介入が必要になります。国際的な敗血症診療ガイドライン[1]が4年ごとに更新されているように，敗血症に対する治療戦略は日進月歩です。これは，たくさんの臨床研究によってエビデンスが日々アップデートされているからなのですが，一つひとつのエビデンスに踊らされているようでは適切な看護もできません。大切なのは，目の前の患者に対して，「いつ，何が，なぜ」行われ，その中で「何を，どのように」注意するべきなのかを理解しておくことです。「最新知見を知っていることは必要条件であって十分条件ではない」。クリティカルケア看護師としてエキスパートを目指すのであれば，このことを念頭に，最新のエビデンスをインストールしていきたいものです。

　本稿では，敗血症性ショックの患者の「血行動態安定化のための治療の流れ」（**図1**）をベースに，輸液療法を中心に，クリティカルケア看護師としてどのような実践が求められるのかを考えていきます。

敗血症性ショックの患者の治療は"ただちに"始まる

　至極当然なことですが，命の危機に瀕しているショックの患者に対する治療の大前提は，"命を救うこと"です。目の前の患者が危険な状態にあると感じた瞬間，意識を確認して気道確保をすると共に呼吸状態と循環動態を確認すること（ABCアプローチ）は，敗血症性であろうがなかろうが変わりありません。

図1 血行動態安定化のための治療の流れ

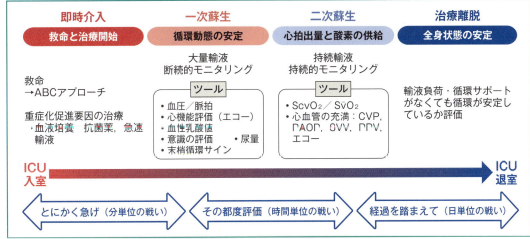

Lipcsey M, Castegren M, et al.：Hemodynamic management of septic shock, Minerva Anestesiol. 81（11），1262-1272, 2015.を基に筆者作成

ScvO₂
中心静脈酸素飽和度：central venous oxygen saturation

SvO₂
混合静脈血酸素飽和度：mixed venous oxygen saturation

CVP
中心静脈圧：central venous pressure

PAOP
肺動脈楔入圧：pulmonary artery occlusion pressure

SVV
一回拍出量変化：stroke volume variation

PPV
脈圧変動：pulse pressure variation

これらの当然の対応に加えて，敗血症性ショックの患者に対して"ただちに"行うべきこととして，次の2点が挙げられます。

①敗血症の原因となる感染を抑える
②循環動態を安定させるための輸液投与

● まず，敗血症の病態のおさらい

人の体は，体内に病原体（細菌，真菌，ウイルスなど）が侵入しただけで全身がダメージを受けるわけではありません。たとえ体内に病原体が侵入したとしても，自己の免疫力が病原体の攻撃力に勝っていれば，全身性のダメージは受けません。ちなみに，この体内に病原体が存在しているけれど全身性のダメージを受けていない状態を，「菌血症」と言います。

敗血症は，「感染に対する制御不十分な生体反応に起因する生命に危機を及ぼす臓器障害」[1]と定義されているように，自身の免疫力では病原体に打ち勝つことができなくなった状態です。そして，敗血症性ショックは，「敗血症のサブセットで，循環や細胞機能，代謝の異常により死亡率を増加させるに足る状態」[1]と定義されています。つまり，敗血症が重症化した状態が敗血症性ショックということです。

敗血症は，病原体の感染に伴うメディエーター（サイトカイン）の産生に引き続く複雑な病態を呈しています。体内に侵入した病原菌が全身性に猛威を振るうと，生体防御反応として種々のメディエーターが産出されます。このメディエーターは，細胞内皮障害に伴う血漿成分の漏出や全身血管の拡張を引き起こします。その結果，循環血液量が相対的に不足した状態となり，低血圧が惹起され，組織障害につながります（図2）。

● とにかく早く！ 血液培養を取ったら抗菌薬を投与！

図2を見ても分かるように，敗血症性ショックのそもそもの原因は，病原体が猛威を振るうことです。この猛威は病原体の増殖に比例するため，できるだけ早く病原体を倒すことが重要となってきます。自身の免疫力ではコントロールができなくなっている以上，病原体を倒すためには抗菌薬に頼る必要があります。そして，**敗血症では抗菌薬はとにかく早く投与することが肝要となります**Ⓐ。

Ⓐ エキスパートの視点

敗血症に対する抗菌薬投与は，敗血症診断から1時間以内に投与すること[2,3]や，敗血症性ショックと認知してから3時間以内に投与すること[4]が推奨されています。しかし，この時間に関する根拠は乏しく，「救急トリアージから3時間以内または，ショック認知から1時間以内の抗菌薬投与は，死亡に関して有益性は認められなかった」と報告されているように[5]，抗菌薬の投与は時間にこだわりすぎず，とにかく早く投与することと理解しておいてもよさそうです。

図2 敗血症性ショックの病態生理の概要

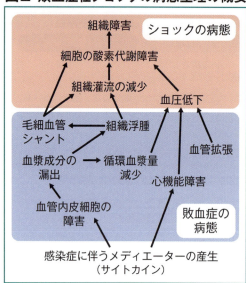

Lipcsey M, Castegren M, et al.：Hemodynamic management of septic shock, Minerva Anestesiol. 81（11）, 1262-1272, 2015.を基に筆者作成

図3 抗菌薬のde-escalation

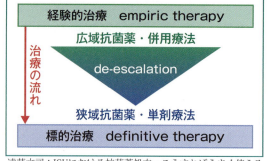

遠藤文司：ICUにおける抗菌薬処方～こうすればうまく使えるde-escalation, レジデント, Vol.8, No.12, P.78～84, 2015.

抗菌薬には，その種類によって効果を発揮しやすい病原体と，効果が期待できない病原体があります。患者の体内で猛威を振るっている病原体が"何者か"分かっていれば，より効果的な抗菌薬投与が可能になるのです。この"何者か"を特定してくれるのが血液培養なのですが，結果が出るまでには時間がかかります。しかし，結果が出るまで抗菌薬を投与するのを待っていたら，病原体の猛威にやられてしまいます。そのため，**血液培養の結果が出るまでは"恐らく効果があるであろう"守備範囲の広い抗菌薬を投与し，血液培養の結果が出てからは効果が証明されている抗菌薬を投与すること（抗菌薬のde-escalation）が標準的な治療となります**[2,3] **B**。

しかし，"恐らく効果があるであろう"抗菌薬の選択は慎重に行う必要があります。敗血症の初期にやみくもに守備範囲の広い抗菌薬を投与することは，副作用や常在細菌叢の破綻により予後を悪化させる可能性があり[6]，抗菌薬のde-escalationが安全に行えない可能性があります。適切な抗菌薬を選択するためには，患者が置かれている状況から，どの抗菌薬を使用すべきか判断しなければなりません。この判断をする上では，患者を苦しめている病原体が何者であるのかを予想するための情報収集が重要になります。

クリティカルケア看護師には，感染源をアセスメントするための綿密なフィジカルイグザミネーションや問診，ICUに搬入されるまでに病棟でどのような状況であったのかを病棟看護師から詳しく聞き取るなど（敗血症性ショックに陥るまでの状況を把握するため）の情報収集能力が求められます。ここでは，ショック状態にある患者の救命処置を行いつつ，1分1秒を争う限られた時間の中で，いかに広い視野を持つことができるかが鍵となります。

敗血症性ショックの患者がICUへ入室してきたばかりの段階では，受け持ちの看護師が患者の状況をアセスメントすることに専念できるように，ABCアプローチや血液培養の採取などの比較的ルーチン化されている作業をサポート看護師に依頼するなどの臨機応変さも求められます。

> **B エキスパートの視点**
>
> ICUで行われる抗菌薬治療は，主に経験的治療と標的治療です。抗菌薬治療を開始する際には，想定される感染巣に十分作用することと，疾患と重症度，患者背景を考慮して決定した「カバーすべき」原因菌（想定される原因菌）に有効な抗菌薬を，施設の基準などを基に選択します。これが経験的治療（empiric therapy）であり，結果的に抗菌薬の守備範囲は広域となることが多くなります。次いで，後日判明した培養検査と抗菌薬感受性試験の結果を踏まえ，感染巣・原因菌に対して最善な抗菌薬への変更を行います。これが標的治療（definitive therapy）です（図3）。

表 敗血症性ショックにおける輸液治療のフェーズ

フェーズ（段階）	目標
救命期（rescue phase）	ショックにより生命の危機に瀕した状態を救命すること
最適化期（optimization phase）	組織灌流を最適化し、臓器障害の進行を最小限に食い止めること
安定化期（stabilization phase）	ショックが管理され、維持程度の輸液で状態の安定化を図ること
漸減期（de-escalation phase）	ショックから離脱し、積極的に除水をしていくこと

Hoste EA, Maitland K, Brudney CS, et al.：Four phases of intravenous fluid therapy：a conceptual model. Br J Anaesth, 113（5），740-747, 2014.を基に筆者作成

●フェーズを意識した輸液管理
～輸液治療の目標は流動的なもの

　血液分布異常による急性循環不全の是正のためには、輸液負荷は切っても切れません。敗血症性ショックと判断されてから"ただちに"行われる輸液負荷のことを初期蘇生と呼び、国内外の敗血症診療ガイドライン[2,3]の中でも重要な位置づけとなっています。これは、"水分が不足しているのであれば、それをすぐに補いましょう"ということですので、当たり前なこととも言えるでしょう。

　現に、救命を目的に搬送された敗血症患者に対する初期蘇生は、世界的にも標準の治療戦略[7～10]となっています。ガイドラインでは、敗血症性ショックと診断されてから1時間以内に30mL/kgまたは2L以上の輸液負荷を行い、それ以降は患者の循環動態を綿密にモニタリングしながら輸液負荷を継続することが推奨されています[2,3]。

　敗血症性ショックにおける輸液治療のフェーズは、救命期（rescue phase）、最適化期（optimization phase）、安定化期（stabilization phase）、漸減期（de-escalation phase）の4つに分類されます（表）。これらのフェーズを意識することで治療経過を俯瞰でき、各フェーズにおける輸液治療の目標を明確にできます。ただ、敗血症性ショックと一概に言っても患者ごとに重症度も違うため、これらの各フェーズは「このフェーズなら○時間」と明確に分類することができないので注意が必要です。重要なのは、患者の状況・時間経過によって治療目標が流動的に変わっていくことを念頭に置くことです。例えば、先述の初期蘇生は、救命期に行う輸液負荷と考えてよいでしょう。

　比較的大規模な多施設観察研究[11]では、敗血症性ショックの患者に初めて接触した時から1時間（救命期）で1L以上（ここで昇圧薬を開始されていることが多かった）、1～6時間（救命期～最適化期）で2.4L以上、6～24時間（最適化期～安定化期）で1.6～3.5Lの輸液を投与することが患者の死亡率を低下させていたことが報告されています。つまり、敗血症性ショックの患者には、1日で7L前後の輸液が投与されることになります。しかし、必要となる輸液量は患者の重症度によっても左右されるため、これはあくまで目安としての認識にとどめておくことが肝要です。

C 後輩指導のポイント

古典的な輸液の考え方では，晶質液は投与量の4分の1が血管内にとどまるとされています[12]。これに対し，膠質輸液（代用血漿 D，アルブミン製剤）は理論上，晶質液の3倍が血管内にとどまるとされており，ショック時に使う輸液として理想的と思われます。しかし，代用血漿では腎機能障害や凝固能障害，アルブミン製剤ではアレルギーや感染のリスクが高まるというデメリットがあります。

膠質輸液は，敗血症患者に限らず頻用されるものであり，膠質輸液の落とし穴については，クリティカルケア看護師の教育でも大切になるでしょう。

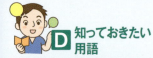

D 知っておきたい用語

デキストラン製剤やHESなどの人工的に製造された血漿です。血漿膠質浸透圧を維持することで，循環血漿量を確保することを目的として使用されます。

HES
ヒドロキシエチルデンプン：hydroxyethyl starch

E エキスパートの視点

輸液反応性の評価では，晶質液であれば500mL，膠質液であれば250mLを10～30分で急速投与します。その結果，一回拍出量または心拍出量が10～15%増加すれば輸液反応性あり，増加を認めなければ輸液反応性なしとします[13]。

"ただちに"に続いて行うこと

●その輸液は必要かアセスメントする

敗血症性ショックの患者に接触して"ただちに"初期蘇生を行ってからは，循環動態の安定化を目指した持続的な輸液負荷を行うことになります。これは，"足らない水を補う"という一見単純なことのようですが，非常に複雑なアセスメントを必要とします。

敗血症性ショックに対して使用する輸液は，細胞外液（晶質液）を基本とすることが推奨されています[2, 3] **C**。

しかし，健常人であっても，細胞外液は投与後30分を過ぎると急激に血管外に漏出するという報告もされています[13]。まして，敗血症性ショックの重症患者では，この漏出スピードも加速します。このことからも，"輸液を入れても入れても漏れ出てくる"ことが容易に想像できるでしょう。ただし，漏れ出るのだからどんどん輸液をすればよいということでもありません。

図4 循環血漿量減少時の各種パラメータの変化

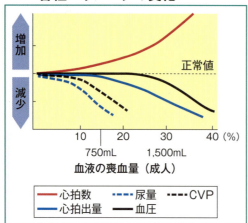

Plenderleith L：Hypovolemia. Anaesthesia & Intensive Care Medicine, 8, 60-62, 2007.を基に筆者作成

敗血症性ショックに対する輸液負荷の目的は，至適な循環血漿量を確保することです。多すぎる輸液は心うっ血を引き起こすだけでなく，いずれ血管外に漏れ出て組織障害を助長します。逆に少なすぎる輸液は循環不全を是正することができず，こちらも組織障害を助長することになります。多すぎても少なすぎてもダメで，至適な量が必要なのです。

●輸液反応性の評価

至適な輸液量を推し量るための指標は，輸液のフェーズによって変わります。安定化期を脱するまでは，ショックの状態が続いている状態です。このフェーズの指標は「輸液反応性」です。**輸液反応性とは，"投与した輸液によって一回拍出量または心拍出量が増加するか／しないかを確認する"という概念です** E 。心拍出量の評価には，侵襲的なデバイス（フロートラックセンサー®やプリセップCVオキシメトリーカテーテル®など）が必要になります。この侵襲的デバイスが挿入されていない段階（または，デバイス自体がない場合）では，一回拍出量や心拍出量を正確に測定することはできません。また，たとえこれらのデバイスが使用できたとしても，SVVやPPVなどの動的パラメータは，自発呼吸や不整脈がある時には正確性が下がるとも言われています[14]。そのため，フィジカルイグザミネーションやバイタルサインの測定により，循環動態のアセスメントを並行して行うことが重要となります。

この時，体内でどの程度の水分が不足すると各種パラメータにはどのように影響するのか（**図4**）ということを念頭に

置いた綿密なモニタリングは，患者の循環動態をより正確にアセスメントすることにつながります。この綿密なモニタリングとアセスメントこそ，24時間患者のそばにいる看護師の力が最大限に発揮できることと言えるでしょう。頻繁にバイタルサインを測定するだけでなく，デバイスのチェック（キャリブレーションや圧校正など）を行うことも，モニタリングの精度を高めることにつながります。これらは，クリティカルケア看護師なら誰にでもできる当たり前のことですが，"当たり前のことを確実に実施すること"が患者の回復につながると意識し続けることは，忘れられがちです。

目の前の患者を救うためには，目の前のことだけを見ていればよいのではない

最後に，『日本版敗血症診療ガイドライン2016』の中で，ひっそりと，それでいて力強く主張されている一文を紹介します。

「敗血症は，その病原体や感染巣，さらには病態，病期も様々である。一つのアルゴリズムや推奨を単純に当てはめることで功を奏する疾患ではない。さらには，患者の病状のみならず医療者のマンパワーやリソース，患者・家族の意向など勘案して，臨床家の判断が下されるべきものである」[3]。

敗血症との戦い方は日進月歩で，エビデンスも日々蓄積されています。一方で，敗血症診療が功を奏す場合ばかりではないことも事実です。これは，「この方法だけを守っていればよい」というゴールドスタンダードがないことを物語っています。目の前の患者に合った治療戦略は，目の前の患者のアセスメントなくして実践できません。一方で，より良いアウトカムを達成するためには，目の前の患者だけを見ていても十分ではないでしょう。現状での最大限のアウトカムに貢献するために，自分には何ができるのかを問い続け成長する能力。これもクリティカルケア看護師として求められているのかもしれません。

- 下肢挙上の目的は，血圧を上げる：×，輸液反応性の評価：○。
- 敗血症になった要因のアセスメントは，最も重要なケアの一つです。

引用・参考文献

1) Singer M, Deutschman C S, et al.：The Third International Consensus Definitions for Sepsis and Septic Shock（Sepsis-3），JAMA, 315（8），801-810, 2016.
2) Rhodes A, Evans LE, et al.：Surviving Sepsis Campaign：International Guidelines for Management of Sepsis and Septic Shock 2016, Critical Care Med, 45（3），486-552, 2017.
3) 西田修，小倉裕司他：日本版敗血症診療ガイドライン2016，日本救急医学会雑誌，Vol.28, No.S1, S1〜S232, 2017.
4) Society of Critical Care Medicine：Surviving Sepsis Campaign Bundles-Revised 4／2015 by SSC Excutive
   http://www.survivingsepsis.org/SiteCollectionDocuments/SSC_Bundle.pdf（2019年4月閲覧）

5）Sterling SA, Miller WR, et al.：The Impact of Timing of Antibiotics on Outcomes in Severe Sepsis and Septic shock：A Systematic Review and Meta-Analysis. Crit Care Med, 43（9）, 1907-1915, 2015.
6）Gilbert DN, Kalil AC, et al.：IDSA POSITION STATEMENT-Why IDSA Did Not Endorse the Surviving Sepsis Campaign Guidelines, Clin Infect Dis, 66（10）, 1631-1635, 2018.
7）ProCESS Investigators, et al.：A randomized trial of protocol-based care for early septic shock, N Engl J Med, 370（18）, 1683-1693, 2014.
8）ARISE Investigators, et al.：Goal-directed resuscitation for patients with early septic shock, N Engl J Med, 371（16）, 1496-1506, 2014.
9）Mouncey PR, et al.：Protocolised Management In Sepsis（ProMISe）：a multicentre randomised controlled trial of the clinical effectiveness and cost-effectiveness of early, goal-directed, protocolised resuscitation for emerging septic shock；Health Technol Assess. 19（97）, 1-150, 2015.
10）Nguyen HB, et al.：Early goal-directed therapy in severe sepsis and septic shock：insights and comparisons to ProCESS, ProMISe and ARISE, Crit Care, 20（1）, 160, 2016.
11）Waechter J, Kumar A, Lapinsky SE, et al.：Interaction between fluids and vasoactive agents on mortality in septic shock：a multicenter, observational study. Crit Care Med, 42（10）, 2158-2168, 2014.
12）柴垣有吾：より理解を深める！ 体液電解質異常と輸液 改訂3版，中外医学社，2007.
13）多田羅恒雄：侵襲時輸液の生理学―知っておきたい体液動態，INTENSIVIST，Vol. 9，No. 2，P.259～271，2017.
14）Michard F, Chemla D, Teboul JL：Applicability of pulse pressure variation：how many shades of grey？ Crit Care, 19（1）, 144, 2015.
15）Lipcsey M, Castegren M, et al.：Hemodynamic management of septic shock, Minerva Anestesiol. 81（11）, 1262-1272, 2015.
16）遠藤文司：ICUにおける抗菌薬処方～こうすればうまく使える de-escalation，レジデント，Vol. 8，No.12，P.78～84，2015.
17）Hoste EA, Maitland K, Brudney CS, et al.：Four phases of intravenous fluid therapy：a conceptual model. Br J Anaesth, 113（5）, 740-747, 2014.
18）Plenderleith L：Hypovolemia. Anaesthesia & Intensive Care Medicine, 8, 60-62, 2007.
19）Cecconi M, Parsons AK, et al.：What is a fluid challenge？ Curr Opin Crit Care, 17（3）, 290-295, 2011.

心原性ショック

ベストプラクティス編

国立循環器病研究センター 看護部 教育担当 副看護師長　増田貴生

> **心原性ショックのケアに活かすコツ**
> ① 心原性ショックで見られる身体所見を見逃さない。
> ② 身体所見から重症度を予測し，迅速かつ適切な治療につなげよう。
> ③ 単に「治療する」のではなく，「効果的な治療であること」が重要。

心原性ショックとは

　心原性ショックとは，心拍出量低下により重度の臓器灌流障害を来した状態を指します。また，心原性ショックは，低心拍出量症候群（LOS）と文献的にほぼ同義であり，「十分な前負荷にもかかわらず心拍出量2.0L/min/m^{2}以下かつ収縮期血圧80mmHg以下である状態，または十分なカテコールアミンや大動脈内バルーンパンピング（IABP）による補助にもかかわらず心拍出量2.2L/min/m^{2}以下かつ収縮期血圧90mmHg以下である状態」と定義されています[1]。

　心原性ショックは，大きく3つの主原因に分類されます（**表1**）。来院時に心原性ショックを呈する患者の約50％は急性冠症候群（ACS）によるものであり，次いで非虚血性不整脈，大動脈疾患が続きます。急性冠症候群の中では，左主幹部（LMT）や，左前下行枝（LAD）近位部の急性心筋梗塞が大半を占めると言われています。

心原性ショックで注意すべき身体所見

　心原性ショックでは，血行動態は**表2**のように変化すると言われています。

　また，血行動態の変化のほか，**左室拡張終末期圧（LVEDP）** Ⓐ の上昇などの変化も見られます。

　心係数（CI）やLVEDPの測定には，肺動脈カテーテル（以下，Swan-Ganzカテーテル）を挿入する必要があります。

LOS
低心拍出量症候群：low cardiac output syndrome

IABP
大動脈内バルーンパンピング：intra-aortic balloon pumping

ACS
急性冠症候群：acute coronary syndrome

LMT
左主幹部：left main coronary trunk artery

LAD
左前下行枝：left anterior descending coronary artery

LVEDP
左室拡張終末期圧：left ventricular end-diastolic pressure

> **Ⓐ 知っておきたい用語**
> 左室が完全に弛緩した拡張終期での左室圧であり，左室前負荷の指標になります。LVEDPが上昇すると，肺動脈カテーテル検査においてLVEDPを反映している肺動脈楔入圧（PCWP）が上昇します。

PCWP
肺動脈楔入圧：pulmonary capillary wedge pressure

CI
心係数：cardiac index

表1　心原性ショックの主原因

主原因	原因疾患
心筋性	心筋梗塞，拡張型心筋症
機械性	僧帽弁閉鎖不全症，心室瘤，心室中隔欠損症
不整脈	

表2　心原性ショック時の血行動態の特徴

	収縮期圧	心拍数	心係数	尿量	脳など重要臓器の血流低下	Forrester分類
低心拍出量症候群	低下，正常	上昇	低下	低下	あり	Ⅲ～Ⅳ
重症心原性ショック	<90	>90	低下	乏尿	あり	Ⅳ

市川幾恵監修，松木恵里編：ICU版　意味づけ経験知でわかる病態生理看護過程，P.287，日総研出版，2014.より引用，改変

MIRU
心筋梗塞研究班：myocardial infarction research unit

SIRS
全身性炎症反応症候群：systemic inflammatory response syndrome

TNFα
腫瘍壊死因子α：tumor necrosis factor-α

IL
インターロイキン：interleukin

NO
一酸化窒素：nitric oxide

B 知っておきたい用語
腫瘍壊死因子のことを示します。脂肪から分泌されるサイトカインの一つで，脂質代謝の調節にかかわります。

C 知っておきたい用語
白血球が分泌し，免疫系の調節に機能します。マクロファージを刺激し，急性反応を誘導する働きがあります。

D 知っておきたい用語
血管内皮由来の平滑筋弛緩因子のことを示します。血管内皮から分泌され，血管平滑筋を弛緩させて血管を拡張させる作用があります。

E 理解が深まる関連知識

Forrester分類の閾値
Forrester分類で示されている閾値は，健常人で突然心臓のポンプ機能が低下した場合に初めて成り立つと言われています。慢性心不全患者では，PCWPが20mmHg以上でも心機能が代償されており，心係数が2.2L/min/m²以下でも尿量は保たれることがあります。

心原性ショックは，最終的に臓器・組織の低灌流を来した状況であるため，臓器循環障害に重きを置いて考える必要があると言われており，**症状や身体所見から判断**することが重要です。MIRU基準では，**血圧と臓器灌流障害を示唆する身体所見**から心原性ショックを判断することが可能です（**表3**）。また，血中乳酸値（＞2mmol/L，＞18mg/dL）も組織灌流障害の鋭敏なマーカーとなります。

心原性ショックは，心拍出量低下による重度の臓器灌流障害であるため，心拍出量の低下に伴う全身への影響を考える必要があります。心拍出量が低下すると，大動脈圧は低下し，その結果冠動脈の灌流圧も低下し，心筋の虚血が拡大します。心筋の虚血の拡大は心臓のポンプ機能を低下させ，さらに心拍出量が低下することで臓器虚血が進行します。これらの状況を放っておくと，生命は危機的な状況に陥ってしまうため，さまざまな**代償機構**が働きます。代償機構の中でも特に重要なのは，交感神経が過度に緊張することによって内因性カテコールアミン（アドレナリン，ノルアドレナリン）の分泌亢進が起こることです。

カテコールアミンの分泌により心収縮力の増大や心拍数増加，さらに抵抗血管である細動脈を収縮することで，心拍出量や血圧の低下を補おうとします。しかし，細動脈の収縮は**左室の後負荷の増大**を来し，心機能の悪化にもつながります。また，心拍出量の低下が持続すると，LVEDP，左房圧は上昇し，PCWPも上昇する，いわゆる左心不全状態となり，肺うっ血から呼吸困難感，咳嗽，血痰な

表3 MIRU基準

収縮期血圧	＜90mmHgまたは通常の血圧より30mmHg以上の低下
臓器灌流障害	①尿量＜20mL/h ②意識障害 ③末梢血管収縮（四肢冷感）

どの症状が認められます。

さらに，心拍出量の低下や細動脈の収縮は，腎臓への血流と酸素運搬も阻害し，尿量は減少します。尿量が減少すると，本来腎臓の重要な役割でもある酸の排出ができなくなり，体内に蓄積することで，血液は酸性に傾きます（代謝性アシドーシス）。また，心原性ショックの状態では，脳など重要臓器への血流も低下するため，意識障害を伴うことがあります。

近年では，全身性炎症反応症候群（SIRS）や神経体液性因子も，次のようにACSにおける心原性ショックの病態に関与していることが示唆されています。

・ACSの発症により炎症性サイトカイン（**TNFα B**, **IL-6 C**）が放出され，心収縮の抑制を来すことに加え，内皮機能障害から冠血流の低下を来します。

・炎症により**一酸化窒素（NO）D**合成酵素の発現が誘導され，過剰なNO放出を引き起こし，体血管抵抗の過剰な低下を介して臓器灌流障害を来します。

心原性ショックの重症度評価

心原性ショックの重症度評価は，Swan-Ganzカテーテルで得られるデータに基づいた**Forrester分類 E**が用いられます（**図1**）。これは，CIとPCWPをそれぞれ縦軸と横軸に置き，正常から心原性ショックまでの4つのサブセットに分類しています。患者から得られたデータに

図1 Forrester分類

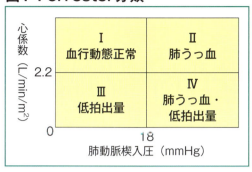

図2 Nohria-Stevenson分類

	dry-warm Profile A うっ血や低灌流所見なし	wet-warm Profile B うっ血所見はあるが低灌流所見なし
	dry-cold Profile L 低灌流所見を認めるがうっ血所見はない	wet-cold Profile C うっ血および低灌流所見を認める

縦軸：低灌流所見の有無／横軸：うっ血所見の有無

低灌流所見	小さい脈圧／四肢冷感／傾眠傾向／低Na血症／腎機能悪化
うっ血所見	起座呼吸／頸静脈圧の上昇／浮腫／腹水／肝頸静脈逆流

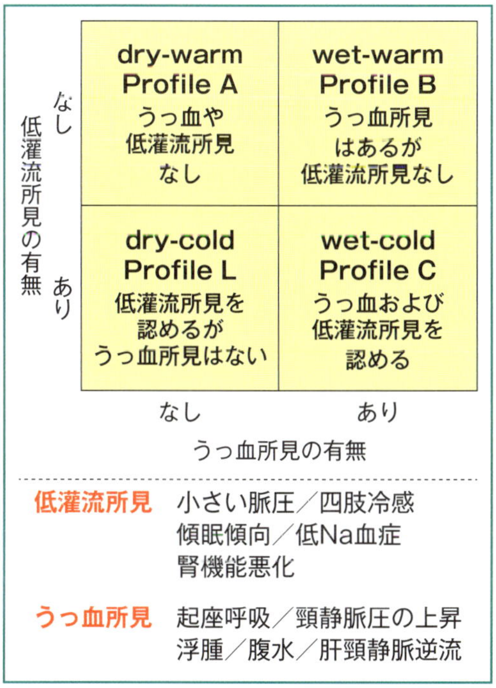

Nohria A, et al. : Medical management of advenced heart failure.JAMA, 287（5）, 628-640. 2002.より引用，改変

表4 Forrester分類に基づく治療

Forrester分類	治療
サブセットⅢ	輸液（生理食塩水），強心薬（ドブタミン，ドパミン）
サブセットⅣ	利尿薬（フロセミド，抗アルドステロン薬，カルペリチド），血管拡張薬（硝酸薬，ニコランジル，カルペリチド），強心薬（ドブタミン，ドパミン，PDEⅢ阻害薬） 【難治性症例】気管挿管による呼吸管理，持続血液濾過透析（CHDF），補助循環（IABP，PCPS，VAD）

PDE
ホスホジエステラーゼ：phosphodiesterase

CHDF
持続的血液濾過透析：continuous hemodiafiltration

PCPS
経皮的心肺補助装置：percutaneous cardiopulmonary support

VAD
補助人工心臓：ventricular assist device

MR
僧帽弁逆流：mitral regurgitation

よって，該当するサブセットに分類されますが，サブセットにより治療方法は異なります。

Forrester分類は，血行動態からサブセットに分類しますが，身体所見から心不全患者の重症度を分類するものとして，Nohria-Stevenson分類（**図2**）があります。こちらは，Swan-Ganzカテーテルの挿入が不要であり，四肢冷感や小さい脈圧などの**低灌流所見**の有無を縦軸とし，起座呼吸や頸静脈怒張などの**うっ血所見**の有無を横軸に置き，4つのProfileに分類されており，心不全患者の重症度

評価に優れていると言われています。

心原性ショックは，Forrester分類ではサブセットⅢ，Ⅳに分類され，重症，難治性であるため臓器障害を来す前に必要な治療・ケアを実施しなければいけません。また，ACSから心原性ショックに至った患者の約12％は，心破裂や急性僧帽弁逆流（MR），心室中隔穿孔などの機械的合併症を原因とし発症し，死亡率も高く，外科的処置を要するため，早期発見と迅速な対応が重要です。

心原性ショックの治療

前述したように心原性ショックは，Forrester分類の該当するサブセットによって治療方針が異なります（**表4**）。

図3はFrank-Starlingの心機能曲線とNohria-Stevenson分類の対比を示しています。Forrester分類のサブセットⅢは概ねProfile Lに該当し，前負荷を増やすために生理食塩水の静脈内投与（250mL/10minで静注）が行われます。Frank-Starlingの心機能曲線は，前負荷の変化により一回拍出量がどのように変化するのかを考えることができ，心不全へのア

図3 Frank-Starlingの心機能曲線とNohria-Stevenson分類の対比

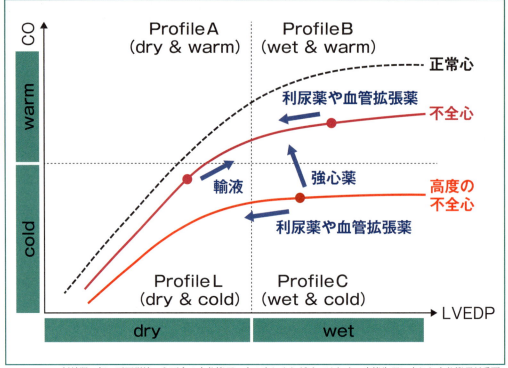

杉崎陽一郎，平岡栄治：心不全の水分管理―水の出し入れだけではなく，病態生理に応じた水分管理が重要，INTENSIVIST, Vol.9, No.2, P.356, 2017.

プローチに有用であると言われています。通常，心原性ショックでは，過剰な輸液により心不全を悪化させる可能性もあり，カテコールアミンなどの投与が優先されます。しかし，ACSによる心原性ショックの患者の約10～15％には，体液喪失に起因するショックが含まれていると言われています。

『急性心不全治療ガイドライン』では，急性心筋梗塞に続発する心原性ショックの至適左室拡張終末期圧は14～18mmHgの範囲であるとされており[2]，輸液に伴う各パラメータ（血圧，心拍数，呼吸数，酸素飽和度，CVP，CI，S$\bar{v}$O$_2$など）の変化や，肺うっ血所見の有無には十分注意しなければいけません。末梢循環不全の所見を伴う低血圧（＜90mmHg以下）の患者の場合は，カテコールアミンの静脈内投与も必要となります。

LVEDPの上昇（前負荷の増大）が見られる心原性ショック（サブセットⅣ）では，強心薬（初期投与はドパミン〈イノバン®〉5μg/kg/min）に加え，利尿薬や血管拡張薬を併用することで，後負荷の軽減，前負荷を減少し，心拍出量をあまり減少させずに肺うっ血を改善させることができると言われています。難治性の患者に対しては，血圧の反応を見ながらドパミンに加えドブタミン（ドブトレックス®），PDEⅢ阻害薬が併用されます。これらの治療に対しても血行動態の改善が見られない場合は，IABP，PCPSなどの補助循環の適応となります。

心原性ショックの患者では，心原性ショックの原因疾患に対して介入をしなければ，死亡率は85％以上に及び，ショック治療と同時に原因検索と原因に対する介入が必須です。原因疾患がACSの場合は，血行再建のため緊急冠動脈造影と冠動脈インターベンションが考慮されます。

CVP
中心静脈圧：central venous pressure

S$\bar{v}$O$_2$
混合静脈血酸素飽和度：mixed venous oxygen saturation

責任病変がLMTもしくは重症の3枝病変であった場合は，CABGが選択されます。

心原性ショックにおける指導のポイント

●心原性ショックの徴候に気づくこと

これまで述べてきたように，心原性ショックでは，血圧の低下と低灌流所見および肺うっ血の所見を見落とさないことが重要です。

低灌流では，脳血流の低下に伴う意識障害の有無や，四肢の冷感やチアノーゼの有無，脈拍の触知の程度，尿量の減少の有無を観察することが重要です。

肺うっ血の所見に関しては，特に呼吸困難感，咳嗽，血痰，呼吸回数の増加や起座呼吸の有無に注意する必要があります。特に，肺うっ血の前兆でもある起座呼吸は見落とさないことが重要です。患者はうっ血の状態を少しでも軽減するために，静脈圧を低下させようと起座位をとります。患者が仰臥位よりも起座位でいる方がなんとなく呼吸が楽そうに見える場合や，痰の絡んだ咳嗽が急に増えた場合は注意が必要です。

これらの情報が異常だと気づくには，ただ患者を見ているだけではいけません。なぜそのような症状が見られるのかを考え，意図的に"耳で聴く""目で視る""手で触れる"ことが必要不可欠です。ICUでは，さまざまなデバイスや生体モニタが装着されており，そこから得られるデータから患者状態をアセスメントしがちです。しかし，それらのデータは正しく測定できていることが前提となります。

例えば，動脈ラインが挿入されている患者で，動脈圧波形が先鋭化していて，モニタに表示されている収縮期血圧は100mmHgあるが脈拍の触知が弱い，もしくは動脈圧波形の山は小さく，表示されている収縮期血圧は70mmHgであるが，脈拍はしっかり触知できるという場面は誰もが経験したことがあると思います。患者のモニタに表示されているデータを過信し過ぎると，このような違いに気づくことはできません。これらの違いに気づくようになるためには，日頃からモニタから得られるデータだけでなく，フィジカルイグザミネーションを駆使して意識的に情報収集する必要があります。

●ショック時に実施したケアを評価すること

ICUで患者の血圧が低下した際，とっさに下肢を挙上することはありませんか。ICUなどではよく見かける光景のように思います。下肢を挙上すると，150〜300mL程度静脈灌流が増加すると言われています。サブセットⅢに該当する患者の場合は，前負荷を増大し，一時的に心拍出量は増えるかもしれません。しかし，これまで述べてきたように，心原性ショックにおいては，患者の状態によって輸液を負荷することで心不全を悪化させることもあります。もちろん，ICUでは血圧低下が心原性ショックに起因していると判断することが難しいこともあるので，下肢挙上を実施することが悪いわけではありません。ここでは，下肢挙上による血行動態の変化に注意し，悪化も

CABG
冠動脈バイパス手術：coronary artery bypass grafting

F 理解が深まる関連知識

心臓血管外科術後は心原性ショックの判断が難しい!?
心臓血管外科術後の数時間は，手術による影響もあり，通常参考にしているさまざまな所見や数値が当てはまらないと言われています。
自覚症状・意識障害：挿管・鎮静されているため不明
冷たい四肢：低体温後の影響の可能性があり，心原性ショックとは限らない
尿量：人工心肺に用いるマンニトールや術中の低体温の影響で，心原性ショックによる腎障害があっても尿量が維持されることがある
乳酸アシドーシス：術中の低灌流や高用量のカテコールアミンが影響している可能性がある
経胸壁心エコー：複数のドレーンや縦隔内の空気によりエコー画像の描出が困難

則末泰博：心臓血管外科術後のショック，INTENSIVIST, Vol. 8, No.1, P.119, 2016.より一部引用

しくは改善がなければ，中断することを考慮することが重要です。

実施したケアを評価するためには，ケアする意図をしっかりと考える必要があります。「（ある症状）があるから，〜を実施する」のではなく，「（ある症状）があるから，**なぜ〜を実施するのか**」を考えられるよう支援することが重要です。

- 「頭の先から足先まで」症状を見逃さない観察スキルを習得しましょう。
- 「何かおかしい」と気づいたら，「何がおかしい」のか考えることが大切です。

引用・参考文献
1) 則末泰博：心臓血管外科術後のショック，INTENSIVIST，Vol.8，No.1，P.119，2016.
2) 日本循環器学会：循環器病の診断と治療に関するガイドライン（2010年度合同研究班報告），急性心不全治療ガイドライン（2011年改訂版）
3) 市川幾恵監修，松木恵里編：ICU版 意味づけ経験知でわかる病態生理看護過程，P.287，日総研出版，2014.
4) Nohria A, et al.：Medical management of advenced heart failure. JAMA, 287（5），628-640. 2002.
5) 杉崎陽一郎，平岡栄治：心不全の水分管理―水の出し入れだけではなく，病態生理に応じた水分管理が重要，INTENSIVIST，Vol.9，No.2，P.356，2017.
6) 阿古潤哉，村木浩司：ACSの急性期合併症3―ショック，INTENSIVIST，Vol.5，No.1，2013.
7) 杉崎陽一郎，平岡栄治：心不全の水分管理―水の出し入れだけではなく，病態生理に応じた水分管理が重要，INTENSIVIST，Vol.9，No.2，2017.
8) 佐藤直樹：血圧が低めの急性心不全の治療をどうするか？，INTENSIVIST，Vol.2，No.4，2010.
9) 道又元裕：道又元裕のショックと侵襲の講義 実況中継，学研メディカル秀潤社，2016.
10) 市村研三，的場哲哉，前原喜彦他：心原性ショック患者への対応，medicina，Vol.54，No.11，2017.

出血性ショック

ベストプラクティス編

近畿大学病院 ICU部 看護師長
集中ケア認定看護師 **神谷健司**

> **出血性ショックのケアに活かすコツ**
>
> ❶ ショックの分類と共に，出血性ショックの徴候を理解しよう。
> ❷ 体液分布と出血性ショック時に起こる体液の変動を覚えよう。
> ❸ 出血性ショック時のヘモグロビン濃度の推移にも注意が必要。

ショックとは

ショックという言葉は，1743年にLe Dranにより重症外傷後の患者が突然虚脱することを示す言葉として使用されたと言われています。その後，研究が進み分類や治療として発展しました。

ショックとは，生体の有効循環血液量が全身的かつ急激に低下することで末梢組織が低灌流状態となり，毛細血管での種々の交換障害が引き起こされることを指します。そのため，重要臓器や組織の微小循環が障害された結果，多臓器不全を来し，適切な対処を行わなければ死に至る可能性があります。原因によって「循環血液量減少性ショック」「血液分布異常性ショック」「心原性ショック」「心外閉塞・拘束性ショック」の4つに分類（**表1**）されます。

本稿では，体液喪失による循環血液量減少性ショックの中でも出血性ショックを中心に話を進めますが，4つの分類について簡単に説明しておきます。

循環血液量減少性ショックは，出血や脱水，腹膜炎，熱傷などが原因で，血管内を流れる血液の量が減少，つまり循環血液量が減少することで起こります。血液分布異常性ショックは，細菌の産生する毒素や抗原抗体反応（アナフィラキシーショック）が原因で末梢血管が拡張したり，脊髄くも膜下麻酔時のショックや脊髄損傷により細静脈の緊張が低下したりすることで引き起こされます。心原性ショックは，心筋梗塞や重症不整脈，弁膜症などが原因で起こります。心外閉塞・拘束性ショックは，緊張性気胸や心タンポナーデなどが原因で心充満圧が低下することで低心拍出量となり引き起こされます。

原因はさまざまですが，病態には多くの場合共通点があり，類似の経過で進みます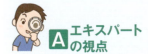。ショック状態に陥ると，最初に「突然の虚脱状態を示す」と述べましたが，症状としてショックの5P，つまり蒼白，虚脱，冷汗，脈拍不触知，呼吸不全が出現します。重要な観察項目なので，**表2**にまとめておきます。

これらの症状は，生体がショック状態を回避するための機能を働かせている状況と言えます。この機能を代償性または非代償性ショックと呼びます（**表3**）。ショック状態による生体への影響は，回復が遅くなればなるほど不可逆的となります。つまり，発見と治療の開始が早いほど予後は良いと言えます。

> **A エキスパートの視点**
>
> ショック状態は5Pという共通の症状を呈しますが，同じ症状だから同じ治療方法というわけではありません。各々のショックの見分け方，治療法をしっかり押さえておくことが大切です。

表1 ショックの4分類

循環血液量減少性ショック	心原性ショック
出血性ショック 体液喪失	心筋症 機械性 不整脈
血液分布異常性ショック	心外閉塞・拘束性ショック
感染性ショック アナフィラキシーショック 神経原性ショック	心タンポナーデ 収縮性心膜炎 重症肺塞栓症 緊張性気胸

道又元裕監修，尾野敏明編著：イラストでわかる！ICUナースの生体侵襲ノート，P.124, 日総研出版，2015.

表2 ショックの5P

症状	原因
蒼白（pallor）	血圧低下 交感神経緊張
虚脱（prostration）	循環血液量減少 心拍出量低下
冷汗（perspiration）	汗腺が開くことによる発汗 交感神経緊張
脈拍不触知（pulselessness）	循環血液量減少 心拍出量低下
呼吸不全（pulmonary insufficiency）	循環血液量減少 頻呼吸

表3 ショックの病態

段階	臨床所見
代償的段階 （代償性ショック）	・血圧を維持するために代償機能が働く ・生体の緊急事態に対する交感神経の緊張 ・末梢血管収縮，循環血液量の増加，心拍出量の増加により血圧を維持しようとする ・心拍数増加，脈圧減少，末梢血管収縮，水分・塩分の体内貯留
進行的段階 （非代償性ショック）	・組織の微小循環の障害 ・重要臓器の灌流障害 ・体液量の喪失，生理活性物質（サイトカイン）の産生増加，血管内凝固の亢進，血圧低下
不可逆的段階 （不可逆性ショック）	・組織の微小循環の重度な障害 ・重要臓器の機能不全 ・強い血管収縮と血管内凝固，消化管上皮の壊死による細菌の侵入，アシドーシスの進行，サイトカインの活性化などによる細胞死

片貝智恵：出血性ショックと心原性ショックの輸液・薬剤投与の違いとは？，重症集中ケア，Vol.13, No.5, P.19, 2014.

出血による血圧変動のメカニズム

自身の体に傷ができ出血が起こった場面を想像してみてください。程度の差にもよりますが，切り傷による出血で血圧低下が起こるわけではありません。しかし，臨床で明らかに出血が原因で状態が悪くなる患者を担当した経験があるのではないでしょうか。そのため，出血が続くどこかのタイミングで状態悪化に陥ると考えることができます。

血圧変化は，動脈圧受容器から迷走神経や舌咽神経の求心路を介して脳幹の血管運動中枢に達します。血圧が低下すると求心路の活動が減少するので，血管運動中枢は賦活化されます。血管壁の交感神経終末からノルアドレナリン，副腎髄質からはアドレナリンが分泌されて血圧を維持しようと働きます。

また，出血性ショックの場合は，血液量を回復するような機能が働きます。急激な血液量の減少は，心肺部圧受容器反射を起こし，バソプレシンと**レニン-アンジオテンシン-アルドステロン系（RAA系）** B を介して尿量と尿中NaClが減少します。そして，血圧低下は毛細

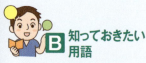

B 知っておきたい用語
血圧や循環血液量をコントロールするホルモンの総称です。血圧低下や腎血流の低下に伴い賦活化します。

図1 体液の分布と組成

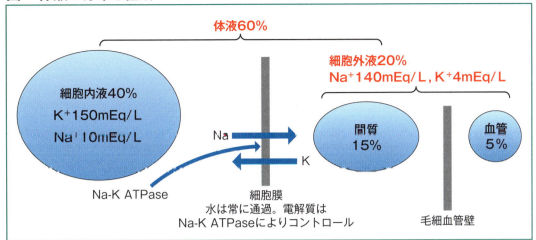

管圧の低下につながるため，血管内に向かって体液の移動が起こります。ショック時初期に起こる口渇は，さらなる体液喪失を予防するための行動と言えます。

明らかに出血が原因と考えられる血圧の低下では，循環器系が出血による血圧低下に耐えられるかが問題となります。**血液は全量の30％程度を喪失すると生命維持が困難となり，緊急対応が必要となるため，その対処方法も非常に重要となります**。血液の喪失する割合に対する体の反応を知っておくと，ベッドサイドでのケアや観察にも役立つので，次は体液分布の構成を見ていきましょう。

体液の分布

出血を起こすと，当たり前ですが血管内の血液が減少します。その減少は，体の中での体液量の構成に変化を起こします。私たちの体は大半が水で構成されており，成人では**除脂肪体重**のうち体液が占める割合は約60％です。この体液は細胞内と細胞外に2対1の割合で分布し，さらに細胞外液は間質と血管内に3対1の割合で分布しています（**図1**）。何らかの理由で血管内の組織灌流が低下すると，間質と血管の間で体液の移動が起こります。

また，**図1**では体液中での細胞内液と細胞外液の割合を示しています。各々の主な陽イオンを表示しているのは，輸液した時の分布がどのように配分されるのかを理解してもらうためです。後ほど説明します。

血管内の代償性の反応

血液が失われると，ある一定の状態まで失われた血液を代償しようとします。最も早い段階での反応は，間質液からの毛細管内への体液の移動です。この毛細血管再充満により血液量の15％を補充します（**図2**）。**このようにして血液量は維持されるので，軽微な症状しか認めないこともあります。しかし，この患者の体が代償反応を起こし，安定を維持し続けている状態でのサポートが重要だと言えます**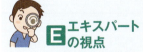。出血が15～30％に達すると，心拍数の上昇や血圧の変化が起こります。交感神経の反射により血管を収縮させ血圧と重要臓器への血流を維持しようとしますが，身体からの水分の喪失を最小限にするため尿量は減少します。そ

C エキスパートの視点

実際の臨床の場面で，何％の出血が起こっているかを正確に知ることのできるケースはあまりありません。前述したショック症状やバイタルサインの変化，検査値などから緊急性を判断し，今必要な処置が何かを判断する必要があります。

D 知っておきたい用語

体重から体脂肪を引いた値。筋肉や骨，内臓，体液などの重さ。

E エキスパートの視点

ショック症状をできるだけ早く発見するのがポイントです。すぐに治療が必要な状態でなくても，患者の状態を把握しておくことで観察強化につながります。

図2 間質から血管への水の移動

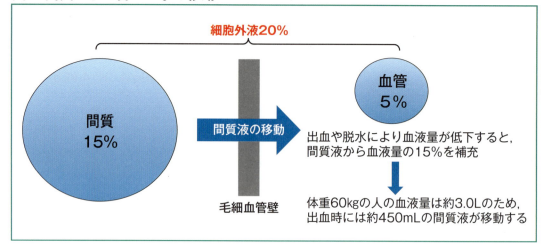

細胞外液20%
間質 15%
間質液の移動
血管 5%

出血や脱水により血液量が低下すると，間質液から血液量の15%を補充

体重60kgの人の血液量は約3.0Lのため，出血時には約450mLの間質液が移動する

毛細血管壁

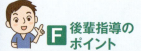

F 後輩指導のポイント

代償反応は生命維持のために起こる反応ですが，その徴候を観察することでショック状態の早期発見につながります。また，代償反応で状態を維持している患者には，普段実施しているケアが負担になる場合もあります。後輩にケアを指導する際も，患者の状態に対するケアの影響を考えながら実施することが大切です。

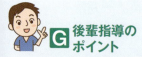

G 後輩指導のポイント

ショック時の観察点は，特別な項目ではなく普段の患者ケア実施時の観察項目として組み込める内容だと思います。バイタルサイン測定時に意識して観察することで，より早期にショック状態の発見につながります。

して，30～40%の出血で，非代償性の循環血液量減少性ショックを引き起こします F 。

ベッドサイドで出血性ショックと気づくには？

最初に述べたように，ショック時の症状は同じような経過をたどることが多く，観察する項目も共通点が多いと言えます。そのため，ショックを疑うような所見があれば，ショックの5Pを確認します。

ベッドサイドに行き，いつもより元気のない蒼白な患者を見かけたらどうしますか？　まずは，ショックの徴候が出ていないかを確認しましょう。

例えば，脈を触れてみて頻脈かどうか，脈拍が微弱かどうかを確認すると同時に，患者に触れることで冷汗が出ていないかをチェックすることができます。出血により循環血液量が低下し交感神経が緊張すると，末梢血管が収縮し皮膚が冷たく湿潤します。皮膚状態の観察も同時に行いましょう。そして，必要な観察項目を確認しながら声をかけることで，意識レベルがどの程度なのか，反応が早

いのか遅いのかなども観察することが可能です。脳への血流低下や代謝性アシドーシスにより，せん妄や突然の意識状態の変化が出現することも多いため，意識障害が出現した場合はショック状態を疑う必要があります。

これらは，**普段ベッドサイドで実施していることと変わりはないのではないでしょうか。つまり，5Pを意識して患者を観察すれば，ショック状態の有無をいつも意識して診ることができるということです** G 。

出血性ショックを起こす原因疾患としては，大動脈瘤破裂や外傷性の血管損傷，消化管出血などが挙がります。ただし，注意が必要なのは，これらの疾患で急激な出血が起こると，前述のような代償性の反応があるとは限らないことです。突然の意識消失を伴う血圧低下や徐脈などの症状と共に状態変化がもたらされるため緊急対応が必要です。また，急激な出血直後はヘモグロビン（Hb）濃度には反映されないことが多く，検査値を見る時は注意が必要です（図3）。図3には，ヘモグロビン数と血漿量を表した絵を記載しています。正常に比べる

図3 見かけのヘモグロビン濃度

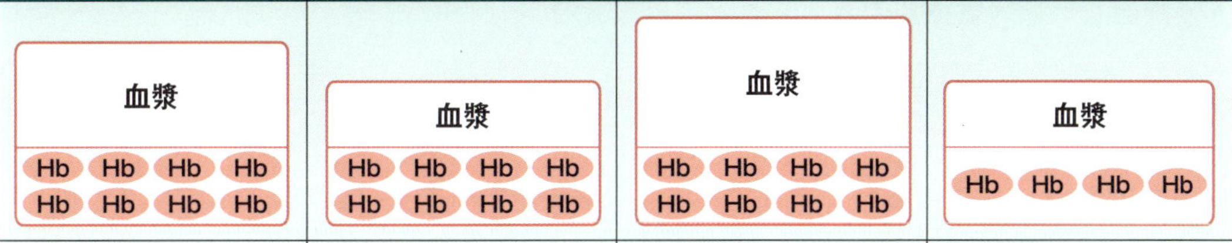

正常	脱水	体液過剰	出血直後
Hb濃度正常	Hb濃度上昇 Hb量は変化ないが，血漿量が低下し濃度上昇した状態	Hb濃度低下 Hb量は変化ないが，血漿量が増加し濃度低下した状態	Hb濃度正常 Hb量が低下しているが，出血などにより血漿量も低下した状態
Hb量→ 血漿量→	血液濃度上昇 Hb量→ 血漿量↓	血液濃度低下 Hb量→ 血漿量↑	血液濃度正常 Hb量↓ 血漿量↓

医療情報科学研究所編：病気がみえる vol.5 血液，P.17，メディックメディア，2008.

と，脱水時はヘモグロビン数に対して血漿の量が低下するので，血液の濃度は上昇します。しかし，体液過剰時には，同じヘモグロビン数であっても，体液量が増加するので血液濃度は低下します。そして，**急激な出血の後では，ヘモグロビン数は低下しているにもかかわらず血漿量も低下しているため，血液の濃度に変化はありません**。

そのため，出血性ショック状態の症状を呈しても，すぐには血液濃度に反映されないことがあります。血液濃度が低下するのは，出血性ショックに対して輸液負荷をかけた後や，間質から体液が移動した後になるということを覚えておいてください。

出血性ショック時の対応

出血性ショックの場合に，出血の原因部位が明確ならば，状態を維持しながら止血する必要があります。ただし，十分な循環血液量を保つことが最も重要であり，止血処置と同時に早急な輸液が必要となります。そのため，患者の観察やケアと同時進行で輸液が投与できる静脈ルートの確保が必要です。輸液ルートの有無で行動の優先順位が変わるため注意してください。

例えば，出血性ショックだと気がついた段階で輸液ルートが留置されていれば，輸液投与を行いながら次の行動が開始できます。一方，輸液ルートの確保ができていない患者では，まずルートを留置するところから始めないといけません。なぜなら，ショック状態に陥ると，血管の収縮が起こるため時間の経過と共に静脈路の確保が困難となるからです。

前述した「体液の分布」の項で記載した細胞内液と細胞外液の陽イオンの値（**図1**）は，投与する輸液に関係します。循環血液量を確保するために輸液が重要と言っても，何を投与してもよいというものではありません。そのため，細胞外液の主な陽イオンである，Na^+ 140mEq/L に調整された生理食塩水（0.9% NaCl）の投与が基本となります。

重要なことは，投与した輸液が，体液

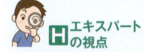

エキスパートの視点

検査値的には正常でも，循環血液量が低下した危険な状態かもしれません。観察の強化と輸液負荷が必要な状態です。

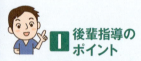

HES
ヒドロキシエチルデンプン：
hydroxyethyl starch

後輩指導のポイント

出血性ショック時は，生命維持が最優先です。ショック時には同時にさまざまな処置を実施する必要がありますが，状態により緊急度や必要な処置が変化していきます。状態のアセスメントを行いながら，急変に備えた準備も実施できるように指導する必要があります。

60％のうちのどの部分に分布されるのかを理解して輸液管理をすることです。ただし，生理食塩水は細胞外液に比べてCl^-が多いため，大量に投与することで代謝性アシドーシスに移行します。そのため，循環血液量減少性ショックの患者には，乳酸や酢酸などのアルカリ化液を添加した細胞外液である乳酸リンゲル液や，酢酸リンゲル液を投与します。乳酸や酢酸は生体内で代謝され，重炭酸（HCO_3^-）になるので輸液によるアシドーシスへの移行を遅らせることが可能です。また，急激な循環血液量低下には，細胞外液よりも分子量が高いHES製剤やデキストラン製剤などの代用血漿製剤も有効ですが，凝固障害や腎機能障害などの副作用に注意が必要です。

適切な輸液治療を施しても低血圧が遷延する場合は，昇圧薬の使用も考慮する必要があります。しかし，出血のコントロールが付いていない状況では，血圧の上昇により出血を助長する可能性があるため，投与後の十分な観察を行いましょう。

出血による循環血液量低下に対して必要な輸液を実施すると，血液は希釈され血液濃度が低下します。血液濃度が低下するため，ヘモグロビンの低下による酸素化の障害や膠質浸透圧低下による浮腫，血液凝固障害など種々の問題が発生します。検査値を観察しながら，輸血や凝固因子などの補充が必要になります。

> **ワンポイントアドバイス**
> ・患者の体に触れることで得られる情報がたくさんあります。数値の変化だけでなく，全身の状態を観察しましょう。
> ・ショックの5Pは，重要な観察項目です。覚えておきましょう。

引用・参考文献
1）道又元裕監修，尾野敏明編著：イラストでわかる！ICUナースの生体侵襲ノート，P.124，日総研出版，2015.
2）片貝智恵：出血性ショックと心原性ショックの輸液・薬剤投与の違いとは？，重症集中ケア，Vol.13，No.5，P.19～25，2014.
3）医療情報科学研究所編：病気がみえる vol.5 血液，P.17，メディックメディア，2008.
4）Burton M.Altura他編，小山省三訳：ショックと外傷〈基礎編〉，西村書店，1992.
5）Paul L.Marino著，稲田英一監訳：ICUブック 第3版，メディカル・サイエンス・インターナショナル，2008.
6）遠藤正之編著：ケーススタディ輸液ガイダンス，P.1～4，中外医学社，2006.

栄養障害

ベストプラクティス編

那覇市立病院 看護部 急病センター 看護師長
集中ケア認定看護師 **清水孝宏**

栄養障害のケアに活かすコツ

1. 健常時・飢餓時・侵襲時の代謝変動をつかむ。
   それぞれ異なる代謝を理解し，それを意識した栄養療法を考えてみる。
2. 栄養の投与設計を立てることができる。
   エネルギーや投与たんぱくを患者ごとに意識した栄養療法を考えてみる。
3. 栄養による合併症を理解して予防に努める。
   高血糖とリフィーディング症候群は栄養療法の合併症である。

　病気により日常生活が正常に営めなくなった状態を援助するのが，看護師の役割です。日常生活は各個人でパターンが異なりますが，活動・休息，そして食事や排泄は共通しています。つまり，食べられなくなった患者に適切な量（カロリー），質（各種栄養素の配分），投与方法などを調整するのが役割となります。また，栄養は投与するだけではなく，適切に消化吸収が行われて栄養素が代謝され，その後排泄されるまでの一連の過程を見守らなくてはなりません。栄養療法は適切なカロリーや栄養組成など，まだ解明・確立されていない部分も多く存在します。そのような現状を踏まえ，現在行われている栄養療法のベストプラクティスについて解説します。

代謝について知っておきたいこと

●健常時の代謝（図1-A）

　健常時の代謝では，適切な栄養補給がなされ合成と分解のバランスが保てていれば，体重は一定に保たれます。激しい運動を繰り返すなど代謝が上昇した状態が続くと，分解が合成を上回り，不足したエネルギーを補うのに自身の体脂肪が燃焼し，体重が減少します。これとは逆に，過剰なエネルギーを摂取し，活動量が少なく合成が分解を上回れば肥満となります。

●飢餓時の代謝（図1-B）

　飢餓状態とは，栄養補給が途絶えた状態です。代謝は抑制され，分解と合成も抑制されます。合成するだけの栄養補給がないため，体脂肪や体たんぱくが分解

図1　各時期における代謝変動

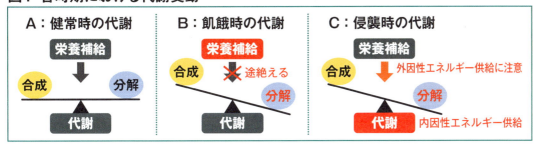

A エキスパートの視点

侵襲による代謝変動は，バイタルサインや血液データ，尿量や浮腫の状態などを観ながら侵襲が制御されているかどうかを日々観察します。バイタルサインであれば頻脈・頻呼吸の改善や血圧の安定化など，血液データであれば炎症反応の改善です。尿量や浮腫も重要な観察項目で，水が外に出ることが侵襲の改善の一つの目安です。

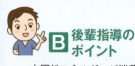

B 後輩指導のポイント

内因性エネルギーが消費されているところに外因性エネルギーを供給するので，常に過剰なエネルギー供給になっていないかという視点を持つことが重要です。ポイントとしては高血糖，腎機能・肝機能の悪化などです。

され，エネルギーとして供給されます。飢餓のような栄養補給が絶たれたことによる栄養の低下が低栄養（栄養失調）です。栄養補給を再開すれば栄養状態は改善します。

今時，飢餓の患者は少ないのではと思うかもしれません。しかし，実際の臨床では意外にも多くの飢餓状態の患者と遭遇する機会があります。代表的なのが，神経因性食思不振症の患者です。それ以外にも，アルコール依存症の患者や担がん患者，慢性疾患を抱え長期間低栄養状態に曝されていた患者や著しい偏食のあった患者にも注意が必要です。このような患者にむやみに栄養療法を行うことで発症するリフィーディング症候群については，後ほど解説します。

●侵襲時の代謝（図1-C）

侵襲時は代謝が上昇します。これは，感染や外傷などの侵襲により交感神経系の働きが高まることや，体内のカテコールアミンやグルカゴン，ステロイドホルモンなどの分泌が増加することが原因です。これら神経・内分泌系が活性化し，侵襲と闘っています。つまり，侵襲が改善しなければ代謝は上昇したままだと解釈すると，分かりやすいと思います。

侵襲による代謝変動が起こっている状態では，体たんぱくや脂肪がエネルギーとして燃焼します A。これを異化状態と言います。侵襲が大きければ異化亢進も大きく，体たんぱくや体脂肪の燃焼も大きくなります。また，侵襲が続く限り異化も続きます。侵襲時には，体たんぱくや体脂肪が異化という形でエネルギーに変換されています。つまり異化とは，内因性のエネルギーを供給していることになります。このような状態で，栄養補給（外因性エネルギー）を行う時は，**過剰なエネルギー供給にならないよう注意が必要です B**。

栄養の基本的な設計

炭水化物（糖質），脂質，たんぱく質，この3つを三大栄養素と言います。これにビタミンとミネラルを含めると，五大栄養素となります。これら五大栄養素をバランスよく含んだ食事を，消費しているカロリーに応じて過不足なく補給することが栄養管理です。

健常者ならば，性別や年齢，活動量から必要とするカロリーを想定します。ここでは，必要とするカロリーを2,000kcalと想定します。**これを基に三大栄養素である炭水化物（糖質），脂質，たんぱく質の必要量を算出します。日本人の食事摂取基準（2015年版）（厚生労働省）[1]によると，健康な成人に対する各栄養素の割合は，概ね炭水化物が60％，脂質20％，たんぱく質20％です（図2）。この各割合をカロリー（kcal）に**

図2 一般的な食事内容における栄養素の内訳

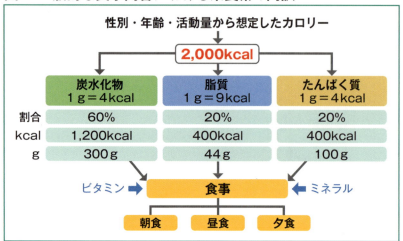

換算すると，炭水化物1,200kcal，脂質400kcal，たんぱく質400kcalとなりますC。さらに各栄養素をgに換算すると，炭水化物は1gが4kcalなので300g，脂質は1gが9kcalなので44g，たんぱく質は1gが4kcalなので100g必要となります。2,000kcalを各栄養素の割合に応じて配分した食事内容（献立）を考え，これを1日3回に分けて摂取するのが一般的です。

摂取した栄養素は各々に役割があります。炭水化物は主にエネルギー源に，脂質は細胞膜やホルモンの基質に，たんぱく質は血液や身体の構成成分となります。

事例から学ぶ栄養障害の原因と対策

事例

70代，男性，身長158cm，体重58.7kg
主病名：穿孔性腹膜炎
既往歴：糖尿病，高血圧，慢性心房細動
入院前の生活：自宅で妻と2人暮らし。日常生活はすべて自立しており，趣味は園芸。週末はゴルフに行くことが多かった。
経過：発熱と嘔吐があり，近くの病院を受診したところ胃腸炎と診断され，抗菌薬と整腸薬を処方され帰宅した。その後，38℃の発熱と腹部膨満，嘔吐，悪寒戦慄を認め，立ち上がるのも困難な状態となったため，救急車を要請し来院となった。

来院時のバイタルサインは，体温37.4℃，心拍数120回/分，血圧110／70mmHg，呼吸数42回/分，SpO₂90％（室内気）。腹部CTにて小腸の著明な拡張と液面形成，腸管壁気腫，肝内門脈に至るガス像が認められ，穿孔性腹膜炎にて緊急手術となった。手術では穿孔性腹膜炎による虫垂の穿孔を認め，虫垂および小腸の部分切除を施行。術中から血圧が低く，尿量も少なく循環不全を合併しており，術後ICU管理となった。

ICU入室後，輸液負荷や新鮮凍結血漿，ノルアドレナリン（0.5μg/kg/min）を使用し，徐々に循環動態が安定した。翌日には尿量が560mL／8時間と流出し，ノルアドレナリンも0.1μg/kg/minまで下げられた。血圧134／82mmHg，脈拍88回/分，呼吸数18回/分，人工呼吸器管理中でPEEP5cm H₂O，酸素濃度30％でSpO₂98％と呼吸状態は安定している。胃管が挿入されており，排液は200mL/日で胃液様。

検査データは白血球数7,400/μL，Hb 11.8g/dL，CRP25mg/dL，Alb2.4g/dL，BUN23mg/dL，Cr1.0mg/dL，Na 144mEq/L，K 3.8mEq/L，Cl102mEq/L。

輸液ラインは右の内頸部より中心静脈ラインが確保されている。鎮静薬と鎮痛薬が投与されているが，呼びかけに返答あり，意思の疎通は可能な状態で，腹部膨満はなく，腹痛の訴えもない。排ガスや排便はまだ確認できていないが，腸蠕動音については微弱ながら聴取可能。

主治医から「そろそろ栄養を考えないといけない」と指示があり，術後2日目に栄養投与が検討された。

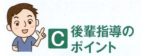

C 後輩指導のポイント

投与目標カロリーや三大栄養素の配分など，患者の体型や疾患により異なることを後輩と一緒に考える時間があると教育にもつながります。何も教えられていない後輩たちは，もしかすると1号液，3号液，細胞外液に栄養が含まれていると思っているかもしれません。

図3 栄養設計とポイント

	基本的な栄養設計	事例の栄養設計	ポイント
投与カロリーの設定	25kcal/kg/日で目標カロリーを設定 BMIが正常範囲ならば実体重を採用	BMI24で正常範囲内 58.7×25＝1,467kcalが目標カロリー	1,476kcalを当面の目標カロリーとし徐々に増量。達成時に再評価
投与たんぱく量の設定	重症患者1.0〜1.2g/kg/日 持続的腎代替療法中 1.5〜2.0g/kg/日 腎障害あり0.8〜1.0g/kg/日	重症患者,腎障害・腎代替療法なし 重症患者1.0〜1.2g/kg/日 投与たんぱく量59〜70g/日	経腸・経静脈からの投与たんぱく量をチェックし，BUNとCrをモニタリング
投与ルートの決定	消化管が使用できる→経腸栄養 消化管が使用できない→静脈栄養検討	消化管が使用できる→経腸栄養	蠕動音・排便・排ガス確認ができなくても開始する。開始後は腹部症状や排便を観察
投与計画	経腸栄養→持続投与または間欠投与 静脈栄養→開始時期，栄養組成 1週間後目標カロリーの70〜80％投与	持続投与を選択 1週間後に1,026〜1,180kcalを目標	術後，蠕動も弱めなので持続投与を選択。400→600→800→1,000kcalというようなペースで増量
	投与開始	投与開始	投与開始後目標カロリーに到達あるいはトラブルがあれば投与カロリーの設定に戻り，再度計画を立てる

●栄養アセスメント

本事例の栄養アセスメントをしてみます。まず，入院前の栄養に関連した情報として，**70代と高齢ながら週末はゴルフを楽しむ筋力があります。BMIは24kg/m²と正常範囲内です。実際の臨床では，上下肢の筋肉量や力の強さなども栄養状態の参考所見としています。入院前の状態から，低栄養や栄養障害はなかったものと判断します**D。

次に栄養障害についてです。虫垂穿孔から腹膜炎を発症し，体内に炎症が波及し敗血症性ショックとなっていました。しかし，術後ICUに入室し，ノルアドレナリンも減量でき，ショックから離脱できています。CRPが25mg/dLと上昇していたことからも，炎症により異化は亢進していたことが考えられます。炎症による異化亢進やCRPの上昇は体たんぱくを消費させるため，低アルブミン血症となります。つまり，もともとは栄養状態に問題なかったが，腹膜炎による炎症で栄養障害となったと解釈できます。

この栄養障害は，炎症が改善すると共に軽快していくことになります。炎症の改善の目安として，ノルアドレナリンの減量やバイタルサインの安定，尿量の増加などを参考にします。本事例では炎症が改善傾向にありました。しかし，炎症が悪化の方向に向いている場合は，栄養を開始しても慎重に増量することや，時には中止を検討することもあります。

●栄養投与設計

図3に基本的な栄養設計の考え方，事例における栄養設計とそのポイントをまとめました。これら栄養設計の考え方は，2016年にまとめられた『日本版重症患者の栄養療法ガイドライン』に則っています。

まず投与カロリーの設定についてです。患者の身長と体重からBMIを算出します。BMIが正常範囲の19〜24kg/m²であれば実体重で，正常範囲を逸脱している場合は標準体重で目標カロリーを算出しま

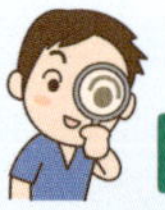

D エキスパートの視点

患者の入院前の生活状況は，栄養に関する重要なアセスメントとなります。特に活動量（運動量）や全身の筋肉量は，蓄えているエネルギーの指標です。

す。算出する計算式（推算式）は，簡易式25kcal/kg/日を用います。事例ではBMIは24kg/m²と正常範囲内なので，1,467kcal/日が目標カロリーとなります。この目標カロリーを栄養開始の初日から投与するのではなく，徐々に投与量をアップしていきます。

次に，投与する1,467kcalの栄養組成を考えます。栄養組成とは，三大栄養素の配分です。前述したように，日本人の食事摂取基準に沿った栄養素の配分ならば，糖質880kcal，脂質293kcal，たんぱく質293kcalと設定します。

これは一般的な健常者の栄養組成配分になりますので，重症患者に向いている栄養組成配分にする必要があります。その方法として，まずは必要なたんぱく投与量を決定します。本事例は重症患者で，腎代替療法は実施していません。また，Crは1.0mg/dL，BUNは23mg/dLと正常範囲内なので，腎機能に問題はないと判断します。そこで，**投与たんぱく量を1.0～1.2g/kg/日に設定する** E と，59～70g/日となります。1,467kcalでたんぱく質が59～70g含まれている栄養剤を選択します。

次に投与ルートについてですが，**消化管が使用できるのであれば消化管の使用を優先します** F 。経腸栄養の開始に当たり，腸蠕動音や排便，排ガスの確認が開始の指標ではありません。これらの確認を待ってからの経腸栄養の開始では，24～48時間以内の早期経腸栄養のタイミングを逃してしまいます。また，重症患者は消化管の機能が低下しているので，何かしら消化管内に投与しなければ，腸蠕動や排ガス，排便が始まらないという考え方を持つべきです。

経腸栄養の開始に当たり，本事例の患者は高齢で術後であることを考慮し，持続投与を選択しています。投与量の増量は1週間後に目標カロリーである1,467kcalの70～80％の1,026～1,180kcalになるように，持続投与のペースをアップしていきます。その際，輸液量の調整を怠ると水分投与が過剰となるので注意が必要です。

投与計画を立てた後に投与を開始し，ステップアップしていく上で，電解質やBUN，Crのモニタリングは必須です。消化管機能の評価としては腹部症状，排便の状況を観察し，全身状態の評価としては尿量，酸素濃度，バイタルサインを総合的に評価します。特にトラブルがなければステップアップし，トラブルがあれば投与カロリーの設定や投与ルート，投与計画などを再度検討します。

● **事例の経過**

本事例は2週間後には目標カロリーに到達し，炎症の改善と共に血清アルブミン（Alb）値も上昇しています。投与たんぱく量も1.5g/kg/日まで増量し，術後1カ月で血清アルブミン値は3.4g/dLまで回復しています。リハビリテーションについても平行棒をゆっくり歩行できるレベルまで進んだ段階で，急性期のリハビリテーション施設に転院となっています。

本稿では，順調に炎症が改善した事例を提示しましたが，術後に縫合不全を起こす事例や，腹腔内に炎症が残っている事例，腎障害や呼吸障害などの多臓器障

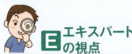

重症な患者では異化が進みます。異化とは，体のたんぱく質がエネルギー（糖質）に変換されることです。この時期にたんぱくを多く入れても，異化を抑制することはできません。しかし，異化が抑制された時におそらくたんぱくも合成に向かうので，重症患者へのたんぱく投与は多め（1.2～1.5g/kg）という意見が多いです。

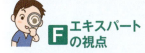

早期経腸栄養は感染性合併症を減らします。また，重症な状態から回復した時にスムーズに消化吸収するための消化管を作るために，早期経腸栄養に取り組んでいます。

害を合併する事例も経験します。そのようなケースには、栄養投与量を増減することや、より消化吸収を助けるような蠕動運動を促す薬剤の使用、水分投与量や電解質の調整、血糖コントロールなど、綿密な観察と調整が必要になります。「原疾患や合併症が改善する方向に進むよう栄養療法が土台を支えている」というような考え方で栄養とかかわっています。

リフィーディング症候群

食べ物を長期間摂取していない飢餓状態では、体内の脂肪をエネルギー源としています。このような状況の中で糖質を急激に供給すると、脂質代謝から糖代謝に切り替わります。糖代謝に切り替わることで2,3-ジホスホグリセリン酸（2,3-DPG）やアデノシン三リン酸（ATP）などの血清リンに関連するリン酸の産生が増えます。2,3-DPGやATPは細胞内に移行し消費され、血清リン値は低下します。

また、脂質代謝から糖代謝に切り替わることで、それまで抑えられていたインスリン分泌が増え、カリウムやナトリウムの細胞内への取り込みが起こります。カリウムやナトリウムの細胞内への取り込みは、低カリウム血症や低ナトリウム血症を起こします。これら**リフィーディング症候群**Gによる電解質異常は、心不全や呼吸不全、神経・筋の障害を起こします。

先日、60代の男性患者が敗血症性ショックで入院し、ICUで人工呼吸管理となっていました。身長160cm、体重57kg、BMI22kg/m²でした。自宅から出ることのない生活習慣で、食事は1日1食、内容はほぼ炭水化物のみとの情報でした。BMIは正常範囲でしたが、患者の身体を確認すると両下肢の浮腫を認め、上下肢の筋肉はかなり痩せ細っていました。

経腸栄養と静脈栄養の併用で栄養を開始していましたが、リフィーディング症候群が気になり血清リン値をモニタリングすると、2.6mg/dL（基準値2.7～4.6mg/dL）で、その翌日には1.9mg/dLまで低下し、内服のリン製剤が開始となりました。その後、血清リン値は3.3mg/dLまで上昇しました。イギリスのガイドライン[2]では、BMI18kg/m²以下、5～10日以上の経口摂取低下、10～15%以上の体重減少が最近あったこと、アルコール依存や糖尿病、がん化学療法中の患者などが、リフィーディング症候群のリスクファクターとして記載されています。

重症患者の血糖管理

重症患者では、侵襲による神経・内分泌系の賦活化により血糖値が上昇します。もともと糖尿病が既往にある患者ではさらに血糖値が上昇し、糖尿病と診断されていない予備群の患者も高血糖が目立つようになります。また、治療におけるステロイド薬の使用も血糖値を上昇させます。重症患者の高血糖の持続は、感染性合併症の増加やICU-AWの発症因子として注目されています。

重症患者における高血糖をコントロールする目的でインスリンを使用することが多々ありますが、血糖値の低下はその後の血糖値の上昇へとつながり、日内変

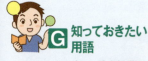

知っておきたい用語

リフィーディング症候群はICUではまれではありません。本文中に示したリスクファクターを抱える患者にはぜひ、血中リンとマグネシウムのモニタリングをお勧めします。そして、ゆっくり栄養を投与していくように注意してください。

ICU-AW
ICU関連筋力低下：ICU-acquired weakness

動の幅も大きくなります。血糖値の変動は酸化ストレスを増加させ，死亡率を増加させる可能性も示唆[3]されています。重症患者の目標とする血糖値は概ね140～180mg/dLの範囲内で，できれば日内変動の幅も気にしたいところです。

血糖値を上昇させる要因は，神経・内分泌系の賦活化や糖尿病に関連した要因のほか，投与する栄養剤の組成も影響します。通常の経腸栄養剤の組成は60％前後が糖質（炭水化物）です。糖質の投与が多ければ血糖値は上昇します。この糖質の割合を少なくすれば血糖値の上昇を抑えることができ，インスリンの使用も抑えられます。例えば，メイバランス®1.0という通常の栄養剤を1,000kcal投与すると，その中に含まれる糖質は約155gとなります。同じ1,000kcalでもペプタメン®インテンスという栄養剤では含まれる糖質が約75gと半分以下になります。

世間では"低糖質""糖質ゼロ"などが注目され，糖質過剰摂取の問題点が注目されています。日本人の食事摂取基準に基づいた健康な成人の各栄養素の割合について前述しましたが，**近年この割合についても見直される傾向にあるようです**。具体的には，炭水化物（糖質）の割合です。炭水化物が60％を超えた配分では，全死亡リスクが上昇したという大きな前向きコホート研究[4]が発表されました。重症患者においても，低糖質で高たんぱくあるいは高脂質な栄養剤が主流になるかもしれません。

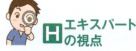

エキスパートの視点

医学をはじめ，常識とは時代の流れと共に見直されます。昔からこうだから，このように習ったという固定観念を改め，患者にとって必要な知識のアップデートが常に必要なのが医学です。

> **ワンポイントアドバイス**
> - 患者の個別性を考え，患者は個々の疾患を含め違うことを認識した栄養療法を意識しましょう。
> - 重症患者に実施している栄養は，活動性や水分バランス，炎症の改善で評価しましょう。
> - 栄養以外のリハビテーションやメンタルサポート，家族ケアも忘れないようにしましょう。

引用・参考文献
1）厚生労働省：日本人の食事摂取基準（2015年版）の概要
https://www.mhlw.go.jp/file/04-Houdouhappyou-10904750-Kenkoukyoku-Gantaisakukenkouzoushinka/0000041955.pdf（2019年4月閲覧）
2）National Institute for Health and Care Excellence（NICE）：Nutrition support for adults：oral nutrition support, enteral tube feeding and parenteral nutrition. NICE clinical guideline 32, 2006.
3）Egi M, et al.：Variability of blood glucose concentration and short-term mortality in critically ill patients. Anesthesiology, 105（2），244-252, 2006.
4）Dehghan M, et al.：Associations of fats and carbohydrate intake with cardiovascular disease and mortality in 18 countries from five continents（PURE）：a prospective cohort study. Lancet, 390（10107），2050-2062, 2017.
5）日本集中治療医学会重症患者の栄養管理ガイドライン作成委員会：日本版重症患者の栄養療法ガイドライン，日本集中治療医学会雑誌，Vol.23，No.2，P.185～281，2016.
6）日本集中治療医学会重症患者の栄養管理ガイドライン作成委員会：日本版重症患者の栄養療法ガイドライン：病態別栄養療法，日本集中治療医学会雑誌，Vol.24，No.5，P.569～591，2017.
7）日本集中治療医学会重症患者の栄養管理ガイドライン作成委員会編：日本版 重症患者の栄養療法ガイドライン 総論2016＆病態別2017（J-CCNTG）ダイジェスト版，真興交易医書出版部，2018.

急性肝障害

日本赤十字社 前橋赤十字病院 ICU
看護係長／集中ケア認定看護師 阿部絵美
看護師／群馬県立県民健康科学大学 看護学研究科 博士前期課程 栗原知己

急性肝障害のケアに活かすコツ
1. 肝臓の持つ生命維持に必要な機能や働きについて理解する。
2. 急性肝障害に対する治療は，肝臓に対する治療と全身の管理が必要となる。
3. 患者の身体面だけでなく，精神・社会面にも看護介入する。

A エキスパートの視点
肝臓の機能と働きは生命維持に不可欠です。

INR
国際標準比：international normalized ratio

B 理解が深まる関連知識
類縁疾患として遅発性肝不全（LOHF）があります。肝性脳症が出現するまでの期間が8～24週の症例を指します。

LOHF
遅発性肝不全：late onset hepatic failure

　肝臓は代謝の中枢として機能し，グリコーゲンやたんぱく質，凝固因子の合成などを行い，ビリルビンの代謝などの働きをしています。そのほか，アンモニアや薬物など有害物質の解毒と排泄，胆汁生成，生体防御などの多くの機能を担っています **A**（**表1**）。肝障害とは，薬剤やアルコールなど何らかの要因で，これらの肝臓の機能が障害された状態ですが，日本においては急性肝障害について明確な定義は存在しません。慢性疾患のない患者の肝障害が急激に悪化し，肝性脳症や黄疸，腹水，出血傾向などの肝不全症状を生じる病態が急性肝不全とされており，本稿では急性肝不全とその代表疾患である劇症肝炎に焦点を当てて解説します。

急性肝不全と劇症肝炎とは

●急性肝不全

　急性肝不全は，正常肝ないし肝予備能が正常と考えられる肝に肝障害が生じ，「初発症状出現から8週以内に，高度の肝機能障害に基づいてプロトロンビン時間が40％以下ないしはINR値1.5以上を示すもの」[1]と定義されています。肝性脳症が認められない，または昏睡度がⅠ度までの「非昏睡型」と，昏睡度がⅡ度以上の肝性脳症を呈する「昏睡型」に分類され，「昏睡型急性肝不全」はさらに，初発症状出現から昏睡度Ⅱ度以上の肝性脳症が出現するまでの期間が10日以内の「急性型」と，11日以降56日以内の「亜急性型」に分類されます。急性肝不全は，原因によってウイルス性や自己免疫性，薬物性，術後肝不全などの循環障害や肝切除後，肝移植後肝不全などを含む肝炎以外の症例，成因不明などに分類されます。50歳前後に多く発症し，男女差はありません。

●劇症肝炎

　劇症肝炎は，肝炎のうち「初発症状出現後8週以内に高度の肝機能異常に基づいて昏睡度Ⅱ度以上の肝性脳症を来し，プロトロンビン時間が40％以下を示すもの」[1]と定義されています。また，症状出現後10日以内に脳症が発現する「急性型」と，11日以降に発現する「亜急性型」に分類できます **B**。劇症肝炎の原因は，肝炎ウイルス感染，自己免疫性肝炎，薬物アレルギーに分類され，これらに該当しない場合は原因不明として分類されます。肝性脳症の昏睡度分類に関しては，**表2**を参照してください。

表1 肝臓の主な機能と働き

肝臓の主な機能		働き
代謝	糖代謝	グルコースからグリコーゲンを合成・貯蔵し、グルコース濃度が低下した際はグリコーゲンを分解してグルコースを生成する
	たんぱく質代謝	血中アミノ酸からアルブミンや凝固因子、コリンエステラーゼなどの血漿たんぱく質を合成する
	脂質代謝	中性脂肪、コレステロール、胆汁酸、リン脂質、リポたんぱくを合成する
	ビタミン代謝	ビタミンA、ビタミンD、ビタミンB_{12}などを貯蔵する
	ビリルビン代謝	間接ビリルビンをグルクロン酸抱合で直接ビリルビンとし、胆汁色素の主成分として排出する
	ホルモン代謝	ステロイドホルモンは肝臓で不活化され胆汁中に排泄される
解毒	アンモニアの代謝と排泄	アミノ酸を利用する際に生成されるアンモニアを人体に無害な尿素に変換する
	薬物代謝	薬物を酸化し、胆汁中か尿中に排泄する
免疫	消化	門脈血中にある腸管からの異物、有害物などをマクロファージ（Kupffer細胞）が貪食、消化して除去する
	貪食	老化赤血球の貪食を行う
胆汁生成	生成・排泄	コレステロールより胆汁酸を生成し、肝内の不要物と共に胆汁として排泄する

表2 肝性脳症の昏睡度分類（犬山シンポジウム：1981年）

昏睡度	精神症状	その他
I	睡眠・覚醒リズムの逆転／多幸気分、ときに抑うつ状態 だらしなく、気にとめない状態	回顧的にしか判定できない場合も多い
II	指南力（時・場所）障害、物を取り違える 異常行動（例：お金をまく、化粧品をゴミ箱に捨てるなど） ときに傾眠傾向（普通の呼びかけで開眼し、会話ができる） 無礼な言動があったりするが、医師の指示には従う態度をみせる	興奮状態がない 尿、便失禁がない 羽ばたき振戦あり
III	しばしば興奮状態、せん妄状態を伴い、反抗的態度をみせる 嗜眠傾向（ほとんど眠っている状態、傾眠傾向） 外的刺激で開眼しうるが、医師の指示には従わない、または従えない （簡単な命令には応じる）	羽ばたき振戦あり 指南力は高度に障害
IV	昏睡（完全な意識の消失）／痛み刺激には反応する	刺激に対して、払いのける動作、顔をしかめる
V	深昏睡／痛み刺激に反応しない	

持田智、滝川康裕、中山伸朗他：我が国における「急性肝不全」の概念、診断基準の確立：厚生労働省科学研究費補助金（難治性疾患克服研究事業）「難治性の肝・胆道疾患に関する調査研究」班、ワーキンググループ－1、研究報告、肝臓、Vol.52、No.6、P.393～398、2011.より引用、一部改編

急性肝不全と劇症肝炎の症状

急性肝不全（劇症肝炎）の症状を、肝臓の機能との関連性から考えていきます。たんぱく質の合成能が障害されることで低たんぱく血症や低アルブミン血症を呈し、腹水や浮腫が生じます。また、凝固因子の合成能が障害されるため、出血傾向となります。ビリルビンの代謝異常では肝細胞性黄疸の状態となり、解毒機能の障害により、アンモニアなどの毒性物質が解毒されずに透過性の亢進した血液脳関門を通過し、脳に到達することで肝性脳症（肝性昏睡）が見られるようになります。

また、特に劇症肝炎ではさまざまな臓器障害を合併することが多く、**多臓器障害（MODS）** 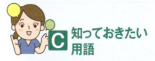へ移行していきます。その中で代表的な合併症が4つあります。

①脳浮腫

体内でアンモニアが蓄積されると、脳浮腫の原因物質であるグルタミンが上昇し、浸透圧や脳内グルコース代謝に異常を来すため脳浮腫となります。

> **知っておきたい用語**
>
> 重症傷病が原因となって起こった制御不可能な炎症反応（過剰なサイトカイン）による2つ以上の臓器の進行性の機能障害です。
>
> **MODS**
> 多臓器障害：multiple organ dysfuntion syndrome

DIC
播種性血管内凝固症候群：disseminated intravascular coagulation

D エキスパートの視点

肝臓は全身臓器との関連性が深く、多臓器障害（MODS）へ進行し、全身症状として現れることが多いため、全身管理が必要となります。

E 知っておきたい用語

昏睡度Ⅱ度以上の肝性脳症が出現したら、速やかに開始する血液浄化療法の一つです。HDFとPEは基本的に併用して行い、循環動態が不安定な場合は持続的血液濾過透析（CHDF）で治療を開始します。

HDF
血液濾過透析：hemodiafiltration

PE
血漿交換：plasma exchange

CHDF
持続的血液濾過透析：continuous hemodiafiltration

F 理解が深まる関連知識

HDFとPEの併用は、FFPを大量投与することによって生じる電解質異常（低カルシウム血症、高ナトリウム血症など）を是正するために行います。HDFを用いて持続的に濾過を実施することで肝性脳症の起因物質やサイトカインが除去できるといった考え方もあるようです。

FFP
新鮮凍結血漿：fresh frozen plasma

MRCP
磁気共鳴胆管膵管造影：magnetic resonance cholangiopancreatography

ERCP
内視鏡的逆行性胆管膵管造影：endoscopic retrograde cholangiopancreatography

GCS
グラスゴー・コーマ・スケール：Glasgow Coma Scale

---

②敗血症

肝不全の状態では消化管からの細菌侵入が起こりやすく、また侵入した細菌を除去する機能も低下しているため、細菌感染による敗血症を起こします。

③肝腎症候群

肝不全による循環血液量の低下に伴い、腎血流も乏しくなることから腎前性腎不全となり、肝腎症候群に陥ります。

④播種性血管内凝固症候群（DIC）

肝臓で産生される凝固因子の欠乏や広範な肝細胞壊死などに伴いDICが引き起こされます。

急性肝不全と劇症肝炎の治療

治療は、肝臓に対する治療のほかに、全身的な管理が必要となります**D**。全身管理としては、呼吸・循環動態の安定化を図り、肝性脳症や脳浮腫対策、凝固異常対策、感染対策などが行われます。肝臓に対する治療としては、人工肝補助療法**E**と呼ばれる血液濾過透析（HDF）や血漿交換（PE）が行われます**F**。また、抗炎症と免疫抑制作用の増強を目的とした副腎皮質ステロイドパルス療法なども行われます。劇症肝炎では、肝移植適応ガイドラインのスコアリングを実施し、その結果によって肝移植を検討する場合もあります。

アセスメントと看護介入のポイント

これまでの内容を踏まえて、ここからは急性肝不全（劇症肝炎）に対するアセスメントと看護介入のポイントを実際の事例を用いながら、身体面・精神面・社会面の3側面から解説します。

事例

A氏、70代、女性。145cm、40kg。

既往歴：過去に椎間板ヘルニアの手術歴あり。

家族構成：息子2人、娘1人で、息子2人との3人暮らし。娘も近所に在住している。

現病歴：以前から褐色尿を自覚していたが、自宅で生活していた。数日前から下腹部痛を自覚し、近医を受診すると黄疸も出現しており入院となった。磁気共鳴胆管膵管造影（MRCP）、内視鏡的逆行性胆管膵管造影（ERCP）を行い異常は認められなかったが、T-Bilの上昇が続き、肝障害が進行しているため当院へ転院となった。

転院時にはプロトロンビン時間21.7％で、羽ばたき振戦が見られており、CT画像では大量の胸水と腹水の貯留が確認された。本人は腹部の重苦しさを自覚症状として訴えていた。これらの所見から劇症肝炎と診断され、血漿交換治療および全身管理の目的でICUへ入室となった。

ICU入室時の状態：鼻カニューレ2L/minの酸素投与下でSpO$_2$は95％程度であった。循環作動薬は使用しておらず、血圧110／55mmHg、心拍数80bpmであった。意識レベルはGCSでE4V5M6（15点）であったが、明識困難状態でもあった。転院時に見られていた羽ばたき振戦は消失していた。ICU入室後から、3日間のPEと副腎皮質ステロイドパルス療法が実施された。

● **身体面のアセスメントと看護**

呼吸・循環のアセスメント

　劇症肝炎の状態では，たんぱく質合成能の低下，低アルブミン血症の状態となり，血管透過性の亢進により胸水や腹水の貯留，肺水腫を発症しやすくなります。腹水の貯留は横隔膜を押し上げるため，換気不全の状態を来します。また，胸水の貯留は肺の拡張障害の要因になり，これも換気不全の状態を招きます。

　実際にA氏は，ICU入室時に酸素投与が必要であり，腹水の貯留に伴う腹部の苦しさを訴えていました。高度肥満の患者へは30°のヘッドアップが換気量増加に有効であった[2]とする文献や，仰臥位と比較し，逆トレンデレンブルグ位が肺コンプライアンスの改善に有効であるとする文献[3~6]が見られており，腹水の貯留に対しても同様な実践が有効であると考えられます。A氏のような意識状態が清明な非挿管下の患者に逆トレンデレンブルグ位を保持するのは苦痛が生じると思いますが，このようなポイントを意識し，患者の自覚する呼吸困難感に合わせて安楽な体位を確保することが必要であると考えます。また，酸素投与のみでは換気不全や低酸素血症となる場合には，人工呼吸器を使用した呼吸管理が必要となります。

　低アルブミン血症の状態に加え，肝細胞障害の進行に伴ってサイトカインなどの炎症メディエーターが産生されるため，敗血症性ショックの病態と同様に循環血液量がサードスペースへ移動し，循環血液量が減少することから血圧が低下する可能性が考えられます。また，感染により敗血症を合併した場合にも，敗血症性ショックの病態となるため循環血液量が低下します。このように，さまざまな理由から循環血液量と体内の水分コントロールが非常に難しい病態なので，水分出納バランスを厳密に管理するために医師と看護師で水分出納バランスの目標を共有し，適切な循環血液量および体内の水分量が保てるよう努める必要があります。また，低血圧状態では肝腎症候群を招くだけでなく，脳血流も低下し，さらなる合併症を招く要因となります。

　A氏は循環作動薬などの薬剤を使用せずに循環動態を維持することが可能でしたが，このような異常を早期に発見できるよう，循環動態をモニタリングしていきます G 。

出血傾向のアセスメント

　凝固因子の合成能が低下することで凝固因子が低下し，出血傾向が出現します。また，肝臓で産生される凝固因子の欠乏や広範な肝細胞壊死，敗血症の合併などの理由からDICの進行も考慮されます。さらに，門脈圧の亢進により脾臓腫大が起こり，脾臓の機能が亢進することで貧血や出血傾向が出現します。そのため，カテーテル刺入部の出血状態や皮下出血，その他に外的粘膜損傷に注意が必要となります。消化管出血を合併する可能性も高く，吐血や下血，胃管からの排液の性状の観察が必要です。HDFやPEを実施する場合には，使用する抗凝固薬による影響も考慮する必要があります。

　A氏は，血液データでは血小板の減少が見られ，出血傾向の進行が生じていました。カテーテルの刺入部からの出血や

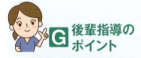

G 後輩指導のポイント

呼吸状態と循環動態は変化する要因がさまざまであり，それぞれ異なった病態から生じます。そのため，患者を多角的な面からアセスメントし，その病態に合った看護を医師や同僚と一緒に考えていけるとよいでしょう。

皮下出血などは出現していませんでしたが、出血傾向に注意をした対応が必要となります。

意識レベルのアセスメント

急性肝不全のためにアンモニアなどの毒性物質が解毒されずに脳内へ到達することで、肝性脳症（肝性昏睡）状態を呈します。また、アンモニアの影響で脳浮腫を伴うこともあり、劇症肝炎の40〜80％に脳浮腫が伴う[7]とされています。出血傾向に伴う脳出血を起こすこともあり、脳浮腫や脳出血に伴う頭蓋内圧亢進状態から脳ヘルニアに至る場合もあります。したがって、その評価および早期発見に努めていきます。肝性脳症となると意識障害や羽ばたき振戦などの症状が出現するので、その症状の有無や程度から昏睡度を評価していきます。頭蓋内圧亢進状態では、その徴候であるクッシング現象（高血圧・徐脈・脈圧拡大）やその他の神経学的所見を観察し、評価していきます H 。

A氏の転院直後の昏睡度は犬山分類Ⅱ度であり、ICU入室後3日目頃から抑うつ的な発言が目立つようになり、夜間せん妄が見られるようになりました。しかし、各肝機能を示す検査値は低下傾向にあり、継続する羽ばたき振戦は出現していなかったことを踏まえ、その他の要因によるせん妄状態も考慮しつつ肝性脳症によるⅠ度昏睡状態と評価をしていきました。ICUではその環境によるせん妄発症因子も多いため、肝性脳症とせん妄状態を正確に評価することが困難な場合もあるかもしれません。せん妄評価ではCAM-ICUやICDSCといった評価ツールを使用することが推奨されており、そのような評価ツールを使用し、せん妄の評価を実施していくことが有用であると考えます。しかし、昏睡度Ⅰ度の状態では回顧的にしか判定できない場合もあるため、注意が必要です。

肝性脳症とせん妄状態では看護介入が異なります。肝性脳症の場合、アンモニアの吸収を抑制するためのラクツロース（モニラック®）の注腸（腸内を酸性化してアンモニアをイオン化することにより消化管からのアンモニアの吸収を抑制する効果）や、脳浮腫治療としてマンニトール（マンニットール®）点滴などを行うと共に、可能であれば頭蓋内圧亢進の予防として30°程度のヘッドアップ[8]で体位を保持します。せん妄状態であれば、日常生活・セルフケアを取り戻すためのケアや、せん妄の要因検索と全身管理、せん妄ケアとしての家族のかかわりの促進といった看護介入が必要になってきます。また、患者が人工呼吸器管理となっている場合では、過換気にして血中二酸化炭素濃度を低く保つことで脳血管を収縮させ、頭蓋内圧の低下を期待することもあります。

その他

人工呼吸器管理となっている場合、鎮静薬や鎮痛薬も重要になります。鎮静薬や鎮痛薬として使用されるフェンタニル、デクスメデトミジン（プレセデックス®）は肝代謝の薬剤です。そのため、肝機能が低下している状態では薬剤が代謝されず、体内に蓄積することで作用が延長する場合があります。鎮静深度はRASSやSAS、疼痛の程度はCPOTなど

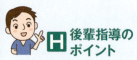

後輩指導のポイント

急性肝不全、劇症肝炎において、脳浮腫の予防として看護介入することはとても重要です。患者の状態に合わせて、早期から介入できるよう意識していくことが大切です。また、肝性脳症の評価も忘れずに行いましょう。

CAM-ICU
confusion assessment method for the intensive care unit

ICDSC
intensive care delirium screening checklist

RASS
リッチモンド興奮（不穏）-鎮静スケール：Richmond agitation-sedation scale

SAS
鎮静-興奮スケール：sedation-agitation scale

CPOT
critical-care pain observation tool

の評価スケールを使用し，適切な鎮静，鎮痛の程度になるよう薬剤を調整する必要があります。

●精神面のアセスメントと看護

急性肝不全の急性期では，肝性脳症の昏睡度によって抑うつ状態や異常行動，興奮状態，せん妄状態などさまざまな精神症状が見られ，自覚症状を的確に訴えられない可能性もあります。これらの状態を正確にアセスメントし，肝性脳症に伴う精神症状なのか，あるいは違う要因によるものなのかを評価し，看護介入を行っていく必要があります。また，急性肝不全の肝移植も含めた2010〜2015年の救命率のデータは，急性型が47％，亜急性型が43％[1]と言われており，病状説明は患者にとって精神的負担になり得ます。それに加え，黄疸や浮腫などによるボディイメージの変化が著しいことも精神的に悪影響を与える可能性があります。

A氏への病状説明では家族からの希望もあり，具体的な予後以外の内容が説明されていました。病状の進行に伴い，A氏は自分の身体的な変化を感じ，自身の予後に対する不安を表出する場面が見られることがありました。抑うつ状態が肝性脳症によるものなのか，せん妄状態なのか，または精神的な症状なのかを厳密に判断するのは難しいかもしれませんが，患者の様子に合わせた病状説明や，患者の不安を軽減し自己の受け入れができるようにするための看護介入が必要になります **I** 。

●社会面のアセスメントと看護

患者・家族は急性期において，病状の悪化や死への恐怖などを抱えています。さらに，黄疸，浮腫，出血による顔貌をはじめ，ボディイメージの変化が著しいため，患者本人だけでなく，家族の精神的負担も大きくなることが考えられます。そのため，**家族への精神的援助も大切であり，患者・家族共に疾病の理解，現状の認知を深められるようにかかわります J** 。

実際に，A氏の家族は劇症肝炎との病状説明を受け，その予後についての説明がされた時に激しい動揺が見られました。このような場面では，家族の精神的支援が大切になってきます。また，血漿交換などの高額な医療費の負担も家族の不安を助長する可能性があるので，早期から医療ソーシャルワーカーの介入を検討する必要があります **K** 。

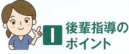

I 後輩指導のポイント

急性肝不全の救命率は決して高くなく，患者にとってその予後は容易に受け入れられるものではありません。患者が現実を受け入れ，治療に対して前向きに取り組めるよう，患者の精神的支援も忘れずに行いましょう。

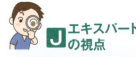

J エキスパートの視点

侵襲度や医療コストの高い集中治療が必要となるため，患者・家族への精神的援助が重要です。

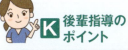

K 後輩指導のポイント

日々，患者の変化を身近で感じる家族には，その変化が恐怖や不安へとつながっていきます。そのような家族への支援を忘れず，患者と共に治療に取り組めるように支援する必要があります。

 ワンポイントアドバイス

- 肝臓の持つ機能や役割を十分に理解し，重篤な合併症を見逃さない看護介入を意識して実施していくことが重要です。
- 患者および家族の身体的側面だけでなく，精神的・社会的側面についても看護師が中核となり，援助と支援を行っていきましょう。

引用・参考文献

1) 持田智：急性肝不全の分類，診断基準，わが国における実態，ICUとCCU，Vol.41，No.10，P.595～601，2017．
2) 佐藤美喜子，後藤直美，浦部誉子他：内蔵脂肪型肥満において換気量が増加する有効なhead up角度の検討，日本看護学会論文集 成人看護Ⅰ，Vol.35，P.53～55，2005．
3) 門野紀子，日外知行，原直樹他：高度肥満患者の術後管理，ICUとCCU，Vol.35，No.12，P.1117～1120，2011．
4) Franco Valenza, Federica Vagginelli, Alberto Tiby, et al.：Effects of the Beach Chair Position, Positive End-expiratory Pressure, and Pneumoperitoneum on Respiratory Function in Morbidly Obese Patients during Anesthesia and Paralysis, Anesthesiology, 107（5），725-732，2007．
5) Henrik Reinius, Lennart Jonsson, Seven Gustafsson, et al.：Prevention of Atelectasis in Morbidly Obese Patients during General Anesthesia and Paralysis：A Computerized Tomography Study, Anesthesiology, 111（5），979-987，2009．
6) Valter Perilli, Liliana Sollazzi, Patrizia Bozza, et al.：The Effects of the Reverse Trendelenburg Position on Respiratory Mechanics and Blood Gases in Morbidly Obese Patients During Bariatric Surgery, Anesth Analg, 91（6），1520-1525，2000．
7) 押川麻美：急性肝不全，道又元裕編：ICUディジーズ クリティカルケアにおける看護実践 改訂第2版，P.86～91，学研メディカル秀潤社，2014．
8) 吉田哲，島健，山田徹他：体位と頭蓋内圧 脳灌流圧の関係，ICUとCCU，Vol.13，No.10，P.921～929，1989．
9) 持田智，滝川康裕，中山伸朗他：我が国における「急性肝不全」の概念，診断基準の確立：厚生労働省科学研究費補助金（難治性疾患克服研究事業）「難治性の肝・胆道疾患に関する調査研究」班，ワーキンググループ－1，研究報告，肝臓，Vol.52，No.6，P.393～398，2011．
10) 荒瀬康司：肝臓総論，医療情報科学研究所編：病気がみえるvol.1 消化器 第5版，P.242～243，メディックメディア，2016．
11) 荒井邦明：急性肝不全，医療情報科学研究所：病気がみえるvol.1 消化器 第5版，P.288～292，メディックメディア，2016．
12) 露木菜緒：急性肝不全患者，月刊ナーシング，Vol.35，No.14，P.78～84，2015．
13) 日本集中治療医学会 J-PADガイドライン作成委員会：日本版・集中治療室における成人重症患者に対する痛み・不穏・せん妄管理のための臨床ガイドライン，日本集中治療医学会雑誌，Vol.21，No.5，P.539～579，2014．
14) 村崎聖弥：急性肝障害，重症集中ケア，Vol.14，No.2，P.97～103，2015．
15) Stravitz R Todd, Kramer Andreas H, Davern Timothy, et al.：Intensive care of patients with acute liver failure：Recommendations of the U.S. Acute Liver Failure Study Group, Critical Care Medicine, 35（11），2498-2508，2007．

凝固・線溶障害（DIC）

ベストプラクティス編

秋田大学医学部附属病院 看護部 キャリア支援室
教育担当看護師／集中ケア認定看護師　菅　広信

凝固・線溶障害（DIC）のケアに活かすコツ

① DICは出血よりも，微細血栓による臓器障害が怖い。
② DICのアセスメントには凝固・線溶にかかわる検査データを知る必要がある。
③ DICは早く気がつき，データの推移と病状を総合して考える必要がある。

凝固・線溶のメカニズムと異常時の問題点とは？

　凝固・線溶障害と言えば，皆さんはどのようなことを思い浮かべますか？　例えば，全身が「出血傾向」の状態にあり，身体のあちこちから出血して皮膚ケアに難渋した症例や，逆に血栓が生じた症例で悩んだことがあるかもしれません。出血しやすくなったり，固まりやすくなったり，人体の中では何が起こり，そして何が問題になるのでしょうか？

●凝固と線溶の基礎知識の再確認

凝固

　「凝固」とは，血管が傷ついた時に血液が漏れないように，傷ついた血管に蓋をする機能のことを総称して言います。健常者は，紙で手を切った程度の出血は自然に止まるはずです。これは，「凝固」が問題なく働いている証拠になります。

　「凝固」は一次止血と二次止血に分かれます。血管が傷つくと，最初に血小板が集まってとりあえず穴を塞ぎます。これが一次止血です。次に，血小板だけの止血では弱いので，多数の凝固因子の活躍によりフィブリンが強固な止血を行います。これを二次止血と呼びます。

線溶

　「線溶」は，正しくは「線維素溶解反応」と言います。二次止血によりフィブリンの網ができますが，血栓がそのまま存在すれば身体は血栓だらけになります。止血された傷は，線維芽細胞によって修復され元どおりになれば，血栓はもう不要です。そこで「線溶」により，不要な血栓が分解されることになります。

●凝固と線溶のバランスの崩壊による問題点は何か？

　固めることと溶かすことのバランスが壊れてしまった時の問題点を説明します。当然ですが，固める機能が弱く，溶かす機能が強すぎてしまった場合は，傷が塞がらず出血が止まらなくなります。逆に，固める機能が強すぎてしまい，溶かす機能が弱くなってしまった場合は，身体の中が血栓だらけになってしまいます。この血栓が非常に曲者なのです。血管が血栓で詰まってしまっては，出血と同じように生命の危機へとつながってしまいます。そして，この状態を引き起こすのが，播種性血管内凝固症候群（DIC）です。

　DICと聞くと出血しやすいことが問題と考えがちですが，本当に怖いのは多数の血栓による多臓器障害なのです **A**。ま

DIC
播種性血管内凝固症候群：
disseminated intravascular coagulation

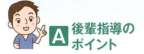

A 後輩指導のポイント
　凝固・線溶障害の最大の敵はDIC。出血も問題だが，多臓器障害が一番怖いんです！

図1 一次止血と二次止血

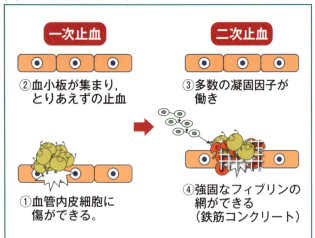

図2 血液・凝固反応

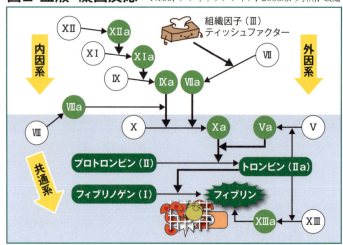

医療情報科学研究所編：病気がみえる vol.5 血液, P.155, メディックメディア, 2008.より引用, 改編

た，DICは基礎疾患の治療が重要になります。したがって，基礎疾患の治療の効率を上げるためにも，DICの治療が重要になるという考え方ができます。

クリティカルケア領域においてはさまざまな原因からDICを発症しますが，最も多い基礎疾患は敗血症です。この敗血症はショックを呈し，その進行の過程でDICを発症し多臓器障害へと進展する場合も少なくありません。その過程においてDICとの重要な関係性は，微小血管内に多発性の微細血栓を形成することになります。つまり，敗血症が他の疾病よりも有意に血管内に微細血栓を形成しやすいということになる，ということを理解しておきましょう。

凝固・線溶のアセスメントと，DICをどうやって見つけるか？

凝固と線溶のバランスの重要性とDICの怖さを説明しました。では，それぞれ何をアセスメントすればよいのでしょうか？　分かりやすいのは，数値で示してくれる検査データです。

●血管が傷ついてから血栓ができるまでのプロセス（凝固）にかかわる検査データ

血管が傷ついて，簡単な止血（一次止血）をするのは血小板です。しかし，一次止血は蓋としては脆いので，より強い凝固システムを起動させます。意外ですが，コンクリートもそのままでは衝撃に弱く，中に鉄筋を入れて初めてあの強固さが出せるようです。その鉄筋の役目を果たすのが二次止血というわけです（**図1**）。

二次止血には**図2**に示すように多数の凝固因子がかかわります。最終目標は強固なフィブリンを作ることです。凝固因子は，ローマ数字でⅠ〜ⅩⅢ（Ⅵはなし）の12種類あります。重要なのは，フィブリノゲン，二次止血が完成するまでの時間であるプロトロンビン時間（PT）です**B**。次にそれぞれについて説明します。

フィブリノゲン

フィブリノゲンは第Ⅰ凝固因子になります。フィブリノゲンがトロンビンによりフィブリンになり，フィブリンが安定化フィブリン（つまり鉄筋コンクリート）

PT
プロトロンビン時間：prothrombin time

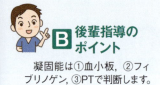

B 後輩指導のポイント
凝固能は①血小板，②フィブリノゲン，③PTで判断します。

図3 組織プラスミノゲンアクチベーター（t-PA）とプラスミンによる線溶

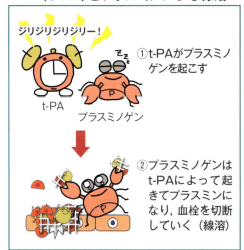

になるので，凝固の中心的な役割を果たしていると言えます。

フィブリノゲンは主に肝臓で作られ，基準値は200〜400mg/dL前後です。ただし，身体に何らかの炎症が発生した急性期には上昇し，凝固機能の亢進状態を示します。また，肝臓で生産されるものであるため，肝機能の評価も必要になります。蛇足ですが，肝機能の評価と一口に言っても，肝細胞障害の評価はASTとALTから，肝合成能の評価はアルブミン，総コレステロール，コリンエステラーゼから行うことができます[1]。

プロトロンビン時間（PT）

PTは，凝固系における外因系の時間を示したものです（**図2**）。外因というくらいですから，血漿に外部から凝固活性化物質（ここでは組織因子）が混ざってからフィブリンを作るまでの時間です。PTの示し方は3つあります。1つ目は，固まるまでの秒数を直接示す方法で，基準値は10〜14秒程度です。2つ目は，正常な患者と比べた場合の活性度を表す方法で，基準値は80〜100％程度です。

3つ目は，患者PTを正常血漿PTで割った方法で，一般的にINRで示します。PT比として診断基準でも使用されますが，値が1に近づくほど正常で，数値が増えていくと凝固までの時間が延長しているということになります。

DICでは，凝固因子が使われて減少しPTが延長する場合と，DICによる臓器不全により肝臓が障害を受け，凝固因子が低下しPTが延長する場合が考えられます。

●血栓を分解するまでのプロセス（線溶）にかかわる検査データ

凝固はやや複雑な仕組みを示すのですが，線溶はシンプルです。最初に組織プラスミノゲンアクチベーター（t-PA）によって，プラスミノゲンを「線溶」の中心となるプラスミンと呼ばれる物質に活性化させます。プラスミンは不要になったフィブリンを切断して処理します（**図3**）。これが「線溶」です。この中で，検査データに示されることが多い項目はFDPとD-ダイマーです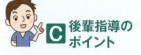。

FDP（フィブリン／フィブリノゲン分解産物）

FDPは，プラスミンがフィブリノゲンもしくはフィブリンを切断した破片です。基準値は一般的に0〜10μg/mL以下ですが，施設ごとの試薬によって異なるので注意が必要です。FDPが上昇するということは，破片が増加することですから，プラスミンの活動が活発になる，つまり線溶亢進状態を示します。ほかにも，生体に深部静脈血栓症（DVT）や肺塞栓症，術後や熱傷など何かしらのダメージが加わると，ほとんどの場合上昇が見られます。

INR
国際標準比：international normalized ratio

t-PA
組織プラスミノゲンアクチベーター：tissue plasminogen activator

C 後輩指導のポイント
線溶は①FDP，②D-ダイマーで判断します。

DVT
深部静脈血栓症：deep vein thrombosis

表1 急性期DIC診断基準

点数	SIRS	血小板（mm³）	PT比	FDP（μg/mL）
0	0〜2	≧12万	<1.2<秒≧%	<10
1	≧3	≧8万，<12万 あるいは24時間以内に30%以上の減少	≧1.2≧秒<%	10〜25
2	—	—	—	—
3	—	<8万あるいは24時間以内に50%以上の減少	—	≧25

4点以上でDICと診断する。 PT比1.2に相当する秒数の延長または活性値の低下を使用してもよい。

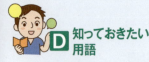

知っておきたい用語

現在診断基準には，①旧厚生省基準（旧基準），②国際血栓止血学会基準（ISTH基準），③日本救急医学会急性期DIC診断基準（急性期基準），④日本血栓止血学会DIC診断基準2017年版（新基準）の4つが示されています。それぞれ特徴があり，順に，①感染症に感度が悪い・誤診される，②感度が悪い，③感度は良いが基礎疾患によっては適用できない，などの問題点があります。④はこれらの問題点を改善したとされ，今後の報告が待たれます。

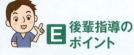

後輩指導のポイント

DICに早く気がつくことが，患者の命を救うきっかけになります。そのためには，DICになりやすい基礎疾患と診断基準を念頭に置きましょう。

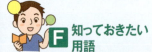

知っておきたい用語

SOFAスコアは，各臓器6項目について臓器障害の程度を評価し，経時的に点数をつけることができます。5点以上で死亡率20%以上，17点以上だと90%以上とされています。そのため点数の増加は悪化を示し，減少は概ね回復を示します。2018年度の診療報酬改定に伴い，「入退室時の生理学的スコアの測定」として，特定集中治療室管理料の要件に入っています。

SOFA
sequential organ failure assessment

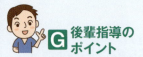

後輩指導のポイント

凝固・線溶障害からの回復の判断にはSOFAスコアを用い，血小板・フィブリノゲンの増加を待ちわびましょう。

D-ダイマー

D-ダイマーのもともとの物質はフィブリンです。フィブリンを切断した後の破片はFDPだと説明しました。プラスミンは，実は安定化フィブリン（つまり鉄筋コンクリート）のすべてを切断できるわけではなく，少々大きい破片になります。これがD-ダイマーです。D-ダイマーの血中濃度が高いということは，血栓ができてプラスミンによりフィブリンが切断処理されたということになります。基準値は1.0μg/mL未満とされていますが，基準値よりも急激な数値の変化に注意する必要があります。

ここまで説明した検査データは，凝固と線溶に特化した内容ではなく，ルーチンで採血される検査項目で確認できるものになります。

●早期にDICに気がつくためには？

ここまでは，基本的な検査データを示しました。では，多臓器障害を引き起こし，生命を危機に至らしめるDICに早く気がついて，治療を開始するためにはどうすればよいのでしょうか？

1つは，DICになりそうな患者を疑って観察することです。「日本血栓止血学会DIC診断基準2017年版」[2]にDICを疑う疾患が示されており，クリティカルケア領域でかかわることが多い疾患も多く含まれています。このような症例の場合には，**DICの診断基準 D** に則った検査データを意識して観察します。

DICの診断基準は現在，前述の新基準も含めて4つありますが，急性期においては，日本救急医学会の急性期DIC診断基準（急性期基準）が用いやすいと思われます。診断基準で示されている検査データは表1に示すとおりであり，4点以上でDICと診断されます。この診断基準は，点数により重症度をアセスメントすることができるので，看護師にとっても有用です **E**。

●凝固・線溶障害の重症度の推移をどのように評価するか？

DICの特徴は，身体が血栓だらけになり，臓器を養うはずの血管が血栓によって閉塞し，各臓器の血流が滞り障害され，多臓器障害へと移行しやすいことでした。各臓器の評価には**SOFAスコア F**（表2）を使用します。

そのほか，改善のトリガーは主に血小板とフィブリノゲン（第Ⅰ凝固因子）です **G**。血管内の炎症が軽快してくると，凝固因子の消費が少なくなり，血小板とフィブリノゲンは増加してきます。フィブリノゲンは，炎症があると一時増加します。凝固消費があると減少，もしくは，基準値内の数値だとしても上昇していな

表2 SOFAスコア

Vincent JL, et al.：The SOFA score to describe organ dysfunction/failure. On behalf of the Working Group on Sepsis-Related Problems of the European Society of Intensive Care Medicine, Intensive Care Med, 22（7），707-710, 1996.より引用，改変

SOFAスコア		1点	2点	3点	4点
呼吸器 PaO_2/FiO_2（Torr）		<400	<300	<200＋補助呼吸	<100＋補助呼吸
止血系 血小板数（$\times 10^3/\mu L$）		<150	<100	<50	<20
肝臓 ビリルビン（mg/dL）		1.2〜1.9	2.0〜5.9	6.0〜11.9	>12.0
心血管系 低血圧		MAP<70mmHg	ドパミンorドブタミン≦5μg/kg/min	ドパミン>5μg/kg/min orアドレナリンorノルアドレナリン≦0.1μg/kg/min	ドパミン>15μg/kg/min orアドレナリンorノルアドレナリン>0.1μg/kg/min
中枢神経系 Glasgow Coma Scale		13〜14	10〜12	6〜9	<6
腎臓	クレアチニン（mg/dL）	1.2〜1.9	2.0〜3.4	3.5〜4.9	>5.0
	尿量（mL/day）			<500	<200

いように見えます。この状態から上昇が見られた場合は，血管内の凝固亢進要因が取り除かれ，患者が改善に向かっているという指標になります[3]。

事例紹介

60代，女性。原発性硬化性胆管炎の疑いで入院。内視鏡的胆管膵管造影後，急性膵炎を発症。

2日目に腎障害が出現し，膵炎の重症化に対する治療のためICUへ入室しました。入室時のデータを表3に示します。幸いにも，バイタルサインは保たれていましたが，全身性の強度浮腫が認められました。治療としては，トロンボモデュリンアルファ（リコモジュリン®）の投与をはじめ，抗菌薬を変更しました。3日目には乏尿とクレアチニンの上昇から，持続的血液濾過透析（CHDF）を開始しました。4日目には敗血症が原因と思われるショックに移行し，気管挿管され，ノルアドレナリンの持続投与を始めました。アルブミンと抗菌薬の追加投与により，6日目の夜にはノルアドレナリンの投与を終了することができました。また，採血データでは白血球も低下しはじめ，FDPとクレアチニンも改善傾向を示しはじめました。7日目には，人工呼吸器を離脱することができました。持続透析は間欠的に行うこととし，ICUを退室することができました。

●本事例で重要なこと

本事例の検査データ（表3）から分かることは，次のとおりです。まず，白血球とCRPの数値から，かなり強い炎症が考えられます。炎症の原因は急性膵炎が考

表3 入室時のバイタルサインと検査データ

【バイタルサイン】
- BP98／54mmHg
- RR24回/分
- 体温38.4℃（膀胱）
- HR96回/分
- SpO₂96%

【検査データ】
- WBC24,200/μL
- HGB14.7g/dL
- PLT110,000/μL
- PT74%
- FDP42.50μg/mL
- D-ダイマー15.31μg/mL
- AST55U/L
- ALT24U/L
- LD711U/L
- γ-GT214U/L
- ALB3.4g/dL
- T.Bil3.5mg/dL
- BUN22.1mg/dL
- CRE1.21mg/dL
- Na139mEq/L
- K3.3mEq/L
- Cl97mEq/L
- AMS3,722U/L
- CRP28.15mg/dL

CHDF
持続的血液濾過透析：continuous hemodiafiltration

表4 血小板，フィブリノゲン，急性期DIC診断基準，SOFAスコアの推移

	1日目	2日目	3日目	4日目	5日目	6日目	7日目
PLT（×10³/μL）	110	109	98	113	130	240	280
Fib（mg/dL）	368	302	286	265	287	316	330
DIC	5	5	5	4	2	2	2
SOFA	10	11	13	10	9	9	8
FDP（μg/mL）	42.5	90.9	68.9	33.1	22.5	14	12.9

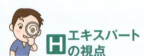

エキスパートHの視点

凝固・線溶異常と言えばDIC，DICと言えば出血と思い浮かべることが多いです。しかし，出血に対して必死にケアを行っている時は，病状としてはかなりシビアなことが多いです。したがって，先手を打ち予防的ケアを提供するためにも，日頃からDICを疑う目と，経過を追っていくことが必要です。

えられ，全身の浮腫も炎症による間質への水分の移動が考えられます。そのほか，FDPとD-ダイマーの数値の高さや，膵炎という疾患から，DICを疑う必要があります。ICUに入室時点で，急性期DIC診断基準（表1）と照らし合わせると，SIRS項目が体温，心拍数，呼吸回数，白血球のすべての項目が該当し1点，血小板数が11万により1点，FDPが42.5で3点，合計5点であるため，DICと判断できます。

本事例では，高度の炎症が原因のDICであると考えられるため，身体が血栓だらけになり，多臓器障害へと移行しやすいことが問題です。そのため，各臓器の評価にSOFAスコアを用いると，5日目には軽快しはじめています（表4）。また，同じように，血小板とフィブリノゲンも補充投与することなく5日目から上昇しており，5日目がDIC離脱のターニングポイントになったと考えられます。しかし，SOFAスコアを参考にして，各臓器のアセスメントを継続し，経過を観察する必要がありますH。

●**検査データは特異的でない**

身体に症状として出てくる前に予測できることが，検査データの強みです。しかし，検査データの数値は特異度が高いわけではなく，さまざまなことから数値が上下することを知っておく必要があります。例えば，血小板は出血によって消費されていなくても，身体に菌が侵入して感染を引き起こすと低下することがあります。したがって，検査データだけではなく，好中球の左方移動やプロカルシトニン，可能であればプレセプシンなども確認する必要があります。

ワンポイントアドバイス

- DICは，アセスメントするポイント（凝固・線溶の仕組み）を理解することが重要です。
- SOFAスコアの各項目の数値は，DICでなくても患者の重症度を測る目安になります。

引用・参考文献
1）向井早紀，川崎健治：肝臓の病態，救急・集中治療，Vol.23，No.11・12，P.1660，2012．
2）日本血栓止血学会DIC診断基準作成委員会：日本血栓止血学会DIC診断基準2017年版，日本血栓止血学会誌，Vol.28，No.3，P.369～391，2017．
3）廣田雅子他：凝固・線溶系の異常，救急・集中治療，Vol.23，No.11・12，P.1684～1691，2012．
4）Vincent JL, et al.：The SOFA score to describe organ dysfunction/failure. On behalf of the Working Group on Sepsis-Related Problems of the European Society of Intensive Care Medicine, Intensive Care Med, 22（7），707-710, 1996.
5）医療情報科学研究所編：病気がみえる vol.5 血液，P.155，メディックメディア，2008．

多臓器障害

ベストプラクティス編

新潟大学医歯学総合病院
集中ケア認定看護師 五十嵐竜太

多臓器障害のケアに活かすコツ

① 多臓器障害は，過剰炎症によってもたらされた連続性のある病態である。
② 急性呼吸不全と多臓器障害は，密接に関連している。
③ 多臓器障害予防のために，second attackを起こさないケアを行う。

多臓器障害とは？

多臓器障害（MODS）とは，「重症傷病が原因となっておこった制御不可能な炎症反応（過剰なサイトカイン）による2つ以上の臓器・系の進行性の機能障害」と定義されています[1]。従来，多臓器不全（MOF）という用語が使用されていましたが，「不全」は「不可逆」という意味を持っています。救命例では，臓器機能は可逆的で，正常に回復する場合もあり，多臓器の機能障害として「多臓器障害」と表現する方が適当であると言われています。

皆さんも，ある一つの臓器の障害であったはずなのに，障害は単一臓器にとどまらず多臓器へと波及する，といった症例を経験したことがあると思います。侵襲が，全身の臓器に影響を及ぼすプロセスは，いったいどのようなものでしょうか。

まずは多臓器障害の診断について理解しよう

多臓器障害の診断には明確な基準があるわけではなく，診断指標としていくつかのツールが存在しています。ここではSOFAスコア（**表1**）について紹介します。SOFAスコアは，もともとsepsis-related organ failure assessment score，つまり敗血症Aにおける多臓器障害の評価として使用されたものです。現在では，敗血症以外の多臓器障害においても，その有用性が認められています。6つの臓器・機能系を，一般的な検査結果から簡便に0〜4の5段階でスコアリングし，最重症を24点として評価します。経時的にスコアリングすることで，多臓器障害の重症度の推移を判断することができます。

多臓器障害に至るプロセスを理解しよう

多臓器障害の原因となる疾患群を考えると，敗血症，播種性血管内凝固症候群（DIC），外傷，手術侵襲，ショックなど，さまざまなものが列挙されます。原因が多彩であり病態も複雑ですが，そのプロセスの中核を成すのは，「侵襲を受けた生体の過剰な炎症反応」です。

以前から，過剰な炎症反応は，全身性炎症反応症候群（SIRS）として知られていました（**表2**）。SIRSは，敗血症の新しい概念では診断基準から除外された

A 知っておきたい用語

「感染症に対する制御不能な宿主反応に起因した生命を脅かす臓器障害」[2]と定義されています。具体的には，感染症が疑われ，SOFA総スコア2点以上の急上昇があれば，敗血症とされます。日本版敗血症ガイドライン2016では，敗血症の診断における臓器障害を判断するツールとして，SOFAスコアを使用することが推奨されています。

MODS
多臓器障害：multiple organ dysfunction syndrome

MOF
多臓器不全：multiple organ failure

SOFA
sequential organ failure assessment

DIC
播種性血管内凝固症候群：disseminated intravascular coagulation

SIRS
全身性炎症反応症候群：systemic inflammatory response syndrome

表1 SOFAスコアと代表的な病態

※カテコールアミンは少なくとも1時間以上投与されること

臓器・機能 代表的な疾患	得点				
	0	1	2	3	4
呼吸器：ARDS PaO_2/F_IO_2（Torr）	≧400	<400	<300	<200	<100
凝固系：DIC 血小板数（×10^3/μL）	≧150	<150	<100	<50	<20
肝機能：急性肝障害 ビリルビン（mg/dL）	<1.2	1.2-1.9	2.0-5.9	6.0-11.9	>12.0
心血管系：循環不全（ショック）	平均血圧≧70mmHg	平均血圧<70mmHg	ドパミン<5μg/kg/min※またはドブタミンの使用	ドパミン5-15μg/kg/minまたはアドレナリン≦0.1μg/kg/minまたはノルアドレナリン≦0.1μg/kg/min※	ドパミン>15μg/kg/minまたはアドレナリン>0.1μg/kg/minまたはノルアドレナリン>0.1μg/kg/min※
中枢神経系：せん妄，意識障害 GCS	15	13-14	10-12	6-9	<6
腎機能：急性腎不全 クレアチニン（mg/dL） 尿量（mL/日）	<1.2	1.2-1.9	2.0-3.4	3.5-4.9 <500	>5.0 <200

Mervyn Singer, et al.：The Third International Consensus Definitions for Sepsis and Septic Shock（Sepsis-3），JAMA, 315（8），P.804, 2016.を参考に作成

表2 SIRSの診断基準

項目	詳細
体温	<36℃または>38℃
脈拍	>90回/分
呼吸数	>20回/分または$PaCO_2$<32Torr
白血球	>12000/μLまたは<4000/μLまたは幼若白血球>10%

Roger C. Bone, et al.：American College of Chest Physicians／Society of Critical Care Medicine Consensus Conference：definitions for sepsis and organ failure and guidelines for the use of innovative therapies in sepsis. Crit Care Med, 20（6），864-874, 1992.を参考に作成

GCS
グラスゴー・コーマ・スケール：Glasgow Coma Scale

ことなどもあって，いささか古い印象を受ける人もいるかもしれません。しかし近年の研究でも，SIRSは臓器障害の増加および死亡率に関連[3]しているとされ，過剰な炎症反応と臓器障害の関係性を考える上では重要な概念です。

ここでは，過剰な炎症反応を理解するために，「免疫系」「神経内分泌系」「凝固系」の3つに分けて解説します。

❶免疫系の反応

免疫系の反応は，手術や感染，外傷によって生体へ侵襲が加わることから始まります。侵襲により傷害を受けた細胞からは，炎症性サイトカインが誘導され，これによって白血球や単球などの自然免疫が活性化します。そして，病原体や損傷組織を排除することを目的として，白血球プロテアーゼ（たんぱく分解酵素：エラスターゼ）や活性酸素といった物質が放出されます。これらの物質は，白血球や単球にとっては，相手と戦う武器のようなものです。その武器を使って，見境なく攻撃をしてしまう結果，自己の細胞にまで傷害をもたらしてしまいます。

同時に，白血球や単球からも炎症性サイトカインが産生されますので，さまざまな細胞も影響を受け，炎症性サイトカインがさらに産生されます。このような反応は繰り返し起こるため，行き過ぎた炎症反応による組織傷害性は，いろいろな臓器にまで影響を及ぼすことになります（図1）。

一方で，SIRSが引き起こされた体内では，炎症を抑えようとする動きも見ら

れます。抗炎症性サイトカインが誘導される結果，SIRSと同時に体内は代償性抗炎症反応症候群（CARS）という状態にも置かれます。つまり，炎症反応が過剰であれば，炎症を抑える勢力も増え，易感染状態に陥るということです。

❷神経内分泌系の反応

炎症がある状態では，免疫系の活性化（免疫たんぱくの合成，糖新生亢進など），組織の修復などに対応するため，基礎代謝率が上昇し，組織の酸素・エネルギー需要が増加します。しかし，免疫系の反応の項で述べた細胞の炎症性変化の結果，血管透過性亢進による体液の血管外漏出が起こり，循環血液量は減少します。このように過剰な炎症の状態での循環は，需要と供給のミスマッチが起こります。これに対応するために，神経内分泌系の反応によって，循環を立て直そうとします（図2）。

神経内分泌系の応答は，炎症により生じた不安定な循環を立て直そうとする"応急措置"です。炎症が引き起こされる原因や，過剰な炎症そのものが解決されなければ，最終的には組織の循環不全を生じ，虚血によって傷害を受けるのです。

❸凝固系の反応

外傷や敗血症，そのほかの重篤な病態において，凝固系の異常を来すことは以前よりよく知られていました。過剰な炎症状態では，傷害を受けた組織や，体にとって毒性の強い病原体や物質を，血栓によって閉じ込めようとする動きが見られます。そのため，結果的に血液が凝固

CARS
代償性抗炎症反応症候群：compensated anti-inflammatory response syndrome

ROS
活性酸素：reactive oxygen species

RAA
レニン-アンジオテンシン-アルドステロン：renin-angiotensin-aldosterone

図1 炎症における免疫系の反応の概要

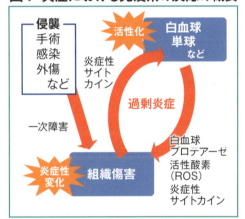

図2 侵襲と神経内分泌系がもたらす生体反応

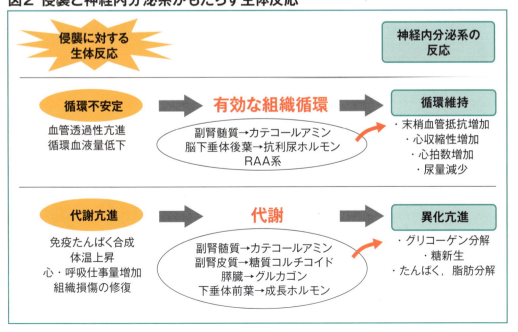

しやすい環境となり，最終的には微小循環が傷害を受けます。この状態では，傷害された血管内皮細胞をはじめとした組織がサイトカインや活性酸素などを放出し，さらに組織の傷害を促進させてしまいます。このような現象が体のあちらこちらで見られるようになると，悪循環のように虚血性の組織傷害を全身性に拡大させる結果となり，多臓器障害につながります。

近年，急性炎症反応と凝固線溶系が密接に関与しており，これがDICやSIRSの進行に重要な役割を果たすと言われ，SAC[4]と呼ばれています。

❹過剰な炎症反応と多臓器障害の全体像

免疫系・神経内分泌系・凝固系を含めた，過剰な炎症反応と多臓器障害の全体像を**図3**に示します。過大侵襲によって組織への一次損傷を受けた結果，炎症反応を生じます。炎症反応は，侵襲による生体の変化を正常に戻そうとする一連の過程であり，恒常性を保つための機能です。しかし，炎症反応と同時に炎症を抑えようとする状態にも置かれるため，易感染性が強まります。この状態で，感染を含めたさらなる過大侵襲によって組織の二次損傷が起こると，白血球や単球などの自然免疫を中心として，炎症反応の過剰応答が容易に引き起こされてしまいます。**過大侵襲では，過剰な炎症反応が連鎖反応的に全身へと波及し，全身性に障害を来す結果を招くことも多く，ひいては多臓器障害へと発展します**B。

相互に影響を及ぼす急性呼吸不全と多臓器障害

ここまで，炎症反応を中心とした多臓器障害を解説してきました。その中でも，特に呼吸不全には注意が必要です。多臓器障害の一つとして，肺が障害を受けると急性呼吸窮迫症候群（ARDS）を引き起こしますが，その反対に，ARDSから多臓器障害を引き起こすこともあります。それはなぜでしょうか。

過剰な炎症状態では，血流が豊富な肺の毛細血管に，数多くの白血球が血管内皮細胞と接触しながらスタンバイしています。肺は，外界に接する臓器であり，体の中で最も多くの白血球が待機する，いわば"白血球のプール[5]"なのです。この状態で，度重なる侵襲が加わると，スタンバイしていた白血球が一斉に活動を起こし，肺に障害を起こします。同時

SAC
SIRS-associated coagulopathy

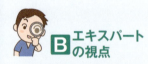
B エキスパートの視点

炎症反応を理解するための免疫系・神経内分泌系・凝固系の3つの視点は，生体侵襲そのものです。多臓器障害は，過剰な炎症によって生体が傷害を受けるプロセスであるため，生体侵襲を理解することが重要であると考えます。

ARDS
急性呼吸窮迫症候群：acute respiratory distress syndrome

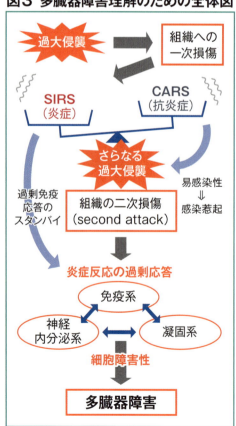
図3 多臓器障害理解のための全体図

に，白血球から放出された大量のサイトカインが全身を循環することで，さまざまな臓器にも影響を及ぼします。多臓器障害では，ほかの臓器よりもかなり早期に肺が障害されることが知られており，ほかの臓器障害に比べて呼吸障害が多臓器障害と密接にかかわりがあることから，呼吸障害は多臓器障害のペースメーカー[6]とも言われます。このように，**急性呼吸不全と多臓器障害は互いに悪影響を及ぼし，増悪し合う関係にあるのです**C。

ケアの中心は，second attackを未然に防ぐこと

過剰な炎症状態にある生体は，侵襲に対してエネルギーを消費し，生体を修復しようとしている状態であり，新たな侵襲に対しては非常に脆弱な状態に陥っています。また，さらなる侵襲に対応するため，白血球は準備状態に入っています。**過剰な炎症反応の状況下では，ほかの侵襲（second attack）を受けてしまうと，白血球を中心とした過剰な炎症反応を惹起しやすいため，組織はより傷害を受けやすく，多臓器障害，ひいては多臓器不全へと進行することがしばしば見られます。呼吸・循環管理や各臓器・系統別の個別のケアもさることながら，過大侵襲下にある患者に対して，second attackが引き起こされない環境をつくることが重要になります**D。

❶感染の予防

炎症反応を高めようとする生体は，同時にCARSと呼ばれる易感染性の状態に陥るため，感染には非常に弱い側面を持っています。手指衛生をはじめとした感染予防に努めることは，second attackを予防する視点として非常に重要です。また，手術後の合併症としての手術部位感染（SSI）に早期に気づけるよう，創部の観察やドレーン管理の徹底を確実に実施することも重要です。さらに，低用量経管栄養を行うことで，腸管粘膜を保全し免疫能を保つことができ，**バクテリアルトランスロケーション（BT）**Eを防ぐ[7]と言われています。

❷交感神経系の過緊張を防ぐ

交感神経は，外界に対する生体の対応力を高めるために重要な役割を果たしています。酸素の取り込みを高めるために呼吸回数を増やし，エネルギーをより多く細胞に供給するために心拍数を増やします。その結果，生体はエネルギーを消費する方向（異化）に向かいます。一方，副交感神経は，生体を回復させるためにエネルギーをため込む方向（同化）に働きます。生体が侵襲に対応し，次いで回復する過程では，交感神経と副交感神経がバランスをとることが重要です。

しかし，重症患者は，"痛み"をはじめとした不快な情動や不眠，環境の変化など，さまざまなストレスにさらされ，交感神経系が高ぶりやすい状況に置かれることが多くあります。交感神経系の過緊張は，エネルギー消費を高め，second attackをもたらす恐れがあります。安らげる環境づくりや，痛み・不眠への看護介入など，患者が安楽に過ごせるようにすることが重要です。

❸酸素需給バランスを考慮した看護介入

高度侵襲下に置かれた患者は，酸素・

後輩指導のポイント

多臓器障害は，個別の障害のように思えて，実際はそれぞれが相互に影響を与えています。過剰な炎症反応を中心として，障害状態に陥った臓器間の相互影響のプロセスを言語化して伝えることが重要です。

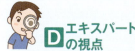

エキスパートの視点

炎症が炎症を生む悪循環の中で，多臓器障害は進行します。普段のケアが，second attackを引き起こす可能性があること，そして多臓器障害へとつながるかもしれないことを認識しておくことは非常に重要です。高度侵襲下の患者に対しては，看護ケアがもたらす利益と不利益を，今一度個別に検討しましょう。

SSI
手術部位感染：surgical site infection

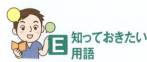

知っておきたい用語

腸粘膜萎縮や消化管での免疫能低下を背景に，腸内細菌やその毒素が粘膜バリアを通過し，体内へ移行すること。

BT
バクテリアルトランスロケーション：bacterial translocation

エネルギー需要が増大している一方で、これらの供給能力は低下しやすい状況にあります。一見、安静にしている患者でも、実際は呼吸回数や心拍数を上昇させるなど、代償機転を総動員させて何とか生命を維持しています。代償機転が破綻すれば、組織への酸素供給は困難になり、細胞の代謝障害から多臓器障害へ進行します。頻脈、呼吸回数の増加、発熱などがある場合には、酸素消費量を減らすことがポイントです。

事例紹介

ここからは、模擬患者を通して、多臓器障害の病態における看護ケアの実際を考えます。

70代後半、男性、身長165cm、体重60kg

食道がんに対し、食道摘出および再建術、3領域郭清が実施された。2型糖尿病を既往に持つ。術後ICUにおける経過は特記すべき事項はなく、術後3病日目に一般病棟へ退室後食事が開始された。術後4病日目に食後嘔吐があり、意識レベルはGCSでE3V5M6（14点）であった。発熱（腋窩温39.0℃）、頻呼吸（呼吸回数28回/分）を認め、心拍数109回/分、血圧78/50mmHgであった。酸素は10L/minに増量されたが、SpO_2は92％であった。

同日、ICUに再入室の上、気管挿管・人工呼吸器管理となった。胸部X線では、右肺野を中心とする陰影があることから誤嚥性肺炎が疑われ、抗菌薬による肺炎治療が開始された。また、低血圧に対し細胞外液が1,000mL急速輸液されたが、血圧の上昇はなく、ノルアドレナリン0.2μg/kg/minが開始された。入室後3時間で、尿量は10mL/h程度である。

呼吸器設定：A/C（PC）、$F_1O_2$0.5、PEEP8cmH_2O、吸気圧14cmH_2O、吸気時間1.0秒、呼吸回数16回/分

採血検査結果：白血球数13,100/μL、血小板数140×10^3/μL、クレアチニン1.3mg/dL、総ビリルビン1.0mg/dL

血液ガスデータ：pH7.31、$PaCO_2$34.3Torr、$PaO_2$82.3Torr、HCO_3^-16.9mEq/L、BE−8.46mEq/L、Lac5.3mmol/L

●アセスメント・看護ケアのポイント

ICU再入室の時点で、SIRS診断基準のうち4つすべてを満たしています。食道がん手術後という高度侵襲後の過剰炎症状態であり、かつ免疫能が低下していると推測される時期に、誤嚥性肺炎というsecond attackを受けたと考えられます。SOFAスコアで評価すると、すでに呼吸器、心血管系、中枢神経系、腎機能で得点の上昇が見られ、多臓器障害と考えられます。

呼吸・循環系では代償機転が働いており、乳酸値の上昇が見られます。敗血症性ショックの病態とも考えられ、酸素消費に対して供給が不足している、あるいは組織が酸素をうまく受け取れない状態と考えます。酸素消費量をできるだけ軽減することを中心とし、さらなる侵襲を防ぐことができるような看護ケア介入をすることが必要です。看護ケアの具体的な内容は、次のとおりです。

・気管チューブによる咽頭痛などの痛み

が交感神経系を緊張させ，酸素消費量を増加させる可能性があるため，本人が感じている痛みを評価します。本人とのコミュニケーションが取れるかどうかを評価し，適切な疼痛評価スケールの使用を検討します。痛みがあれば，オピオイドを中心とした鎮痛薬の使用を医師，薬剤師を含めたチームで検討し，除痛に努めます。

・不穏やせん妄を伴う場合，さらに酸素消費量が上昇することが予想されます。適切な深さの鎮静を行うことや，不穏やせん妄の原因の解消に努めることが必要です。

・日々の保清ケアであっても，患者の状態によっては過負荷になる場合があります。例えば，清拭は酸素消費量が高い保清ケアです。患者の病態によって，酸素需給バランスを考慮した個別的な対応が求められます。

・2型糖尿病が既往にあり，過剰炎症と同時に易感染状態にも十分な配慮が必要です。手指衛生を基本とした感染防止対策を励行します。

・発熱は，感染への対応力を高めるメリットもありますが，基礎代謝を上昇させ，酸素消費量を高めるデメリットも持っています。本事例でのクーリングは，解熱目的で実施するとシバリングを生じ，酸素消費量を急激に上昇させてしまう恐れがあります。解熱によって得られるメリットがある一方，デメリットも理解し，考慮しなければなりません。看護師として重要な観察は，発熱がもたらした全身状態の変化や苦痛を確認することと考えます。これを基に解熱鎮痛薬の使用も視野に入れ，患者にとって最善と思われる優先度や対応策を，医師・薬剤師を含めたチームで検討します。

・ルーチンでの気管吸引ではなく，聴診や呼吸器グラフィックによって痰の貯留をアセスメントし，必要最低限度の吸引となるように介入します。

ワンポイントアドバイス
- 多臓器障害は，過剰炎症を中心として相互に関連しています。
- 日常のケアをsecond attackの視点で見直してみましょう。

引用・参考文献
1) 日本救急医学会ホームページ：日本救急医学会　医学用語解説集
 http://www.jaam.jp/html/dictionary/dictionary/index.htm（2019年4月閲覧）
2) 日本版敗血症診療ガイドライン2016作成特別委員会：日本版敗血症診療ガイドライン2016, P.23.
 http://www.jaam.jp/html/info/2016/pdf/J-SSCG2016_ver2.pdf（2019年4月閲覧）
3) Julian M, Williams, et al.：Systemic Inflammatory Response Syndrome, Quick Sequential Organ Function Assessment, and Organ Dysfunction：Insights From a Prospective Database of ED Patients With Infection. Chest, 151（3）, 586-596, 2017.
4) Ogura H, Gando S, Iba T et al：SIRS associated coagulopathy and organ dysfunction in critically ill patients with thrombocytopenia. Shock, 28（4）, P.411, 2007.
5) 山川賢：SIRS（全身性炎症反応症候群），道又元裕監修：イラストでわかる！ ICUナースの生体侵襲ノート，P.74，日総研出版，2015.
6) David J. Ciesla, et al.：The role of the lung in postinjury multiple organ failure, Surgery, 138（4）, P.756, 2005.
7) 日本集中治療医学会重症患者の栄養管理ガイドライン作成委員会：日本版重症患者の栄養療法ガイドライン，日本集中治療医学会雑誌，Vol.23, No.2, P.226, 2016.
8) Mervyn Singer, et al.：The Third International Consensus Definitions for Sepsis and Septic Shock（Sepsis-3）, JAMA, 315（8）, P.804, 2016.
9) Roger C. Bone, et al.：American College of Chest Physicians／Society of Critical Care Medicine Consensus Conference：definitions for sepsis and organ failure and guidelines for the use of innovative therapies in sepsis. Crit Care Med, 20（6）, 864-874, 1992.
10) 道又元裕：道又元裕のショックと侵襲の講義　実況中継，学研メディカル秀潤社，2016.

ベストプラクティス編 痛み

済生会横浜市東部病院 救命救急センター外来
救急看護認定看護師 **更科陽子**

● 特定行為研修修了者
呼吸器関連（気道確保に係るもの・人工呼吸療法に係るもの）
動脈血液ガス分析関連

痛みのケアに活かすコツ
1. 痛みの持つ意味を理解する。
2. 痛みが身体に及ぼす影響を理解し，患者の全体像をとらえる。
3. 客観的なスケールを活用し，適切な鎮痛を図る。

「痛み」は，出現した原因や部位・程度はさまざまであっても，誰もが一度は経験したことのある症状ではないでしょうか。「痛み」は，すべての年齢と状況において経験する可能性があります。医療機関を受診する人々の主訴として，医療行為や入院治療中における経過においても多く見られます。

ここでは，クリティカルケア領域で遭遇する「痛み」に焦点を当てて解説します。

痛みの定義

なぜ「疼痛」ではなく，「痛み」と表現するのでしょうか。「疼痛」とは痛みを意味する医療用語ですが，「ずきずきとうずくように痛む」痛みを表します。つまり，「疼痛」と表現すると狭義の意味の痛みとなってしまうので，使う際は注意しなければいけません。

国際疼痛学会は，痛みを「実際に何らかの組織損傷が起こった時，あるいは組織損傷が起こりそうな時，あるいはそのような損傷の際に表現されるような，不快な感覚体験および情動体験（訳：日本緩和医療学会）」[1]と定義しています。痛みは，主観的で個人的な感覚・感情ですので，患者が痛いと言えば痛みが存在していると言えます。

痛みという苦痛はできるだけ経験したくありません。では，なぜヒトは痛みを感じるのでしょうか。それは，身体に迫る危機を乗り越えるための身を守る大切な術であり，次の2つの機能を支えるための警告信号として不快な情動体験が生み出されるのです。

①身体を構成する組織を損傷から守る
②起こってしまった損傷を早く治癒に導く

このように，痛みは身体の異常を知らせるためのとても大事なサインなのです。しかし，クリティカルな状態にある患者にはその痛みを十分に訴えられない人が多くいます。痛みの発生や痛みの持続は，身体の恒常性のバランスを崩してしまうため，すべての痛みに対してできるだけ鎮痛を図っていく必要があります。

痛みの機序とメカニズム

痛みは感覚ですので，痛み受容体（receptor）というものは存在しません。身体の隅々に分布する末梢神経終末にある**侵害受容器**Aに，さまざまな刺激が加わると，知覚神経系が電気信号に変換して脳に伝え，脳が最終的に情動体験とし

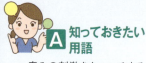

A 知っておきたい用語
痛みの刺激をキャッチするセンサーのことです。

図1 痛みのメカニズムと身体に与える影響

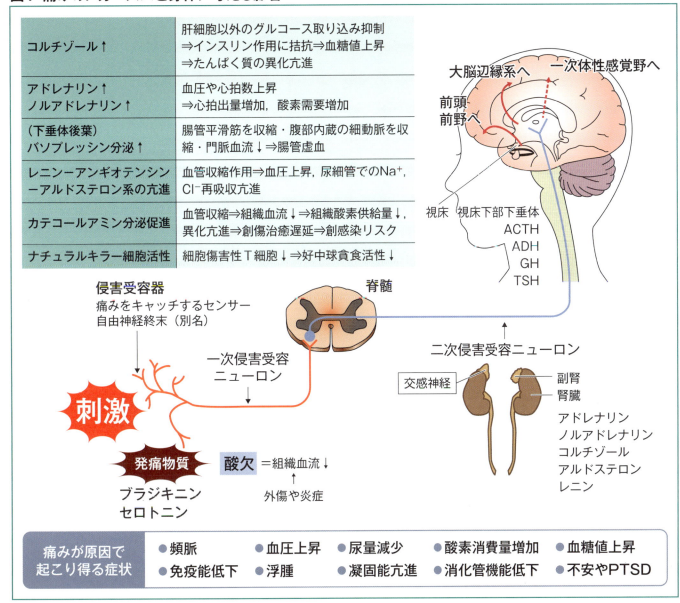

痛みが身体に与える影響

生体は，恒常性を維持するために外的ストレスに適応する能力を持っていますが，痛みは，恒常性維持の機構を介して，生体防御反応を惹起させます。ホルモン内分泌系を変化させ，代謝変化を起こし，組織の酸素需給のバランスを変化させてしまいます（図1）。痛みによる身体の変化にはどのようなものがあるか，しっかり理解しアセスメントすることで，患者の全体像をとらえることができます。特にクリティカルケア領域の患者は，安静時において生じる痛みに加えて，侵襲的な治療や処置による痛みも生じています。また，ICU滞在時の痛みを原因としたPTSDの発生や回復後の生活の質など，長期的な予後にも影響があることが明らかになっています[2]。

痛みへ介入することは，さまざまな合併症の予防や軽減につながるだけでなく，治療においても早期回復へ導くことがで

PTSD
心的外傷後ストレス障害：post traumatic stress disorder

表1 PQRSTを用いた痛みの評価

- P: Provoke and Palliation of the symptom（増悪因子と軽快因子）
- Q: Quality（intensity and character）（強さと特徴）
- R: Radiation and Location（放散の有無と部位）
- S: Symptoms which are associated with the symptom（随伴症状）
- T: Timing; onset, duration, and frequency（時間因子；発症起点，持続時間，頻度）

木澤義之編：特集 入院患者の痛みの診かた，レジデントノート，Vol.17, No.4, 2015.を基に筆者作成

きます。それは，患者だけでなく，私たち医療者にとってもよい結果となります。このように痛みのケアはとても重要であり，治療の質を向上することにつながります。

的確な診断と治療のために重要な痛みの分類

何らかの痛みを生じている場合，発症様式，性状，随伴症状などの病歴，身体所見は，緊急性を判断する上でとても重要な情報となります。痛みの経過を詳しく聴取する際に，PQRST**B**（**表1**）を用いて痛みを評価し，レッドフラッグ**C**に当てはまらないか判断することが，最悪の事態を未然に防ぐことにもつながります。生じている痛みは，その性質やメカニズムなどによって**表2**のように分類することができます。的確な診断と治療のためにも，正確に分類することが大切です。

痛みの評価

2002年に鎮痛と鎮静のガイドラインが発表され，改定版として，痛み（pain），不穏（agitation），せん妄（delirium）（これらの3つのイニシャルを取ってPAD）管理のガイドラインが2013年に公表されました。より実践的にPADという症候をマネジメントするためのガイドラインとされています。PADに介入するにあたって重要なことは，"PADをより正確に評価すること"であると言われています。鎮静スケールを最初に開発したRamsay[2]は，従来の心拍，呼吸，体温，血圧に加えて，持続鎮痛・鎮静薬投与中の患者では，疼痛スケールを「第5のバイタルサイン（5th vital sign）」，鎮静スケールを「第6のバイタルサイン（6th vital sign）」であると提唱しています。

明確に意思を伝えることのできないクリティカルケア領域患者におけるPADのうち，痛みの評価スケールは，BPS（**表3**）とCPOT（**表4**）が最も妥当なスケールであると推奨されています。「患者が痛がっていないか？」をまず確認することが，PADガイドラインでは強調されています。クリティカルケア領域などで多く見られる患者の興奮の原因が，痛み，不安，せん妄，人工呼吸器非同調などによって起こっていないか，まずはBPSやCPOTを使用して痛みを評価し，痛がっていたら速やかに鎮痛を行うことが重要です。クリティカルケア領域では，さまざまな痛みを伴う処置が多いため，処置の前には痛みの評価スケールを用いて評価し，必要があれば予防的に鎮痛薬を投与することも推奨されています[3]。

さまざまな評価ツール（**表5**）の中からどの評価ツールが適しているのか吟味すること，患者が適切に自己申告できるような問いかけ方，統一した評価ができ

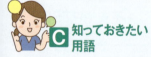

B 知っておきたい用語
病歴聴取の際に，聞き漏らしを防ぐためのポイントの略語。

C 知っておきたい用語
見逃してはいけない疾患を示唆する徴候や症状のことです。

BPS
behavioral pain scale

CPOT
critical-care pain observation tool

表2 痛みの分類

原因による分類	部位による分類	起こり方による分類
・侵害受容性疼痛 ・神経障害性疼痛 ・心因性疼痛	・体性痛 ・内臓痛 ・関連痛	・急性痛　・慢性痛 ・自発痛 ・体動時痛

痛みに関連する用語の定義

用語	定義
acute／chronic pain（急性痛／慢性痛）	明確な分類はなし。痛み発症からの時間で区別されることが多い。（代表的なポイントは3カ月と6カ月）
nociceptive pain（侵害受容性疼痛）	侵害刺激や炎症によって活性化された発痛物質が侵害受容器を活性化することで引き起こされる痛み。 【疾患例】骨折，術後創部痛，関節リウマチなど
somatic pain（体性痛）	皮膚や骨，関節，筋肉，結合組織といった体性組織への，切る，刺すなどの機械的刺激が原因で発生する痛み。
visceral pain（内臓痛）	食道，胃，小腸，大腸などの管腔臓器の炎症や閉塞，肝臓や腎臓，脾臓などの炎症や腫瘍による圧迫，臓器被膜の急激な伸展が原因で発生する痛み。
related pain（関連痛）	病巣の周囲や病巣から離れた場所に発生する痛み。
incident pain（随伴痛）	特定の動作や兆候に伴って生じる痛み。
colicky pain（疝痛）	消化管の攣縮に伴う痛み。蠕動痛とも呼ばれる。
pain with movement（体動時痛）	意図的な体動によって生じる痛み。movement-related pain
neuropathic pain（神経障害性疼痛）	神経の損傷あるいはそれに伴う機能異常の直接的結果として生じている痛み。 【疾患例】帯状疱疹後神経痛，脊髄損傷後疼痛，腰部脊柱管狭窄による神経根・馬尾障害など
psychogenic pain（心因性疼痛）	痛みの原因を説明する客観的身体的病態が欠如し，精神的因子が痛みの主因と考えられる痛み。
allodynia（アロディニア）	正常では痛みを引き起こさない刺激（非侵害刺激）によって生じる痛み。
hyperalgesia（痛覚過敏）	痛み刺激に対する反応が増加している状態。
hyperesthesia（感覚過敏）	刺激に対する感受性が高まっている状態。（特異的な感覚に限定されない）
hyperpathia（異常痛症）	刺激に対する異常な疼痛反応に由来する疼痛症候群。
hypoesthesia（感覚鈍麻）	刺激に対する感受性が減少している状態。（特異的な感覚に限定されない）
hypoalgesia（痛覚鈍麻）	痛み刺激に対する反応が低下している状態。
dysesthesia（異常感覚）	不快な異常感覚。（自発性か誘発性か問わない）
paresthesia（異常感覚）	異常感覚。（自発性か誘発性か問わない：不快感を伴わない）
neuralgia（神経痛）	神経の分布に沿った痛み。
neuritis（神経炎）	神経の炎症。
neuropathy（神経障害）	神経の機能障害あるいは病理的変化。

橋口さおり：運動・からだ図解 痛み・鎮痛のしくみ，P.14～15，マイナビ出版，2017.，飯田宏樹：痛みの定義，大瀬戸清茂監修：よくわかる神経ブロック法，P.2～3，中外医学社，2011.を基に筆者作成

表3 BPS (Behavioral Pain Scale)

項目	説明	スコア
表情	穏やかな	1
	一部硬い（たとえば、眉が下がっている）	2
	まったく硬い（たとえば、まぶたを閉じている）	3
	しかめ面	4
上肢	まったく動かない	1
	一部曲げている	2
	指を曲げて完全に曲げている	3
	ずっと引っ込めている	4
呼吸器との同調性	同調している	1
	時に咳嗽、大部分は呼吸器に同調している	2
	呼吸器とファイティング	3
	呼吸器の調整がきかない	4
6点以上の痛みには必ず介入が必要		

Payen JF, et al.：Assessing pain in critically ill sedated patients by using a behavioral pain scale. Crit Care Med, 29, 2258-2263, 2001.および日本呼吸療法医学会，人工呼吸中の鎮静ガイドライン作成委員会：人工呼吸中の鎮静のためのガイドライン，人工呼吸，24（2），146-167, 2007.より作成
平岡栄治他編：重症患者管理マニュアル，P.38, メディカル・サイエンス・インターナショナル，2018.を基に筆者作成

るようなスタッフ間での教育が必要となります。また、**一度評価して終わりではなく、治療効果の判断として継続的に観察しフィードバックしていくことも大切**です。

クリティカルケア領域で使用される鎮痛薬

痛みや痛みからくる不安・興奮をコントロールすることは、痛みからの解放だけでなく安全に処置や治療を行うことにつながります。クリティカルケア領域において、十分な鎮痛効果が期待できる鎮痛薬を使用することはとても重要です。鎮痛薬の適応や副作用・注意点、投与方法などについて（**表6**）に示します。

表4 CPOT (Critical-Care Pain Observation Tool)

項目	説明		スコア
表情	緊張なし	リラックス	0
	しかめる、眉毛を下げる、こわばる、筋肉の緊張	緊張	1
	上記に加えて強く閉眼	しかめる	2
体の動き	痛みなく、動かない	動きなし	0
	ゆっくり慎重な動き、痛いところを触ったり、さすったりする	抵抗	1
	チューブを引き抜く、突然立ち上がる、体を動かす命令に応じず、攻撃的、ベッドから降りようとする	落ち着きなし	2
人工呼吸の同調性（挿管患者）	アラームなく、容易に換気	容認	0
	アラームがあるが、止んだりもする	咳嗽あるが容認	1
	非同調、換気がうまくできない、アラーム頻回	ファイティング	2
発声（挿管していない患者）	通常のトーンで会話	通常の会話	0
	ため息、うめき声	ため息、うめき声	1
	泣きわめく、すすり泣く	泣きわめく	2
筋緊張	受動運動に抵抗なし	リラックス	0
	抵抗あり	緊張、硬直	1
	強い抵抗、屈曲・伸展できない	強い緊張、硬直	2
表情、身体の動き、発声（人工呼吸の同調性）、筋緊張の4項目より **CPOT≧3で痛み大と評価** 2点以下になるようにコントロールする			

日本集中治療医学会J-PADガイドライン作成委員会：日本版・集中治療室における成人重症患者に対する痛み・不穏・せん妄管理のための臨床ガイドライン，日本集中治療医学会雑誌，Vol.21, No.5, 2014.より引用，改変
清水祐：せん妄～評価・予防・回復への支援，重症集中ケア，Vol.17, No.1, P.75, 2018.

事例で学ぶ！痛みのアセスメントとケア

症例1 自転車運転中に乗用車と衝突し救急搬送された20歳男性

バイタルサイン：意識清明，HR84回/分，BP120／70mmHg，RR22回/分，BT36.6℃，SpO₂99%（大気下）
右前腕痛あり，腫脹打撲痕あり
右下腿開放創・腫脹著明にあり，足趾運動は可能
左足関節痛あり，腫脹著明，打撲痕あり，足趾運動は可能
体重60kg

●どの評価ツールを使用する？

会話が可能であることに加え，年齢からも数値的な鎮痛評価が可能と判断し，NRSの評価ツールを選択し疼痛レベルを評価してもらいます。

Ns：痛みの程度について聞きますが，痛みがない時が数字の0，最大の痛み，これ以上の痛みはないと考えた時の痛

NRS
数値評価スケール：numerical rating scale

表5 クリティカルケア領域でよく使用される評価ツール

強さの評価	注意点など
視覚的アナログスケール：VAS (Visual Analogue Scale)	
数値評価スケール：NRS (Numerical Rating Scale)	数字の概念が分からないと使用できない。3歳以上が対象など小児でも使用可能。
フェイススケール：FRS (Face Rating Scale)	小児用に開発されたもの。10段階などもある。
ICUなど人工呼吸管理下および意識障害患者の評価	
BPS (Behavioral Pain Scale)	挿管患者にも使用できる。最小3点，最大12点，6点以上で痛みへの介入が必要。
CPOT (Critical-Care Pain Observation Tool)	挿管患者または抜管患者の両方に使用可能。最小0点，最大8点，3点以上で痛みへの介入が必要。

NRS (Numerical Rating Scale)
スケールを見せ，痛みがないを「0」，イメージする一番ひどい痛みを「10」として，今の痛みは何点かを聞く。口頭で答えてもらうか，スケールを指さしてもらう。

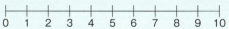

VAS (Visual Analogue Scale)
10cmの線をスケールとし，左端が「痛みがないor全く痛みがない」，右端を「最も痛いor想像する中でこれ以上の痛みはないくらい強い」とした場合，今の痛みはどの辺りかを指でさしてもらうか，印をつけてもらう。

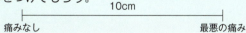

FRS (Face Rating Scale)
小児用のスケール。今の痛みに近い表情を選んでもらう。
大人でも使えるが妥当性は確立していない。痛みは「4」だけれど，家族がいて楽しいから「2」など，心理状態を反映することがある。

橋口さおり：運動・からだ図解　痛み・鎮痛のしくみ，P.101，マイナビ出版，2017．，平岡栄治他編：重症者管理マニュアル，P.37，メディカル・サイエンス・インターナショナル，2018．を基に筆者作成

表6 クリティカル領域で使用される鎮痛薬

	フェンタニル	モルヒネ	ペンタゾシン	ブプレノルフィン
静注での投与量	1～2μg/kg	0.1～0.2mg/kg	15～30mg	0.1～0.2mg
効果発現までの時間	1分未満	1～2分	2～3分	1分未満
効果持続時間	0.5～1時間	1～2時間	2～3時間	4～10時間
腎機能低下時の排泄遅延	なし	あり	なし	なし
持続静注量	0.5～2μg/kg/時	1～10mg/時	一般に行わない	一般に行わない
天井効果	なし	なし	あり	あり
特徴的な注意点	筋強直	ヒスタミン遊離作用	交感神経刺激作用	ナロキソンで拮抗されにくい
1Aあたりの薬価	202円	299円	98円	76円
商品名（例）	フェンタニル注射液 0.1mg	モルヒネ塩酸塩注射液10mg	トスパリール注 30mg	ブプレノルフィン注 0.2mg

〈特徴・適応・注意点など〉

フェンタニル	・最もICUで頻用されている鎮痛薬。 ・モルヒネに比べ，効果発現時間が短く，血圧低下の副作用リスクが低い。 ・活性のある代謝産物が産生されないため，臓器障害による遷延の影響が少ない。 ・拮抗薬：ナロキソン　呼吸抑制や血圧低下など副作用出現時に使用される。投与後約2分で効果出現，効果持続時間は30分と短く継続観察が必要。
モルヒネ	・鎮痛を持続静注ではなく，間欠投与にしたいときには，モルヒネの作用時間の長さを利用する。 ・救急外来やICUではフェンタニルに優っている点はない。
ペンタゾシン	・一番の利点は麻薬ではないため，取り扱いが容易なこと。 ・天井効果があるので持続静注には向かない。 ・交感神経刺激作用があり心血管疾患の患者には投与しない方がよい。
アセトアミノフェン	・静注では，大手術や心臓手術後の疼痛緩和目的にオピオイドと併用して安全かつ効果的である。 ・肝毒性があるため，急性の肝障害患者には使用を避ける。 ・1日4000mgまで投与可能，静注薬は15分かけて投与する。
NSAIDs（非ステロイド性抗炎症薬）	・日常診療でよく使用されている。 ・急性疼痛に対して有効な薬物で，がん疼痛に対しても第一選択薬。 ・副作用は，可逆的に血小板凝集能を抑制するため，抗血小板薬内服患者併用では，プロトロンビン時間を延長させる。消化管潰瘍リスクが上昇する。 ・腎毒性があるため，腎障害がある患者には使用を避ける。

志馬伸朗編：救急・ICUの頻用薬を使いこなせ！，レジデントノート増刊，Vol.20，No.11，P.36～38，羊土社，2018.，平岡栄治他編：重症患者管理マニュアル，P.38～40，メディカル・サイエンス・インターナショナル，2018.を基に筆者作成

NSAIDs
非ステロイド性抗炎症薬：
non-steroidal anti-inflammatory drugs

みを10だとしたら，今の痛みはどれぐらいですか。

S：数字で言うと9。とにかく右足の方が痛い。動かさないで。触らないで。

O：左手で目を覆いつらそうな表情，言葉も単調。

A：NRS 9であり，表情や言動からも疼痛程度は強く鎮痛介入が必要と考えられる。

P：医師よりアセトアミノフェン（アセリオ®）1000mg15分で投与指示にて点滴投与する。

〈1時間後〉

画像検査の結果，頭部・体幹に関しての異常はなし。

右前腕骨骨折・右下腿開放骨折・左足関節骨折の診断。整形外科医師へコンサルトとなり，今後追加でX線検査・開放創処置・シーネ固定の予定となる。

Ns：痛み止めの効果はどうですか。先

程と同じように数字で言うとどれぐらいですか。

S：あまり効いていない。9ぐらい。

O：閉眼し眉間にしわをよせている。時折，左手で拳を作り震わせている姿がある。

A：鎮痛薬投与後もNRS9と変わらず，鎮痛効果が得られていないと考える。開放骨折を含む複数箇所の骨傷を認めており，今後検査や処置も追加となることからさらに痛みの増大が予測される。痛みを軽減させるため，追加で鎮痛薬投与が必要と考えられる。

P：医師へ報告，フェンタニル0.1mg静注指示にて静注投与する。

〈処置中〉

O：処置による体動においても苦痛表情なく，体を震えさせることは見られない。

S：だいぶ楽です。大丈夫です。痛みは2～3ぐらいです。

● 事例を振り返って

言動，数値的な評価からもフェンタニル静注により，ようやく鎮痛効果が得られたことが分かります。アセトアミノフェンは金庫管理が不要で，比較的速やかに使用可能な薬剤ですので，現場においてもよく使用されると思います。しかし，骨折など激しい痛みや侵襲処置においては効果が不十分なことが多く見られます。

本事例のような激しい痛みなどの急性期疼痛管理においては，効果発現時間がとても短く，血圧低下などの副作用のリスクが低いフェンタニルによって鎮痛効果が期待されます。

症例2 胸痛と呼吸困難感を主訴に救急搬送された65歳男性。ショック状態，低酸素血症にて全身管理目的で緊急気管挿管となる

気管挿管時使用薬剤：フェンタニル（0.1mg/2mL）静注，ロクロニウム臭化物（エスラックス®）5mL静注，ミダゾラム（ドルミカム®）2mL＋生食8mLを静注

● どの評価ツールを使用する？

気管挿管された後は，自ら痛みを訴えることができません。痛みを訴えることができないが運動機能が正常な患者では，BPSやCPOTは最も信頼性のある評価ツールと言われているので，この2つのうちどちらかを選択するとよいでしょう。

BPSは非挿管下せん妄患者の痛みの評価スケールとして妥当性，信頼性，反応性ともによいです。CPOTは，抜管後も使用可能で各評価項目の細かな説明が表記されています。各施設の診療部門の考え方によって，どの評価スケールを使用するか決められています。臨床の場での不穏または鎮静レベルの評価には，論理的で，使いやすく，覚えやすいRASSが使用されています。

〈気管挿管後30分ほど経過〉

O：体動なし。人工呼吸器同調。

CPOT：表情0，四肢の動き0，筋肉の緊張0，人工呼吸器との同調性0と評価。

RASS：－5

〈気管挿管後1時間ほど経過〉

O：開眼はないが，まぶたをきつく閉じるような表情あり。ゆっくり手を動か

RASS
リッチモンド興奮（不穏）-鎮静スケール：Richmond agitation-sedation scale

し，手を口元に持っていこうとする時もあり。時々バッキングによるアラームあり。

CPOT：表情2，四肢の動き1，筋肉の緊張1，人工呼吸器との同調性1

RASS：0〜+1

●事例を振り返って

CPOT評価からも気管挿管時の薬剤効果が薄れ，少しずつ覚醒してきていることが分かります。さらに，手を口元に持っていこうとする行動からも，気管挿管チューブ自体が違和感や痛みとなり，人工呼吸器の設定と患者の呼吸のリズムが合わなくなっていることも分かります。このままでは，苦痛は増すばかりで過度のストレスとなり，つらい記憶が残ってしまいます。まずは，その苦痛を取ってあげられるよう，私たちが適切に評価し介入することが必要です。

本事例のように共通認識された評価ツールを用いることは，適切な薬剤コントロールや薬剤効果のフィードバックにつながります。侵襲的処置が多いクリティカルケア領域では身体への痛みの影響を最小限とすることは，最も重要な看護の一つです。

- 痛みは多種多様な影響を身体に与えます。
- 適切な評価ツールで，統一した評価ができるような教育が重要。
- 継続的な痛みのフィードバックは，回復に導くための看護です。

引用・参考文献

1) 橋口さおり：運動・からだ図解　痛み・鎮痛のしくみ，マイナビ出版，2017．
2) 江木盛時：集中治療患者の痛みの疫学：痛みの認知とコントロールに向けて，INTENSIVIST，Vol.6，No.1，P.32，2014．
3) 日本集中治療医学会J-PADガイドライン作成委員会：日本版・集中治療室における成人重症患者に対する痛み・不穏・せん妄管理のための臨床ガイドライン，日本集中治療医学会雑誌，Vol.21，No.5，2014．
4) 木澤義之編：特集 入院患者の痛みの診かた，レジデントノート，Vol.17，No.4，2015．
5) 飯田宏樹：痛みの定義，大瀬戸清茂監修：よくわかる神経ブロック法，P.2〜3，中外医学社，2011．
6) Payen JF, et al.：Assessing pain in critically ill sedated patients by using a behavioral pain scale. Crit Care Med，29，2258-2263，2001．
7) 日本呼吸療法医学会，人工呼吸中の鎮静ガイドライン作成委員会：人工呼吸中の鎮静のためのガイドライン，人工呼吸，24（2），146-167，2007．
8) 平岡栄治他編：重症患者管理マニュアル，P.37〜40，メディカル・サイエンス・インターナショナル，2018．
9) 清水祐：せん妄〜評価・予防・回復への支援，重症集中ケア，Vol.17，No.1，P.75，2018．
10) 志馬伸朗編：救急・ICUの頻用薬を使いこなせ！，レジデントノート増刊，Vol.20，No.11，P.36〜38，羊土社，2018．

せん妄

国立大学法人 **千葉大学** 大学院看護学研究科 看護学専攻 博士前期課程
集中ケア認定看護師 **清水 祐**

ベストプラクティス編

せん妄のケアに活かすコツ

❶ せん妄は多臓器不全症候群の一つである。
❷「なんとなく落ち着かない」という看護師の気づきからツールを用いた「評価」へとつなげる。
❸ せん妄ケアはチームでアプローチする。

"なんとなく"落ち着かない患者を見た時に,「不穏」と判断するだけでとどめていませんか? 医師への報告や指示薬の投与という一連の流れで対応していませんか? 本稿では,「不穏」と「せん妄」を見極めることがなぜ必要なのか,せん妄ケアで重要なことは何かについて解説します。

せん妄は多臓器不全症候群の一つ

「不穏」とは,目的のない過剰な行動一般を示します。一方,ICUでの「せん妄」とは,多臓器不全症候群で,急性の脳機能不全です。米国精神医学会による精神疾患の診断・統計マニュアル(DSM-V)において,せん妄の診断基準は次のように定められています[1]。

① 注意を集中し,維持し,他に転じる能力の低下を伴う意識障害
② 認知の変化(意識欠損,失見当識,言語の障害など),あるいはすでに先行し,確定され,または進行中の認知症ではうまく説明されない知覚障害の発現
③ その障害は短期間のうちに出現し,1日のうちで変動する傾向がある
④ 病歴,身体診察,臨床検査所見から投与されている薬剤,離脱症状,毒物への曝露など多様な病因により起こっているという証拠がある

私たち看護師は,せん妄が急性の認知機能・注意力の障害で,多臓器不全症候群であるということを認識する必要があります。

せん妄の原因と症状はさまざまであることを知る

現在のところ,せん妄の発症原因は解明されていませんが,主に脳の器質的な問題,原疾患によるもの,環境要因の3つと考えられています。

大脳に何らかの細胞異常(特に海馬の障害)が起こると,それに関連して脳機能障害を引き起こします。また,敗血症や広範囲の手術など侵襲が大きい炎症や,発熱,血糖値の著明な変動など電解質代謝異常が起こると,一過性の脳細胞機能の低下を来します。

また,**原疾患の治療上,必要量以上の鎮静薬を投与すると,GABA受容体****が過剰に刺激され,神経伝達物質のバランスが崩れます**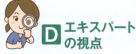。特にミダゾラム(ドルミカム®)は,GABA受容体発現を増

A 理解が深まる関連知識

せん妄は症状が複数以上まとまった症候群であり,引き起こす「原因」ではなく関連する「要因」をいかに少なくするかが,予防または重篤化させないケアにつながります。

B エキスパートの視点

免疫や中枢制御の不均衡となります。その結果,感染症を発症している患者ではサイトカインの過剰産生がうまく制御されず,多臓器不全となっていきます。

GABA
γアミノ酪酸:gamma-aminobutyric acid

C 知っておきたい用語

GABAとは抑制性神経伝達物質の一つで,それを受け取る場所がGABA受容体です。ミダゾラムは直接GABA受容体を通過するため,鎮静・催眠作用が増強されてしまいます。

D エキスパートの視点

デクスメデトミジン塩酸塩(プレセデックス®)は,GABA受容体を介さない鎮静薬です。そのため,せん妄の発症要因になりにくい効果が期待されています。

強し，鎮静・催眠・健忘などの作用を高めるため薬剤性のせん妄となり得ます。

さらに，絶えず明るい光で照らされていたり音が鳴り続けていたりする特殊なICU環境の中で，治療上必要な安静を強いられると，活動と休息のバランスが崩れ，ストレスを助長します。光と関係が深いメラトニンは，**サーカディアンリズム**に関与するホルモンです。ストレスホルモンであるコルチゾールは，海馬に受容体が多く存在するため脳機能障害を来す一因となります。

このように，せん妄は多くの要因が絡み合い，多様な症状として現れます。

ICUにおけるせん妄の分類には，暴れるなどの過活動型せん妄と傾眠・無関心などの低活動型せん妄，前述の2つが混合して現れる混合型があります。過活動型せん妄は，見た目にも明確なため気づきやすいです。低活動型のせん妄は，「なんとなく活気がない」とか「今日は少し調子が悪そうだな」という看護師の"なんとなく"感じる患者の変化から気づくことが多いでしょう。せん妄の症状は1日の中で変動するため，「ちょっと落ち着かない」状態や"なんとなく"感じた今までとは違う変化を症状の一部として認識するのみにとどめておくべきではありません。症状の変化に気づくことができるのは，患者を継続的に見ている私たち看護師です。せん妄は，多臓器不全症候群の一つで治療が必要と認識し，一過性の落ち着かない症状の一つとして見過ごすことなく早期に介入することが重篤化の予防につながります。

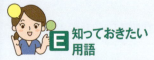

知っておきたい用語

24時間周期で変動する生理現象のことです。睡眠と覚醒のサイクルを一定にすることで体内の生体環境を整えることができます。

せん妄への早期介入は評価から始まる

せん妄ケアで重要なことは，早期に介入し，重篤化を予防することです。せん妄の発症率と予後には関連性があります。ICUに入室している患者のせん妄発症率は80%以上であったという研究報告があります[2]。Turuta[3]らは，人工呼吸管理中の患者180人中117人（65%）がせん妄を発症したと報告しています。また，せん妄を発症した患者の方が，発症しなかった患者より6カ月死亡率が有意に高かったという結果も報告されています[4]。せん妄の持続期間の延長は死亡リスクを高め，1時間あたり10%上昇させるという報告[2]もあり，これらの報告から，ICU患者はせん妄を発症する確率が高く，せん妄発症と予後不良が関連していると考えられます。言い換えると，せん妄になる患者は，鎮静薬を使用しての人工呼吸管理や補助循環装置などが必要な安静を強いる重症な状態で，もともと死亡率が高いことに加え，せん妄を発症することでさらに死亡率が上昇して予後不良の確率が高くなるということです。

せん妄かどうかを見極めて早期に介入するためには，評価ツールを適正に使用することが大切です。皆さんの施設では，せん妄スクリーニングツールを導入していますか？ 評価のタイミングや方法は適正ですか？『日本版・集中治療室における成人重症患者に対する痛み・不穏・せん妄管理のための臨床ガイドライン』[5]では，CAM-ICUとICDSCのいずれかのツールを推奨しています。せん妄スクリー

ニングツールを使用しない場合，せん妄患者のICU入室期間の約75％でせん妄は見逃されると言われています[5]。当院では，鎮静スコアであるRASS（**図1**）と関連させて使用できるCAM-ICU（**図2**）を導入しており，勤務ごとと変動があった時にせん妄評価を行っています。

　CAM-ICUは一時点の評価を行い，ICDSCは過去8〜24時間以内の評価をします。そして，それぞれの感度と特異度は，CAM-ICUは感度80％，特異度95％，ICDSCは感度・特異度が共に80％と報告されています[5]。CAM-ICUは一時点の評価をするため，看護師が症状の変化に気づけなければ「せん妄あり」と評価されませんが，そこで患者の変化に気づき評価できれば，より早期の介入へとつながります**F**。ICDSCは，時間の経過を振り返る中で変化があるかを見て評価するため，経験が浅い看護師にとっても変化を見つけやすいかもしれません**G**。施設ごとの重症度や看護師経験年数によって，どちらのツールを使用するか決めるとよいでしょう。正確な評価が行われるためには，定期的な評価トレーニングが必要です。評価する看護師によって方法やタイミングにばらつきがあると正確な評価ができないため，評価ツールを用いて一人の患者を複数の看護師で確認するとよいでしょう。

回復への看護ケアのベストプラクティス
～せん妄の経時的変化にチームでアプローチして予防につなげる

　各学会で，複数の方策を実施することでより効果的な介入をして改善する「バンドル」がガイドラインとして出されています。せん妄については，日本集中治療医学会がPADケアバンドルを出しています。そこでは，評価・治療・予防の3つの側面からの介入を推奨しています[5]。評価は各勤務で行い，患者に説明をした上で適宜鎮痛などの薬物治療を行います。予防としては，せん妄のリスク因子を見極めて，早期離床と睡眠のコントロールをすることと具体的に示されています。

　次に，実際の事例からPADケアバンドルに沿って考えます。

事例

A氏，71歳，身長171cm，体重59kg，食道がんで後縦隔経路胃管再建術後

手術時間：485分

術中バランス：IN5,080mL，OUT1,100mL（出血量800mL／RBC・FFP4単位使用），+3,980mL

既往歴：心房細動，高血圧，放射線治療の副作用による心嚢水貯留で心膜炎あり。胸腔鏡下心膜開窓術施行。うっ血性心不全で入院歴あり。

呼吸機能評価：FEV1.0％　59.6％

　手術室で抜管後，ICUに入室となった。ICU入室直後に行った血液ガス分析の結果は，pH7.37，$PaO_2$75Torr，$PaCO_2$35Torr，HCO_3^-21mEq/LであQた。

　表1に事例の経過と，PADケアバンドルに沿って評価・治療・予防の項目ごとに振り返った結果，抽出された問題点と介入したことで重篤化の予防ができたと考えられることをまとめました。

●事例についての解説

　せん妄は多くの要因が絡み合い，多様

PAD
pain（痛み），agitation（不穏），delirium（せん妄）

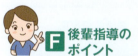

後輩指導のポイント
CAM-ICUは，評価するためには患者の協力が必要です。質問内容によっては「なぜそんな質問をするんだ」と不快にさせることもあるため，患者・家族へ十分に説明した上で行うことが大切です。

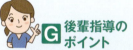

後輩指導のポイント
ICDSCは，看護師のみで経過表や記録から評価することができます。正確な状況を知るためにも複数の看護師で評価することが大切です。カンファレンスなどの時間を用いて評価とケアについて話し合うとよいでしょう。

FEV1.0％
1秒率：forced expiratory volume ％ in one second

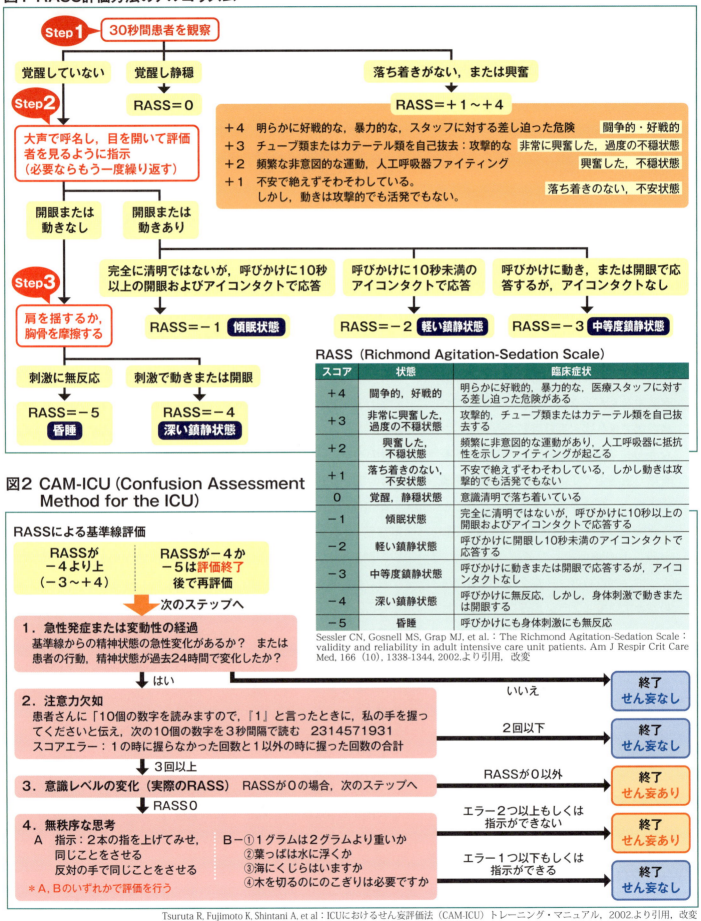

表1 事例の経過とPADケアバンドルに沿った評価・治療・予防

経過		
入室時	術後1日目	術後2日目
・IV-PCA 4mL/h ・リザーバーマスクで酸素7L投与し，SpO₂ 96% ・咳嗽でNRS10/10 ・アセトアミノフェン（アセリオ®）の点滴を行ったところ，NRS 1〜3/10 ・右胸腔ドレーン挿入中 ・GCS E3V5M6で，声をかけなければ閉眼して休んでいる	・酸素5Lへ減量 ・立位まで離床可 ・理学療法士による介入（肺理学療法） ・夕方に水様性白色痰を自己喀出，酸素マスクが外れるとSpO₂が90%まで低下するが，自身でマスクを装着し直すことができる ・咳嗽の度に苦悶表情あり，鎮痛薬使用の希望がある。多い時は，30分に1回使用を訴える ・尿量35mL/h	・鼻カニューレまで減量 ・室内歩行可 ・RASS 0〜+1 ・15時，GCS E3V4M6。天井を指して「見える」と話す ・17時，呼吸困難の訴えあり，酸素10Lまで増量したところ，SpO₂87% ・18時，ミニトラック挿入，NPPV開始 　胸部X線上，両肺びまん性浸潤影が増強している ・夜間ハロペリドール（セレネース®）投与 ・尿量50mL/h

術後3日目	術後4日目
・左肺透過性改善，NPPV離脱 ・覚醒と傾眠を繰り返している ・覚醒すると行動が落ち着かず，リハビリテーション介入ができない ・夜間，暴言・暴力あり。「帰る」と話す。フルニトラゼパム（ロヒプノール®）投与 ・尿量90mL/h	・抑制帯使用 ・頻脈，全身発汗 ・フルニトラゼパムを投与するが，行動が落ち着かない状態が続き，デクスメデトミジン塩酸塩投与開始 ・ランジオロール塩酸塩（オノアクト®）投与開始 ・心不全にてNPPV再装着

PADケアバンドルに沿った振り返り

	痛み	不穏	せん妄
評価	術前からNRSで評価することを患者に説明し，理解は得られていた。持続鎮痛薬以外も併用したことで，NRS数値が下がった 【問題点】 ・咳嗽が頻発するに従って痛みが強くなり，鎮痛薬使用の希望が多くなってきている。痛みの訴えの間隔が短くなってきている ・本人が疼痛強度を訴えられない状況下で，NRSでの評価には限界がある	酸素マスクが必要であるという現状の認知機能は保たれているが，容易にSpO₂が低下している。頻繁な咳嗽や術後のリフィリングによる低酸素を来しやすい状態と考えられる 【問題点】 低酸素と痛みにより活動と休息のバランスが崩れている	Aさんの言動や症状に対して，抑制や鎮静薬投与などの対応のみに追われている。症状が出現してからせん妄指示薬の投与が繰り返されている。睡眠コントロールがされていなかったと考えられる 【問題点】 CAM-ICUで評価していることもあったが，経過表に入力がない。継続した観察や変化を見ていない
治療	体性痛が強くなる術後1〜2日目の時期に，咳嗽により腹圧がかかり痛みを助長している。選択薬について医師とアセトアミノフェン以外の薬の使用を考慮する	有効な咳嗽の方法や痰を喀出しやすくなる方法を患者へ提案する	睡眠を確保できるように，夜間は定時の睡眠薬使用を考慮する
予防	・薬剤使用の効果を見るために，客観的な疼痛評価ツールを使用する ・担当薬剤師に鎮痛薬の選択について相談する。麻酔科にコンサルテーションして鎮痛管理を検討する ・理学療法士と患者へ有効な咳嗽方法の指導を行う	せん妄となってから離床中止となり，理学療法士による呼吸理学療法もできない状態となった。患者が快適と感じる呼吸筋マッサージやリラクゼーション目的も含めたリハビリテーションとして継続	睡眠と覚醒のサイクルを整えるためにも，夜間の睡眠が確保できるよう環境調整や薬剤使用を積極的に検討する

IV-PCA
経静脈患者自己疼痛管理：intravenous patient controlled analgesia

NRS
数値評価スケール：numerical rating scale

GCS
グラスゴー・コーマ・スケール：Glasgow Coma Scale

NPPV
非侵襲的陽圧換気：non-invasive positive pressure ventilation

表2 CPOT（Critical-Care Pain Observation Tool）

項目	説明		スコア
表情	緊張なし	リラックス	0
	しかめる，眉毛を下げる，こわばる，筋肉の緊張	緊張	1
	上記に加えて強く閉眼	しかめる	2
体の動き	痛みなく，動かない	動きなし	0
	ゆっくり慎重な動き，痛いところを触ったり，さすったりする	抵抗	1
	チューブを引き抜く，突然立ち上がる，体を動かす，命令に応じず，攻撃的，ベッドから降りようとする	落ち着きなし	2
人工呼吸の同調性（挿管患者）	アラームなく，容易に換気	容認	0
	アラームがあるが，止んだりもする	咳嗽あるが容認	1
	非同調，換気がうまくできない，アラーム頻回	ファイティング	2
発声（挿管していない患者）	通常のトーンで会話	通常の会話	0
	ため息，うめき声	ため息，うめき声	1
	泣きわめく，すすり泣く	泣きわめく	2
筋緊張	受動運動に抵抗なし	リラックス	0
	抵抗あり	緊張，硬直	1
	強い抵抗，屈曲・伸展できない	強い緊張，硬直	2

表情，身体の動き，発声（人工呼吸の同調性），筋緊張の4項目より
CPOT≧3で痛み大と評価
2点以下になるようにコントロールする

日本集中治療医学会J-PADガイドライン作成委員会：日本版・集中治療室における成人重症患者に対する痛み・不穏・せん妄管理のための臨床ガイドライン，日本集中治療医学会雑誌，Vol.21，No.5，P.539〜579，2014.より引用，改変

な症状として現われます。そのため，それぞれ専門的な立場から評価し，原因を考えながらアプローチすることが有効な介入となります。看護師は患者の一番近くにいる存在であり，経時的に変化を察知しやすい立場と言えます。"なんとなくいつもと違う"という言動を見て，「もしかしてせん妄だろうか？ せん妄を引き起こす原因となっていることはあるか？」と考えてみます。また，せん妄スクリーニングツールを用いてせん妄かどうかを評価します。必ずしも「せん妄陽性」とはならないかもしれませんが，注意深い観察と評価を継続しながら経時的に変化を追っていくことが大切です。

そして，治療と並行してカンファレンスを行い，「この患者にはせん妄を引き起こす原因はないか？」という予防の視点で看護ケアを考えていくことが重要です。例えば，痛みの種類や時間的間隔で使用制限がある複数の鎮痛薬をどのように選択したらよいか，薬剤師や麻酔科とカンファレンスを開き協議することも看護ケアの一つです。せん妄の症状によってリハビリテーションスタッフが介入できない場合，患者の状態を見計らい再度介入できるかを相談します。看護師でできる呼吸筋マッサージやリラクゼーションを行うこともできるでしょう。多職種と話し合う場合，症状の程度を共通認識していなければ正確に患者の状態を把握することはできません。

そのため，せん妄の評価と合わせて，痛みについてもツールを使用して評価する必要があります。せん妄になると，現状の認知機能が保たれていないために自身の

痛みを表現できないことが多くなります。その場合は，客観的に評価できるツール（**表2**）を使用して，痛みの程度や鎮痛薬使用の効果を評価することが必要です。

せん妄ケアには，患者の状態に合わせて，多職種チームでかかわり，柔軟にタイミングを逸することなく介入していくことが求められます。

- まずはせん妄スクリーニングツールで評価して，結果をチームで共有しましょう。
- せん妄の評価が「せん妄なし」でも，定時での評価を行い，せん妄ケアを継続して行うことに意義があります。

引用・参考文献

1）American Psychiatric Association：Diagnostic and Statistical Manual of Mental Dissorders：5th ed（DSM-5），AM Psychiatric Association Pub, 2013.
2）Ely EW, Inouye SK, Bernardn GR, et al.：Delirium in mechanically ventilated patients：validity and reliability of the confusion assessment method for the intensive care unit（CAM-ICU）. JAMA, 286（21），2703-2710, 2001.
3）Tsuruta R, Nakahara T, Miyauchi T, et al.：Prevalence and associated factors for delirium in critically ill patients at a Japanese intensive care unit. Gen Hosp Psychiatly, 32（6），607-611, 2010.
4）Abelha FJ, Luis C, Veiga D, et al.：Outcome and quality of life in patients with postoperative derilium during an ICU stay following major surgery. Crit Care, 17（5），257, 2013.
5）日本集中治療医学会J-PADガイドライン作成委員会：日本版・集中治療室における成人重症患者に対する痛み・不穏・せん妄管理のための臨床ガイドライン，日本集中治療医学会雑誌, Vol.21, No.5, P.539〜579, 2014.
6）Sessler CN, Gosnell MS, Grap MJ, et al.：The Richmond Agitation-Sedation Scale：validity and reliability in adult intensive care unit patients. Am J Respir Crit Care Med, 166（10），1338-1344, 2002.
7）Tsuruta R, Fujimoto K, Shintani A, et al.：ICUにおけるせん妄評価法（CAM-ICU）トレーニング・マニュアル，2002.
8）特集 最も新しいクリティカルケアの根拠, ICNR, Vol.1, No.1, P.6〜80, 2014.

ベストプラクティス編

鎮静

純真学園大学 保健医療学部 看護学科
講師 宮本毅治

> **鎮静のケアに活かすコツ**
> ❶ 浅い鎮静で鎮痛を優先した管理が重要である。
> ❷ 鎮静度の変化は，患者の身体に変化が起こっている徴候として考える。
> ❸「鎮静薬で眠らせる」は正常な睡眠でない可能性があることを認識する。

浅い鎮静で鎮痛を優先した管理が重要

集中治療では，鎮静は①患者の快適性・安全性の確保（不安・不穏の防止），②酸素消費量・基礎代謝量の減少，③換気の改善と圧外傷の減少を目的として使用されます[1]。深い鎮静は，人工呼吸日数・ICU在室日数の延長，ICU退室後の心的外傷後ストレス障害（PTSD）と関係することが報告され，昨今では可能な限り浅い鎮静で管理することが推奨されています[2]。つまり，**鎮静管理の質は，患者の予後にも影響する可能性があるということを認識した上で日常の実践を考えていく必要があります**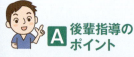。

また，ICUの患者は**表1**に示すようなさまざまな場面で痛みを感じています[2]。加えて安静時にも，ルーチンに行われているケア時にも，痛みは存在していると考えておく必要があります。痛みは，心理的な苦痛やせん妄にも関連しているとされ[3]，鎮静を考える際には鎮痛が十分行われているかを確認する必要があります。

鎮痛が十分に行われれば，鎮静薬を使用せずに人工呼吸管理ができることも報告されており[4]，実際，筆者の経験でもICUで人工呼吸管理を受けながら筆談でやり取りをしたり，好きな動画を見ていたりする患者を担当することも少なくありません。このような管理であれば，患者に直接，症状やその程度を確認することができ，対応について患者と共有しながら微調整することも可能となります。

鎮静管理の実践や考え方の参考資料として，鎮静・鎮痛で使用される評価スケール（RASS：**表2**），鎮静・鎮痛・せん妄に関する管理方法の一例（**図1**）[3]を紹介します。

表1 痛みの原因となる処置・ケア

- 動脈ライン挿入
- 末梢静脈ライン挿入
- 中心静脈ライン挿入
- 採血
- 大腿のシースの抜去
- 口腔ケア
- アイケア
- 運動
- 胃管の挿入
- 看護ケア（例：清拭・シーツ交換，体位変換）
- 抜管　　　　　　　　　　　　　など

Devlin, J.W., et al.：Clinical Practice Guidelines for the Prevention and Management of Pain, Agitation/Sedation, Delirium, Immobility, and Sleep Disruption in Adult Patients in the ICU. Crit Care Med, 46（9），P. e825-e873, 2018.より引用，筆者和訳

PTSD
心的外傷後ストレス障害：post traumatic stress disorder

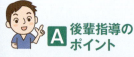

A 後輩指導のポイント

目の前の患者の鎮静を考える時には，いつも下記のことを問いながら対応することで深い鎮静や不必要な鎮静が減っていくことにつながります。さらに，せん妄や睡眠の評価を組み合わせて考えていくことでより患者の苦痛を軽減することができます。
〈鎮静に関していつも確認してほしいこと〉
①この患者にはなぜ鎮静が必要なのか？（鎮静の必要性の検討）
②目標とする鎮静深度はどれくらいか？（目標鎮静度の確認と鎮静薬投与量の検討）
③鎮痛が十分にされているか？（鎮痛薬投与量の検討）

表2 RASS (Richmond Agitation-Sedation Scale) の値と測定方法

ステップ1：30秒間、患者を観察する。これ（視診のみ）によりスコア0～＋4を判定する。
ステップ2：①大声で名前を呼ぶか、開眼するように言う。
　　　　　②10秒以上、アイコンタクトができなければ繰り返す。以上2項目（呼びかけ刺激）によりスコア－1～－3を判定する。
　　　　　③動きが見られなければ、肩を揺らすか、胸骨を摩擦する。これ（身体刺激）によりスコア－4, －5を判定する。

スコア	用語	説明
＋4	好戦的な	明らかに好戦的な、暴力的な、スタッフに対する差し迫った危険
＋3	非常に興奮した	チューブ類またはカテーテル類を自己抜去
＋2	興奮した	頻繁な非意図的な運動・人工呼吸器ファイティング
＋1	落ち着きのない	不安で絶えずそわそわしている。しかし動きは攻撃的でも活発でもない
0	意識清明・落ち着いている	
－1	傾眠状態	完全に清明ではない。呼びかけに10秒以上のアイコンタクトで応答
－2	軽い鎮静状態	呼びかけに10秒未満のアイコンタクトで応答
－3	中等度鎮静	呼びかけに動きまたは開眼で応答する。アイコンタクトなし
－4	深い鎮静状態	呼びかけに無反応、身体刺激で動きまたは開眼
－5	昏睡	呼びかけにも身体刺激にも無反応

図1 鎮静・鎮痛管理の流れ

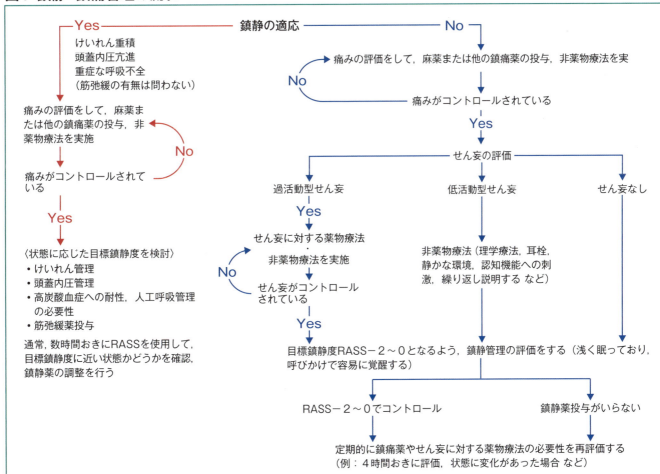

図　痛み・興奮・せん妄管理のためのアルゴリズム

鎮静・鎮痛・せん妄を評価するためのアルゴリズム。興奮・痛み・せん妄などの症状は、要因が重なり合っていることが多いため、系統的に判断していく必要がある。
この図表の内容にある、鎮静薬・鎮痛薬・せん妄に対する薬剤や非薬物療法の組み合わせは、早急に抜管できる術後の患者、鎮痛薬単剤でコントロールできるせん妄リスクの低い患者、鎮静薬の中断・減量をしている患者の場合など、患者個々の状況によって異なることがある。

Reade, M.C., Finfer, S.: Sedation and delirium in the intensive care unit. N Engl J Med, 370 (5), P. 444-454, 2014.より引用、筆者和訳

鎮静度の変化は、患者の身体に変化が起こっている徴候として考える

　鎮静をしている患者の鎮静度の変化は、病態の変化を表していることがあります。前述した痛みなどの苦痛以外にも、せん妄の発症や中枢神経障害を考える必要があります。せん妄には3つのタイプがあり、一つはうつ状態、無関心、傾眠傾向を示す低活動型せん妄（hypoactive delirium）で、もう一つはラインを抜こうとするなど「落ち着きのない状態」「興奮した状態」を示す過活動型せん妄（hyperactive delirium）です。さらに、両者が混合する混合型（mixed）が存在します。鎮静薬の投与量が同じでも、過活動型せん妄の場合はRASSが＋の方へ変化し、低活動型せん妄の場合は－の方へ変化する可能性があり、定期的なせん妄の評価が必要となります。

　また鎮静度の変動は、新たな脳神経系の疾患の発症やその悪化を示唆する所見でもあります。鎮静中は患者の動きや反応が抑制されますので、早期発見のためには積極的に脳神経を評価する必要があります。鎮静中の患者への神経学的アプローチとしては表3に示すようなものがあり[5]、鎮静薬の投与を中断して評価することも考慮します。鎮静度を定期的に評価することは、その変化に関連している病態の変化をとらえる意味も含みますので、**鎮静度の変化があった場合は全身の観察を行い、原因検索を行うタイミングであると認識しておくことが重要です** B 。

「鎮静薬で眠らせる」は正常な睡眠でない可能性があることを認識する

　鎮静管理として、「夜間の睡眠を確保したいから鎮静薬の投与量を増やそう（開始しよう）」という睡眠を目的とした鎮静薬の使用も実際に行われています。鎮静薬を増やすと、患者は閉眼して動きが少なくなりますので、正常なヒトの睡眠と近い反応が見られます。代表的な鎮静薬としてミダゾラム（ドルミカム®）、プロポフォール（ディプリバン®）があります（GABA刺激薬 C ）。これらの鎮静薬の使用と、ICU患者の睡眠に関していくつかの検証がされています。睡眠は

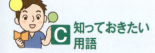

B 後輩指導のポイント

不穏症状が出現したからといって鎮静薬の投与量を増やすと、患者に起こっている異常に気づけない場合があります。鎮静度に変化があった場合は、人工呼吸管理で声を出せない患者の重要なサインと考える習慣が必要です。

C 知っておきたい用語

睡眠は視床下部、視床、脳幹などで制御されていますが、その中で大きな役割を担っているのがGABA（γアミノ酪酸：gamma-aminobutyric acid）です。GABAが増加し、受容体を刺激することでヒトは覚醒状態からNon-REM睡眠に移行すると言われています。

表3　鎮静中の患者に対する神経学的評価の方法

アセスメント	症状	鎮静中断の判断	検査の必要
運動活動	興奮	慎重に判断	明らかな説明がつかない場合　a
意識／覚醒	昏睡	○	症状が続く場合　a, b
認知	せん妄	○	症状が続く場合　a
運動と脳幹反応	1. 鎮静で判別不可	○	1. 症状が続く場合　a
	2. 局所的な症状	×	2. 複数の局所症状（MRI）
	3. ミオクローヌス	×	3. 必要（EEG, MRI）

a：血液検査、神経所見などに基づき判断
b：ベンゾジアゼピン系・オピオイドに対する拮抗薬を使用するか考慮

Iacobone, E., et al.：Sepsis-associated encephalopathy and its differential diagnosis. Crit Care Med, 37 (10 Suppl), P.S331-S336, 2009.より引用、筆者和訳

REM睡眠とNon-REM睡眠の2つに分けられ，Non-REM睡眠はさらに3つのステージに分けられ，質の高い睡眠にはそのバランスが重要とされます。ミダゾラムやプロポフォールは浅いステージのNon-REM睡眠（浅い睡眠）を増加させ，REM睡眠や深いステージのNon-REM睡眠（深い睡眠）を減少させるリスクがあります[6]。また，昨今多く使用されているデクスメデトミジン（プレセデックス®）は，α2作動性鎮静薬であり鎮痛作用を有し，せん妄予防効果なども報告されています[7,8]。デクスメデトミジンを使用することでREM睡眠は減少しますが，深い睡眠を減少させない効果を期待でき[9]，前述した2剤と比較すると自然な睡眠に近い形で薬効を得られますが，生理学的な睡眠の質は正常と異なっている可能性が示唆されています[10]。

つまり，鎮静薬の使用＝良質な睡眠とは言いがたく，ICU患者が良質な睡眠を得るには，鎮静薬の投与量を増やす以外の介入が必要となります。ICUで生じる機械音やケアの「音」，モニタの光，暗くならない病室は，患者の睡眠の質を低下させます[11〜13]。このような環境因子による睡眠障害に対する介入として，耳栓とアイマスクを併用したことで睡眠の質が上昇したとの報告があります[14]。また，ICUの患者は24時間にわたって多くのケアや処置を実施され，眠ろうと思っても体を刺激され覚醒させられています。看護ケアや医療処置は睡眠障害の要因となるため，できるだけまとめて行い，夜間のケアは可能な限り減らすことが推奨されています[15]。**鎮静と睡眠を考える場合は，鎮静薬の投与量を増やすよりも，図2のような睡眠を妨げる因子[16]に目を向けること優先して考える必要があります D。**

REM
rapid eye movement

D 後輩指導のポイント

夜間に何か落ち着きがないから，よく目を覚ますからという理由で鎮静薬を増やす時に考えてほしいことがあります。睡眠を確保するために，単純に鎮静薬を増やして患者の覚醒度を下げる介入では，患者の睡眠に悪影響を与えている因子を隠してしまう可能性があります。夜間に鎮静薬を投与・増量する前に少なくとも下記について考えて調整を行う必要があります。
①患者の身体的苦痛はコントロールされているか？（疼痛コントロールなどの検討）
②患者が眠れる環境が整っているか？（音や光の調整）
③夜間のケアや処置を減らすことはできないか？（医療者からの刺激の調整）

図2 ICU患者の睡眠障害の原因

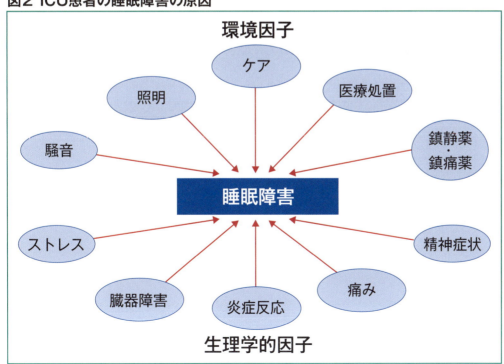

Pisani, M.A., et al.：Sleep in the intensive care unit. Am J Respir Crit Care Med, 191（7），P. 731-738, 2015.より引用，筆者和訳

ワンポイントアドバイス

- 目標鎮静度が適切か，十分な鎮痛がされているかを勤務ごとに評価し検討しましょう。
- 鎮静度の変化があった場合，鎮静薬の投与量を調整する前にその原因を考える習慣を持ちましょう。
- 睡眠の確保は鎮静薬優先ではなく，睡眠を妨げるさまざまな因子に注目し対処しましょう。

引用・参考文献

1) 布宮伸：日本版・集中治療室における成人重症患者に対する痛み・不穏・せん妄管理のための臨床ガイドライン（J-PAD），人工呼吸，Vol.33，No.2，P.150～157，2016.
2) Devlin, J.W., et al.：Clinical Practice Guidelines for the Prevention and Management of Pain, Agitation/Sedation, Delirium, Immobility, and Sleep Disruption in Adult Patients in the ICU. Crit Care Med, 46（9），P. e825-e873, 2018.
3) Reade, M.C., Finfer, S.：Sedation and delirium in the intensive care unit. N Engl J Med, 370（5），P. 444-454, 2014.
4) Strom, T., Martinussen, T., Toft, P.：A protocol of no sedation for critically ill patients receiving mechanical ventilation：a randomised trial. Lancet, 375（9713），P. 475-480, 2010.
5) Iacobone, E., et al.：Sepsis-associated encephalopathy and its differential diagnosis. Crit Care Med, 37（10 Suppl），P. S331-336, 2009.
6) Drouot, X., et al.：Sleep in the intensive care unit. Sleep Med Rev, 12（5），P.391-403, 2008.
7) Riker, R.R., et al.：Dexmedetomidine vs midazolam for sedation of critically ill patients：a randomized trial. JAMA, 301（5），P. 489-499, 2009.
8) Maldonado, J.R., et al.：Dexmedetomidine and the reduction of postoperative delirium after cardiac surgery. Psychosomatics, 50（3），P. 206-217, 2009.
9) Weinhouse, G.L., Watson P. L.：Sedation and sleep disturbances in the ICU. Crit Care Clin, 25（3），P. 539-549, ix, 2009.
10) Oto, J., et al.：Sleep quality of mechanically ventilated patients sedated with dexmedetomidine. Intensive Care Med, 38（12），P. 1982-1989, 2012.
11) Hardin, K.A.：Sleep in the ICU：potential mechanisms and clinical implications. Chest, 136（1），P. 284-294, 2009.
12) Freedman, N.S., et al.：Abnormal sleep/wake cycles and the effect of environmental noise on sleep disruption in the intensive care unit. Am J Respir Crit Care Med, 163（2），P. 451-457, 2001.
13) Bellapart, J. Boots, R.：Potential use of melatonin in sleep and delirium in the critically ill. Br J Anaesth, 108（4），P. 572-580, 2012.
14) Hu, R.F., et al.：Effects of earplugs and eye masks on nocturnal sleep, melatonin and cortisol in a simulated intensive care unit environment. Crit Care, 14（2），P. R66, 2010.
15) Barr, J., et al.：Clinical practice guidelines for the management of pain, agitation, and delirium in adult patients in the intensive care unit. Crit Care Med, 41（1），P. 263-306, 2013.
16) Pisani, M.A., et al.：Sleep in the intensive care unit. Am J Respir Crit Care Med, 191（7），P. 731-738, 2015.

体温管理：発熱時のケア

ベストプラクティス編

国際医療福祉大学成田病院 準備事務局
集中ケア認定看護師 露木菜緒

体温管理に活かすコツ
1. 発熱は，免疫能を高めるために，生体防御反応の一つとして起こる。
2. 解熱薬を使用せずに冷罨法を実施すると，代謝亢進，酸素消費量の増大により病態悪化につながる。
3. 解熱ケアをする前に，発熱の原因を考え，原因への介入をすることが重要である。

体温調節のメカニズム

　私たち人間は，外部の環境温度が変化しても体の中心（中枢温）は37℃程度に一定に調整維持できる恒温動物です。この中枢温は閾値温とも言い，男女ともに0.2～0.3℃前後のとても狭い変動幅で日内変動し，この変動幅を閾値間域と言います（図1上段）。

　例えば，人間は中枢温が低下するような寒い環境に置かれると，皮膚や粘膜の感覚器官で寒いと感じ，そこから「寒い」という情報を脳まで送り，視床下部などの体温調節中枢で各自律神経などに体温を上げるための反応を起こすように指示を出していきます。このように，環境の変化に合わせて一定の閾値温を維持できるように常に調整を行っているのです。

　体温調節の反応には，行動調節反応と自律性調節反応の2種類あります。

　行動調節反応は，体温を一定に維持する行動を起こすことです。例えば，寒い時にはコートを羽織るなどして体温を奪われないようにする，または温かいものを飲むなど熱を得る行動が挙げられます。しかし，重症な患者では意識がないことも多く，行動調節反応を起こせないため，自律性調節反応が主となります。

　自律性調節反応は，自律神経系による発汗の調節，内分泌系によるアドレナリン分泌の調節，体性神経系による骨格筋のふるえ，つまりシバリング（shivering）など，意識とは関係なく起こる反応です。自律性調節反応は，一般的にはエネルギーの消費が少ない反応から起こります。低体温時はまず末梢血管の収縮のような反応が起こり，次にアドレナリンの分泌亢進などにより代謝を亢進させ，非ふるえ性熱産生（NST）を行います。それ

図1　閾値温と閾値間域

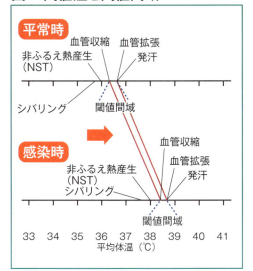

赤田隆：周術期の体温調節性シバリング，Anet, Vol.13, No.2, P.16, 2009.より引用，一部改変

NST
非ふるえ性熱産生：non-shivering thermogenesis

IL
インターロイキン：interleukin

TNFα
腫瘍壊死因子α：tumor necrosis factor-α

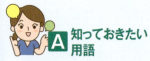

A 知っておきたい用語

プロスタグランジンは視床下部へ体温上昇を伝える物質ですが、それ以外にも炎症増強、痛みの誘発、血管拡張といった作用もあります。解熱薬であるNSAIDsはこのプロスタグランジンを阻害する働きがあるため、解熱作用だけでなく、消炎鎮痛薬としても効果を発揮するのです。

NSAIDs
非ステロイド性抗炎症薬：non-steroidal anti-inflammatory drugs

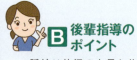

B 後輩指導のポイント

脈拍は体温の上昇と共に頻脈になりますが、必ずしも並行しないことも知っておく必要があります。細菌性感染、結核、ウイルス疾患などでは徐脈のことが多いですが、脳圧の亢進、心不全、特に房室ブロックのある場合などで徐脈になることがあります。発熱時のバイタルサインは頻脈、過換気になるのが通常ですが、そうでない時は、感染以外の要因も疑います。

でも中枢温に達しない時は、最大の熱産生反応であるシバリング（ふるえ性熱産生）が起こります。

一方、高体温時は血管拡張から起こり、次に発汗となります。発汗は1gの汗の蒸発で0.58kcalの熱を喪失するため、発汗作用は大変効率のよい熱の放散の仕組みと言えます。このように、人間は皮膚や粘膜などの温度受容器で環境の温度変化を認識し、体温調節中枢に伝え、体温調節反応により体温を一定に維持しているのです。

侵襲時の体温上昇のメカニズム

常に一定に維持されているはずの体温ですが、重症患者の多くは閾値温を超えて発熱しています。その理由は生体の免疫能を活性化するためです。免疫のメインは白血球ですが、白血球が細菌などの異物が存在する部位まで移動する遊走能やその異物を取り込み分解する貪食能は、熱が高い環境の方が活性化されます。つまり、発熱は白血球を活性化し、感染防御機能を強化するために起こるのです（**表1**）。

生体は侵襲を受けると、IL（インターロイキン）-1やTNFα（腫瘍壊死因子α）などのサイトカインが産生され、発熱物質である**PG（プロスタグランジン A）E_2**を作り出し、それが体温中枢である視床下部に作用します。すると脳は体温を高めの温度に設定し、実際の体温を高くしようとします（**図1**下段）。この設定温度をセットポイントと言います。生体は脳の司令に従い設定されたセットポイントまで血管収縮やNSTを行い、

表1 発熱のメリット

- 病原体の増殖抑制
- 免疫活性
- 白血球の機能促進
- 好中球の移動性促進、食作用亢進
- 免疫応答の促進

それでもセットポイントまで熱が上昇しなければシバリングを起こします。また、セットポイントは上昇しますが、閾値間域は変わらないため、37℃程度の体温では熱産生が足りないと判断されます。このように、発熱は生体防御反応の一つとして起こるのです。

発熱の臨床的問題点

生体を守るために起こる発熱ですが、臨床的には問題点があります。そのメインは代謝の亢進です。体温は1℃上昇するごとに10～13％の代謝が亢進するとされ、酸素消費量が増大します。特にシバリングの代謝亢進は非シバリング時の2～3倍にもなり、これが状態悪化につながることもあります。したがって、特に重症患者ではシバリングの誘発を避けなければなりません。

また、**代謝の亢進はバイタルサインにも影響を及ぼします B**。頻脈や血圧の低下、頻呼吸以外にも、脳循環の低下による不穏症状が出現することもあります。このような変化は、組織の酸素消費量の増大、交感神経系の緊張を亢進させ、患者によっては心不全を増悪させることもあります。高齢者の場合、発熱によって脱水が進行して分泌物の喀出困難となり、二次性肺炎を起こすこともあります。このように発熱によるデメリットも

表2 重症患者の感染性発熱の原因と予防

1. **カテーテル関連血流感染症（CRBSI）**
   0.5%超のクロルヘキシジンアルコール製剤の使用
2. **人工呼吸器関連肺炎（VAP）**
   VAP予防バンドル
3. **手術部位感染（SSI）**
   無菌的清潔処置，血糖コントロール，輸血制限など
4. **カテーテル関連尿路感染症（CAUTI）**
   閉鎖回路の維持，早期抜去
5. **クロストリジウム・ディフィシル感染症（CDI）**
   抗菌薬の短期投与，接触感染予防，手指衛生の徹底
6. **副鼻腔炎**

表3 非感染性発熱の原因

臓器	疾患
中枢神経系	中枢熱，痙攣，脳梗塞，脳出血
心血管系	心筋梗塞
呼吸器系	肺塞栓，ARDS，無気肺，IP
消化器系	膵炎，無石性胆嚢炎，腸管虚血，消化管出血，肝硬変，虚血性腸炎
皮膚	薬疹
その他	副腎不全，静脈炎，薬剤熱，脂肪塞栓，DVT，輸血，造影剤

大野博司：集中治療領域における発熱患者へのアプローチ，ICUとCCU，Vol.37，No.12，P.869〜875，2013.

CRBSI
カテーテル関連血流感染症：catheter-related blood stream infection

VAP
人工呼吸器関連肺炎：ventilator-associated pneumonia

SSI
手術部位感染：surgical site infection

CAUTI
カテーテル関連尿路感染症：catheter-associated urinary tract infection

CDI
クロストリジウム・ディフィシル感染症：clostridium difficile infection

ARDS
急性呼吸窮迫症候群：acute respiratory distress syndrome

IP
間質性肺炎：interstitial pneumonia

DVT
深部静脈血栓症：deep vein thrombosis

大きく，臨床では解熱させるべきか悩むところだと思います。

解熱ケア

前述したように，発熱によるデメリットが大きいと判断した場合は，解熱ケアが必要です。解熱の方法には冷罨法と解熱薬の使用の2種類あります。みなさんはどのように選択しているでしょうか。「とりあえず冷罨法」して解熱しなかったら「解熱薬」という介入が多いのではないでしょうか。

解熱ケアをする前に，発熱時の冷罨法が生体にどのように影響するのか考える必要があります。生体は免疫能を高め，生体防御反応としてセットポイントを上げ発熱させています。ところが，冷罨法で体温が奪われると，このセットポイントでは体温が維持できないと脳は判断し，さらにセットポイントを上げることがあります。つまり，**冷罨法をすると解熱するどころかさらに体温を上昇させ，より代謝の亢進につながるのです**。

代謝を亢進させずに解熱させるためには，解熱薬の使用が必要です。**解熱薬は発熱物質であるPGE$_2$を遮断したり，体温調節中枢に直接働きかけたりして，セットポイントを下げるため，代謝を亢進させずに解熱させることができます**。ただし，うつ熱などセットポイントが上昇していない場合は，解熱薬の効果はないため，その場合は冷罨法を実施します。

発熱時の対応

重症患者は，チューブおよびライン類など異物挿入も多く，感染に起因した発熱をまずは考えます。特に，48時間以上発熱が持続する場合などは，**表2**に示すような感染症を疑い，感染症を合併しないような予防を行います。

一方で，発熱患者の半分は非感染性疾患によるものとされています。脳疾患患者の体温調節中枢障害による中枢熱や，肺血栓塞栓症，下肢静脈血栓症などもそれにあたります。循環不全の患者では胆嚢虚血・胆汁うっ帯などから無石性胆嚢炎を常に考慮する必要があります（**表3**）。また，手術後48時間以内の発熱は

C エキスパートの視点

2005年に報告された重症敗血症患者を対象にした研究[1]では，中枢温38.5℃以下の積極的解熱処置群と，40℃以下の解熱処置群では積極的解熱処置群の方が死亡率は上昇しています。発熱しているからと，安易に冷罨法など積極的な解熱ケアをするのは非常に危険です。

D エキスパートの視点

解熱薬には血管拡張作用があることを常に意識する必要があります。末梢血管が収縮している時は，血管内容量は減少しているため，解熱薬の使用により末梢血管の収縮が解除された時や解熱反応（血管拡張）した時に，急激に血圧が低下します。血圧が下がってから慌てるのではなく，特に解熱薬投与の際は，事前に十分な輸液や昇圧薬の投与を考慮する必要があります。

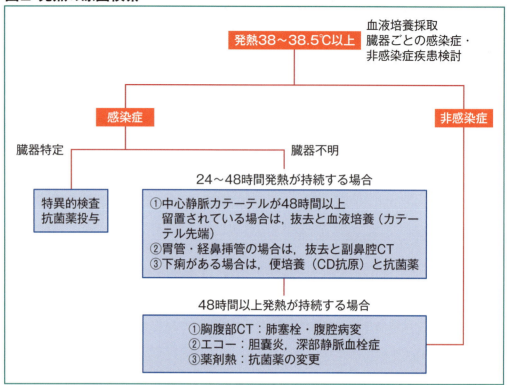

図2 発熱の原因検索

大野博司：集中治療領域における発熱患者へのアプローチ，ICUとCCU，Vol.37，No.12，P.874，2013.を参考に筆者作成

後輩指導のポイント E

重症患者が発熱していると解熱ケアをしたくなりますが，重要なことは，見た目上の熱を平熱にすることではなく，なぜ発熱しているのかを考え，原因を考えることです。原因が改善しなければ根本的な解決になりませんし，原因を解決すれば解熱するのです。

外科的侵襲によるものが大半です。

発熱の原因検索の方法を図2に示します。まず発熱を認めたら，血液培養を採取するなどして，感染性か非感染性かを検討します。感染性であれば臓器の特定ができるか否かで対応が変わります。臓器が特定できればそれに応じた検査を実施し，培養結果で菌が特定されれば感受性を確認し，適切な抗菌薬を投与します。臓器が不明な場合は，まずはカテーテル感染を疑い，抜去または入れ替えを検討し，カテーテル先端の培養を提出します。下痢があれば便培養によりクロストリジウム・ディフィシル関連感染症（CDI）を確認し，陽性であれば現在投与している抗菌薬を中止し，メトロニダゾール（フラジール®）やバンコマイシンの投与を検討します。非感染性の場合は，胸腹部エコーなどから塞栓症などを検討し

ていきます。このように発熱の原因を考え，原因の除去に努めることが重要なのですE。

事例紹介

70代，女性。冠動脈バイパス術1枝施行し術後ICUに入室した。

臨床経過：ICU入室後血圧90/60mmHg，脈拍110回/分。尿路カテーテルを挿入しており膀胱温は38.9℃。経口挿管による人工呼吸器管理中。未覚醒で人工呼吸器に完全同調している。四肢末梢の冷感があり，爪色蒼白している。シバリングは起こしていない。

このような状態の時，解熱ケアはどうしたらよいでしょうか。膀胱温38.9℃ですから冷罨法を考えると思います。では冷罨法を実施するとどうなるでしょうか。生体は免疫能を高めるために発熱さ

せていますから，冷罨法を実施するとセットポイントに達しないため，シバリングを起こす可能性があります。すると，代謝の亢進，酸素消費量の増大から血圧低下の可能性があります。では，解熱薬を使用したらどうでしょうか。患者は末梢冷感があり，末梢血管を収縮させて血圧を何とか維持している状況です。そこへ血管拡張作用のある解熱薬を使用すると，こちらも血圧が低下する可能性があります。

本事例は，四肢末梢の冷感があり爪色蒼白しています。さらに，中枢温が高く末梢が冷たいという中枢末梢温度較差が生じており，これは低心拍出量症候群（LOS）を示す重篤な所見です。ほかにも，収縮期血圧と拡張期血圧の差は一回拍出量を示しているため，この差が小さいこともLOSを疑わせます。つまり，今回の発熱の原因は手術侵襲だけでなく，LOSも原因にあると考えられます。したがって，まずは心拍出量の確保が必要です。強心薬や輸液の投与に加えて，末梢血管の収縮は後負荷（血管抵抗）が増大している状態であり，より心負荷がかかるため，血管拡張薬の投与も検討する必要があります。LOSが改善されれば，末梢血管の収縮が改善され，熱の放散により解熱する可能性があります。このように，安易に解熱ケアだけをするのではなく，原因を検討することが重要です。

LOS
低心拍出量症候群：low cardiac output syndrome

- 解熱ケアを検討する時は，バイタルサインなど，病態への影響を常に考えないと急変につながりかねません。
- 本稿では，低体温時のケアに触れられませんでしたが，保温が必要な時は，保温による血管拡張による血圧低下を考慮する必要があります。

引用・参考文献
1) Schulman CI, Namias N, Doherty J, et al.：The effect of antipyretic therapy upon outcomes in critically ill patients：a randomized, prospective study, Surg Infect(Larchmt)6, 369-375, 2005.
2) 赤田隆：周術期の体温調節性シバリング，Anet，Vol.13，No.2，P.16，2009.
3) 大野博司：集中治療領域における発熱患者へのアプローチ，ICUとCCU，Vol.37，No.12，P.869〜875，2013.
4) 前掲3)，P.874.
5) 久志本成樹，赤石敏，入野田崇他：集中治療患者における体温異常−発熱はコントロールすべきか？，ICUとCCU，Vol.39，No.12，P.711〜719，2015.

ベストプラクティス編

皮膚・軟部組織管理

日本医科大学付属病院 看護部 主任看護師
皮膚・排泄ケア認定看護師／急性・重症患者看護専門看護師 **志村知子**

> **皮膚・軟部組織管理に活かすコツ**
> ❶ 重症患者に生じる皮膚障害には，発生リスクが極めて高い，いったん生じた皮膚障害は容易に治癒しない，といった2つの特徴がある。
> ❷ 集中治療領域で発生頻度の高い皮膚障害は，褥瘡や医療関連機器圧迫創傷（MDRPU），スキン-テア，失禁関連皮膚炎（IAD）などである。
> ❸ 重症患者の皮膚障害発生率を低下させるためには，適切なスキンケア管理に基づいた予防的ケアを提供する必要がある。

MDRPU
医療関連機器圧迫創傷：medical device related pressure ulcer

IAD
失禁関連皮膚炎：incontinence associated dermatitis

ADL
日常生活動作：activities of daily living

重症患者の皮膚の特徴

　集中治療を受ける重症患者の多くは生命の危機状態にあり，全身状態だけでなく皮膚そのものの機能も低下しています。後述する患者の内的因子が複合的に関与し合って皮膚の耐久性が低下し，治療に関連したさまざまな外的因子が引き金となって皮膚障害が発生します。**重症患者に生じる皮膚障害には，発生リスクが極めて高い，いったん生じた皮膚障害は容易に治癒しないといった2つの特徴があります**。この特徴は，重症患者に対する予防的視点に立った看護ケアがいかに大切であるかということを示しています。

皮膚障害の要因（表1）

●内的因子

　呼吸・循環不全，凝固能異常，免疫能の低下，易感染状態といった病態で生じる皮膚の徴候は，浮腫やドライスキン，皮下出血，末梢循環不全による虚血などです（**写真1**）。重症患者には高齢者が多く，加齢による皮膚の菲薄化（**写真1－④**）を認めるケースが多いことも特徴

です。これらの徴候により皮膚の生理機能が低下することに加え，病態に伴う意識障害，中枢・末梢神経障害，入院生活に伴う知覚や認知機能の低下などの要因が重なって皮膚障害が発生します。

●外的因子

　循環動態が不安定な患者に対するADL制限や鎮静薬の使用に伴う自発的体動の消失などにより，患者の身体がマットレスと接する局所には外力が加わり続けます。また，患者はさまざまな体外ルート類が体内に挿入され，モニタリングのために多くの医療関連機器が身体に装着されます。これらの医療関連機器が皮膚と接触する部位には，医療関連機器による摩擦やずれ，圧が加わりやすくなります。ルート固定や被覆固定の際に頻繁に用いるフィルム材や医療用テープは，不用意に剝がすと皮膚に過剰な剝離刺激を与えます。滲出液を吸収するために吸水シーツで四肢を覆ったり，失禁対策のためにおむつを使用すると皮膚が水分を過剰に含んで浸軟し脆くなります（**写真1－⑥**）。これらの治療や看護ケアは外的因子の一つです。

表1 皮膚障害の発生要因

内的因子	外的因子
●呼吸不全（低酸素血症・貧血） ●循環不全（脱水・ショック・血流障害） ●播種性血管内凝固症候群（DIC） ●多臓器不全　●免疫能低下・易感染状態 ●意識障害　●中枢・末梢神経障害 ●糖尿病・腎不全・肝不全などの既往　●高齢	●侵襲の大きい手術　●鎮静薬・鎮痛薬の使用 ●カテコールアミンの使用 ●治療機器の使用（人工呼吸器・ECMO/PCPSなど） ●治療用チューブ・ドレーン・カテーテルの挿入　●ADL制限 ●抑制　●失禁による尿・便の付着，瘻孔からの排液など ●おむつの使用　●医療用粘着剤（医療用テープなど）の使用 ●心理的ストレス

写真1 重症患者の皮膚の徴候

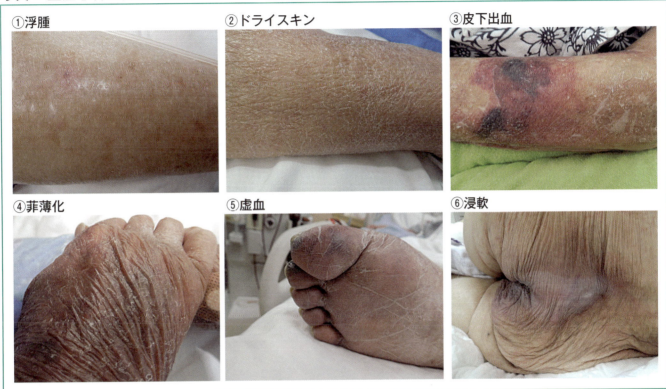

①浮腫　②ドライスキン　③皮下出血　④菲薄化　⑤虚血　⑥浸軟

集中治療領域で発生頻度の高い皮膚障害

集中治療領域で発生頻度の高い皮膚障害には，褥瘡や医療関連機器圧迫創傷（MDRPU），スキン-テア，失禁関連皮膚炎（IAD）などがあります。

●褥瘡

自重（患者自身の体重）がその発生過程に関与します。身体がマットレスと接し，主に骨が突出した部位に発生します。最も大きな褥瘡の発生要因は，①外力によって生じる虚血と細胞変形，②摩擦，③ずれ，④**マイクロクライメット**（micro-climet）**A**です。

●医療関連機器圧迫創傷（MDRPU）

MDRPUは褥瘡と同様に圧迫性の創傷ですが，MDRPUの発生に自重は関与しません。医療関連機器が装着される，あるいは接触する身体のあらゆる部位に発生します。

●スキン-テア

摩擦やずれによって皮膚が裂けて生じる真皮深層までの損傷（部分層損傷）を言います。最も発生頻度の高いスキン-

DIC
播種性血管内凝固症候群：disseminated intravascular coagulation

ECMO
体外式膜型人工肺：extracorporeal membrane oxygenation

PCPS
経皮的心肺補助装置：percutaneous cardiopulmonary support

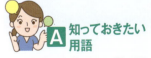

A 知っておきたい用語
皮膚と支持面との間の湿度と温度の状態を言います。

表2 皮膚に付着する汚れ

内因性の汚れ	外因性の汚れ
過剰な皮脂 脱落した角層（垢） 汗 皮膚常在菌の代謝産物	塵・埃 細菌・真菌・ウイルス 医療機器や医療材料の化学物質 医療用粘着テープの糊残り 排泄物 ・血液　・唾液・喀痰 ・尿・便 ・滲出液　・消化液など

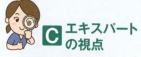

B 知っておきたい用語

医療用テープを剝がす際に生じるスキン-テアは「テープテア」と呼ばれます。

C エキスパートの視点

患者の身体状態にそぐわない過剰な清潔ケアは、患者への侵襲ともなり得ます。そのため、患者の状態に見合ったケア方法や頻度を考えることは、とても重要です。

テアは、医療用テープの剝離刺激によるもの（**テープテアB**）です[1]。

● **失禁関連皮膚炎（IAD）**

排泄物（尿または便、あるいは両者）の付着に関連して生じる皮膚障害です。尿や下痢便に長時間曝露されることによって起こる皮膚の浸軟をベースとし、浸軟してバリア機能が破綻した皮膚に、便中の脂質消化酵素やたんぱく質消化酵素が侵入して炎症を引き起こします。

集中治療領域で発生頻度の高い皮膚障害を予防する方法

皮膚障害予防の基本は、皮膚障害発生リスクをアセスメントし、リスクの低減に向けた予防的スキンケアを計画して実践することです。予防的スキンケアの目標は、皮膚本来の生理機能を可能な限り維持し皮膚のバリア機能を保護することです。**重要なポイントは、①清潔を保持する、②皮脂成分を補う、③外界の刺激（化学的・機械的刺激）から皮膚を保護するの3点です。**

● **清潔を保持する**

皮膚に付着する汚れには、内因性の汚れと外因性の汚れがあります（**表2**）。

内因性の汚れは皮脂や汗などで、皮膚の新陳代謝に由来します。これらは皮膚の生理機能を正常に保つために必要な物質でもありますが、過剰に蓄積すると細菌が付着しやすくなります。

外因性の汚れには尿や便、瘻孔の排液などがあります。下痢便や瘻孔からの排液は活性化の高い消化酵素を多量に含むことが多く、容易に皮膚障害を引き起こします。排泄直後の尿は皮膚に大きな影響を及ぼしませんが、時間の経過と共にアルカリ性となり、皮膚を刺激します。これらの汚れを蓄積させないように清潔を保つことが大切です。

スキンケア方法の選択

保清効果の高い清潔ケア方法は入浴やシャワー浴です。しかし、重症患者の多くはこれらを制限されます。**清潔ケアそのものが生体のエネルギーを消耗させる侵襲ともなり得るため、患者に負担をかけることなくケアできる方法を選択しますC**。

洗浄料の使用

皮膚のpHは弱酸性です。通常、石けんのpHはアルカリ性ですが、健康な皮膚であれば特に問題にはなりません。問題となるのはドライスキンなど生理機能が低下している皮膚に対して使用する場合です。このような皮膚に用いる洗浄料は、皮膚のpHに近い弱酸性のものが推奨されます。皮膚に刺激を与えず、かつ高い洗浄効果を得るため、洗浄料はよく泡立てて使用します。よく泡立てた洗浄料は、こすらなくても皮膚にのせるだけで汚れを十分に落とす効果があります。

洗浄方法

集中治療領域で選択頻度の高い清潔ケアは、温湯を用いたタオル清拭です。し

写真2　泡立て，すすぎのいらない洗浄料

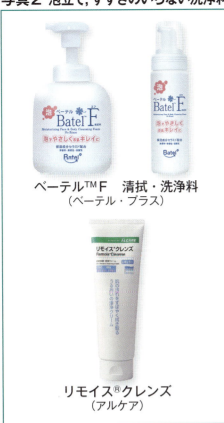

ベーテル™F　清拭・洗浄料
（ベーテル・プラス）

リモイス®クレンズ
（アルケア）

写真3　保湿剤

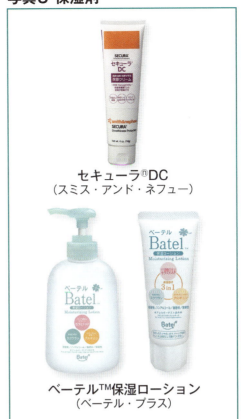

セキューラ®DC
（スミス・アンド・ネフュー）

ベーテル™保湿ローション
（ベーテル・プラス）

かし，皮膚に付着した汚れは清拭だけでは取り除くことが難しく，また，織り目が粗いタオルによる清拭は，重症患者の脆弱な皮膚に過剰な機械的刺激を与えます。最もよい方法は，よく泡立てた洗浄料を皮膚に乗せるように置き，数分間放置して汚れを浮き上がらせた後に不織布（織り目のない布）で拭き取るか洗い流す方法です。霧吹きを用いて局所的に洗い流すのも一つの方法です。泡立てやすすぎを行う必要のない洗浄料（**写真2**）を用いたケア方法も，重症患者の身体的負担の低減やケア時間の短縮には効果的です。

● **浸軟・ドライスキンを予防する**
皮脂成分を補う

　皮膚の最上層にある表皮は，弱酸性の皮脂膜（酸外套）によって外界の有毒物質や細菌から保護されています。しかし，重症患者の皮膚はドライスキンに傾いているため，皮膚の持つこの本来の機能が発揮されません。清潔ケアの後は，皮膚の汚れが除去されると同時に皮脂膜も除去されるため，角層の水分が蒸散して皮膚が乾燥しやすくなります。**皮脂の喪失を防ぐためには，洗浄料を用いた清潔ケアを1日1～2回程度にとどめ，清潔ケアの後は，失われた皮脂成分を補うために保湿剤（写真3）を用いたスキンケアを行いますD。**

● **化学的・機械的刺激を低減する**
化学的刺激を低減する

　集中治療領域では，抗菌薬の頻用や経腸栄養剤の影響などにより，下痢を発生する患者が少なくありません。おむつ内の湿潤環境と下痢便による化学的刺激から皮膚を保護するために撥水剤（**写真4**）を用いたスキンケアを行います。大量に

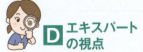

D エキスパートの視点

スキン-テアの周囲の皮膚は乾燥している場合が多いことが分かっており，保湿ケアの重要性がうかがえます[2]。

写真4 撥水剤

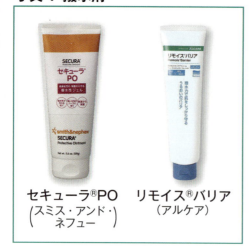

セキューラ®PO
(スミス・アンド・ネフュー)

リモイス®バリア
(アルケア)

写真5 便失禁管理システム

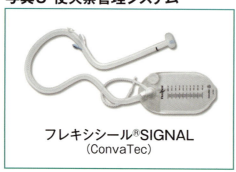

フレキシシール®SIGNAL
(ConvaTec)

写真6 保護材

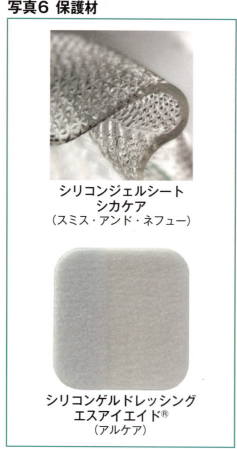

シリコンジェルシート
シカケア
(スミス・アンド・ネフュー)

シリコンゲルドレッシング
エスアイエイド®
(アルケア)

写真7 被膜剤

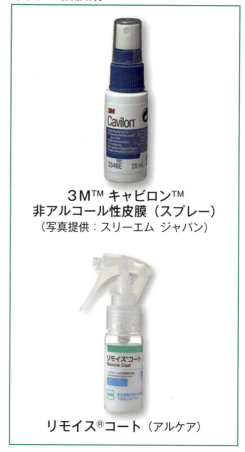

3M™ キャビロン™
非アルコール性皮膜(スプレー)
(写真提供:スリーエム ジャパン)

リモイス®コート(アルケア)

排泄される水様性の下痢の場合には、便失禁管理システム(**写真5**)による管理が勧められます。撥水剤の使用は、ドレーンの刺入部や瘻孔から漏れ出る排液から皮膚を守るためにも有用です。

機械的刺激を低減する

ドレーンやカテーテル挿入部位など、医療関連機器が身体に接触する部位には、医療関連機器と皮膚の隙間にクッションの役割を果たす保護材を使用するのも有用です(**写真6**)。ポジショニングの際は、医療関連機器が身体に直接接触しないように注意します。

医療用テープを皮膚から剝がす際には、粘着剤に固着した角層も共に剝がれます。剝離を繰り返すことによって表皮が薄くなり、発赤や痛みを伴う皮膚症状が現れます。そのため、丁寧で愛護的な

写真8 剥離剤

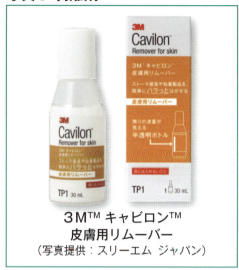

3M™ キャビロン™
皮膚用リムーバー
(写真提供:スリーエム ジャパン)

写真9 皮膚保護パッド

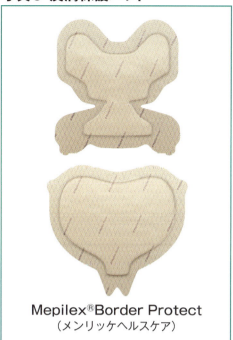

Mepilex®Border Protect
(メンリッケヘルスケア)

テープの剥離手技を徹底し,あらかじめテープを貼付する部位に被膜剤を使用することによって,剥離の際の刺激から皮膚を保護します(**写真7**)。テープを剥がす際に剥離剤を使用する方法も有用です(**写真8**)。

近年,ICU領域の重症患者の仙骨・踵の褥瘡予防に対する多層構造シリコンフォームドレッシングの予防効果が検証され,その予防効果と高い費用対効果が明らかにされています[3,4]。現在,治療用の多層構造シリコンフォームドレッシングと同様の構造,機能を持つ予防用皮膚保護パッドが発売されています(**写真9**)。この保護パッドを使用する場合,通常の褥瘡予防対策は従来どおりに実施し,1日に1〜2回,保護パッドを剥がして褥瘡が発生していないか観察します。この保護パッドは,一度剥がしたあと再被覆することが可能です。

- 重症患者の皮膚障害を防ぐ第一歩は,皮膚の状態をアセスメントすることです。
- スキンケアの方法や頻度は皮膚の状態によって変わります。アセスメントの結果に応じたスキンケアを実施することが大切です。

引用・参考文献
1) 紺家千津子,溝上祐子,上出良一他:ET/WOCNの所属施設におけるスキン-テアの実態調査,日本創傷・オストミー・失禁管理学会誌,Vol.19,No.3,P.351〜363,2015.
2) 紺家千津子,溝上祐子,上出良一他:医療用テープによるスキン-テアの実態,日本創傷・オストミー・失禁管理学会誌,Vol.20,No.1,P.43〜48,2016.
3) Nick Santamaria, Marie Gerdtz, et al.: A randomised controlled trial of the effectiveness of softsilicone multi-layered foam dressings in the prevention of sacral and heel pressure ulcers in trauma and critically ill patients: the border trial. International Wound Journal, 12 (3), 302-308, 2013.
4) Nick Santamaria, Wei Liu, et al.: The cost-benefit of using soft silicone multilayered foam dressings to prevent sacral and heel pressure ulcers in trauma and critically ill patients: a within-trial analysis of the Border Trial. International Wound Journal, 12 (3), 344-350, 2013.

ベストプラクティス編 感染管理

杏林大学医学部付属病院 集中治療室
感染管理認定看護師 渡邊健太

感染管理に活かすコツ

1. 感染予防の基本である手指衛生を遵守しよう。
2. 患者にかかわる医療者チームでガイドラインやバンドルに基づいて感染予防を行うことが大切。
3. 医療器具関連感染の最大の予防は医療器具を挿入しない（早期抜去する）ことである。

ICUに入室する患者は，大手術後や代謝障害，敗血症や循環器疾患，呼吸器疾患など多岐にわたります。患者は治療上，カテーテルをはじめ医療機器の使用や侵襲的な処置が必要な場合が多く，それらはICUにおける感染のリスク因子となります。カテーテルの挿入や創の存在は皮膚のバリア機能の破綻や粘膜の障害，無菌組織との交通などにより，微生物の侵入が容易となり，易感染状態となります。また，腎不全による透析患者や糖尿病患者は，細胞性免疫不全や白血球貪食能の低下により容易に感染症を起こし，重篤化するリスクを有しています。さらに，ICUでは濃厚な医療接触が行われており，医療者や医療機器を介した**薬剤耐性菌への曝露や抗菌薬の使用による薬剤耐性菌の選択A**など，多くの問題を有しています。

これらの感染を予防する上で，最も簡便で重要となるものが「手指衛生」です。世界保健機構（WHO）は5つのタイミングでの**手指衛生B**を推奨しています（表1）。手指衛生を行う目的は，医療者の皮膚に付着している常在菌や通過菌を除去することです。自分自身を病原体から守るだけではなく，手指を介した病原体の伝播や拡散を防ぐ上でも手指衛生を行うことは医療者にとって必要な技術の一つです。

ここまで述べたように，ICUに入室する患者は多くの感染リスクを有しています。本稿ではその中でも医療器具関連感染について解説します。ひとたび医療器具関連感染が発生すると，入院期間の延長や死亡率の増加，医療費の増加など多くの弊害が発生してしまいます。ICU看護師として，医療器具関連感染予防策を講じることは患者の生命予後，機能予後に大きな影響を及ぼすことを忘れてはなりません。

A 理解が深まる関連知識

抗菌薬の使用による薬剤耐性菌の選択
抗菌薬を使用することにより，抗菌薬の効かない薬剤耐性菌などが残り，増殖してしまうことを，抗菌薬により薬剤耐性菌が選択されたと言います。

WHO
世界保健機関：World Health Organization

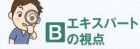

B エキスパートの視点
手指衛生は最も簡便で有効な感染対策です。さまざまなバンドルやガイドラインにおいても手指衛生の重要性について述べられています。一方で，ICUにおける手指衛生の遵守率は30〜45％と言われています[1,2]。

表1 手指衛生の5つのタイミング

①患者に触れる前
　例）診察や全身観察する前，ケアを行う前など

②清潔・無菌操作の前
　例）気管吸引や静脈注射，採血を行う前など

③体液に曝露するリスクの後
　例）気管吸引や包交の後など

④患者に触れた後
　例）体位変換の後など

⑤患者周囲環境に触れた後
　例）輸液ポンプやモニタに触れた後など

WHO guidelines on hand hygiene in health care より引用，一部改変

図1 VAPの発生機序

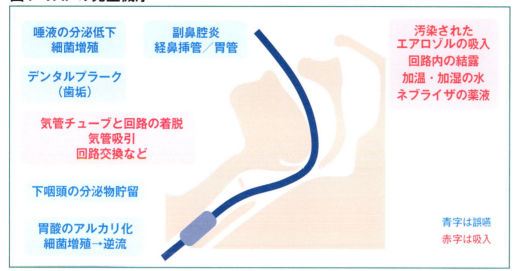

VAP
人工呼吸器関連肺炎：ventilator-associated pneumonia

CLA-BSI
中心ライン関連血流感染症：central line-associated blood stream infection

CA-UTI
カテーテル関連尿路感染症：catheter-associated urinary tract infection

エキスパートの視点

2013年より，CDCが新たに，人工呼吸器関連イベント（ventilator-associated event：VAE）の定義を発表しました。VAPの診断手法の問題点が改善され，客観的に判定が行えるもの[3]となりました。VAEサーベイランスでは人工呼吸器関連状態（ventilator associated condition：VAC），感染に関連した人工呼吸器関連状態（infection-related ventilator associated complication：IVAC），人工呼吸器関連肺炎可能性（possible ventilator associated pneumoniae：PVAP）を客観的データに基づき判定を行うことができ，JHAIS委員会では2016年からデータが公表されています。

知っておきたい用語

感染率＝医療器具関連感染件数÷延べ医療器具使用日数×1,000
1,000日間，医療器具を使用するとどの程度感染が起こるかを示しています。

知っておきたい用語

器具使用比＝延べ医療器具使用日数÷延べ入院患者
医療器具がどの程度使用されているかを示しています。1に近づくほど感染リスクが高くなります。

理解が深まる関連知識

暦日とは
カテーテル挿入が23時でも挿入した日を1暦日目と考え，翌日には2暦日目となります。

JHAIS
Japanese Healthcare Associated Infections Surveillance

人工呼吸器関連肺炎（VAP），カテーテル関連血流感染症（本稿では中心ライン関連血流感染症〈CLA-BSI〉について述べる），カテーテル関連尿路感染症（CA-UTI）の3つの医療器具関連感染について解説します。

人工呼吸器関連肺炎：VAP

VAP**C**とは，肺炎の発生時あるいはその48時間前以内に患者が気管挿管され，人工呼吸器により換気されていた状態と定義されています[4]。日本環境感染学会のJHAIS委員会の報告ではVAP**感染率D**は2.6，**器具使用比E**は0.31と報告されています[5]。これは，ICUに入室した延べ患者の31％に人工呼吸器が使用され，1,000人工呼吸器使用日当たり2.6件のVAPが発生しているということです。VAPの寄与死亡率は13％[6]とされており，重要かつ致命的な医療器具関連感染症です。

VAPの発生機序は，主に誤嚥と吸入の2つが挙げられます。患者側の要因や抗菌薬などの薬剤投与などにより，口腔や鼻腔に細菌が定着し誤嚥を起こす経路と，呼吸器回路や加湿回路の水の汚染，手指衛生が不十分な手で人工呼吸器回路などに触れることにより，汚染されたエアロゾルが発生し，それを吸入する経路があります（**図1**）。

VAPなどの医療器具関連感染を予防するためには，ケアバンドルの遵守が必要と言われています。バンドルとは「束」という意味で，高いエビデンスレベルのケアを3～5個グループ化し，実践することで患者の予後の改善が期待できると言われています。日本集中治療医学会が人工呼吸器関連肺炎予防バンドルを提唱しています（**表2**）。

中心ライン関連血流感染症：CLA-BSI

CLA-BSIとは中心ラインを挿入した日を1暦日目とし**F**，2暦日を超えた日に発生する微生物検査で確定された血流感染と定義されています[4]。JHAIS委員会の報告では，感染率は1.5，器具使用比は0.45と報告されており[5]，ICUに入室した延べ患者の45％に中心ラインが使用され，1,000中心ライン使用日当た

表2 人工呼吸器関連肺炎予防バンドル

① 手指衛生を確実に実施する
② 人工呼吸器回路を頻回に交換しない
③ 適切な鎮痛・鎮静を図る。特に過鎮静を避ける
④ 人工呼吸器からの離脱ができるかどうか、毎日評価する
⑤ 人工呼吸中の患者を仰臥位で管理しない

日本集中治療医学会ICU機能評価委員会：人工呼吸関連肺炎予防バンドル2010改訂版、2010.

表3 IHI 中心ラインバンドル

① 手指衛生の重視
② カテーテル挿入時のマキシマルバリアプリコーション
③ クロルヘキシジンによる皮膚消毒
④ 適切な挿入部位の選択
⑤ 必要性の毎日の確認と迅速な抜去

Institue for Healthcare Improvement：How-to Guide: Prevent Central Line-Associated Bloodstream Infections (CLABSI) より引用、改変

図2 CLA-BSIの発生機序

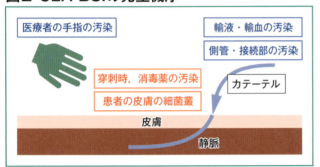

表4 膀胱留置カテーテルの適切な使用例

① 患者に急性の尿閉または膀胱出口閉塞がある
② 重症患者の尿量の正確な測定が必要である
③ 外科手術のための周術期使用
④ 尿失禁患者の仙骨部または会陰部の開放創の治癒を促すため
⑤ 多発外傷などにより患者を長期間固定する必要がある
⑥ 必要に応じて終末期医療の快適性を向上させるため

Gould, C.V., Umscheld, C.A., Agarwal, R.K., et al.：Guideline for Prevention of Catheter-Associated Urinary Tract Infections 2009
Infection Control and Hospital Epidemiology, Vol. 31, No. 4, 319-326, 2010. より引用、改変

IHI
米国の医療の質改善研究所：Institue for Healthcare Improvement

エキスパートGの視点

バンドルなど多方面的な介入を行ったことで、CLA-BSIの発生が有意に低下したことが報告されています[8]。

CDC
アメリカ疾病予防管理センター：Centers for Disease Control and Prevention

エキスパートHの視点

CDCの血管内留置カテーテル関連感染症予防のためのガイドライン2011において、クロルヘキシジン含有テガダームを使用することに関する推奨が「未解決事項」であったのに対し、2017年の一部改定で「IA」へと変更されています[9]。

り1.5件のCLA-BSIが発生しています。CLA-BSIの寄与死亡率は12～25%[7]と報告されており、VAP同様に重要かつ致命的な感染症となります。

CLA-BSIは、主に患者の皮膚の細菌叢や穿刺時の汚染、輸液や側管注、カテーテルのハブの汚染などにより、微生物汚染が血流に乗り全身へ拡散されることやバイオフィルムを形成することにより感染を起こします（**図2**）。これらを予防するため、米国の医療の質改善研究所（IHI）の中心ライン関連血流感染予防バンドルやCDCの血管内留置カテーテル関連血流感染症予防のためのガイドラインの遵守が推奨されます（**表3**）。

カテーテル関連尿路感染症：CA-UTI

CA-UTIとは膀胱留置カテーテルを挿入した日を1暦日目とし、2暦日を超えた日に発生した尿路感染症と定義されています[4]。JHAIS委員会の報告では、感染率は1.4、使用比は0.76と報告されており[5]、ICUに入室した延べ患者の76%に膀胱留置カテーテルが使用され、1,000膀胱留置カテーテル使用日当たり1.4件のCA-UTIが発生しています。尿路感染に伴う死亡率は2～10%と他の医療器具関連感染に比較すると低いですが、医療器具使用比が高いことに加え、急性期病院で報告される感染の30%以上[10]を占めており、予防策を講じる必要があります。ICUでは尿量の正確なモニタリングが必要な患者が多いですが、必要性や不適切な使用がなされていないかを毎日評価し、早期抜去をすることが必要です（**表4**）。

CA-UTIの感染経路として、患者の腸内細菌叢や皮膚の常在菌による内因性の要因と、排液バッグの汚染や医療従事者を介した外因性の要因の2つがあります

表5 CA-UTIの感染経路

感染経路	機序
カテーテルの挿入時	カテーテルの挿入時に微生物が膀胱内に侵入する
カテーテル表面とそこに接する粘膜との間隙からの侵入	カテーテルの表面と粘膜との間隙を通って会陰や直腸に定着している微生物が侵入する
バイオフィルム	カテーテル留置により粘膜上皮が剥離・脱落した部位で微生物の付着や定着が促進される
カテーテルとランニングチューブ接続部	接続部から微生物が侵入する
排液口	汚染された容器に接続することにより排液バックに微生物が侵入し、逆行性に微生物が侵入する

日本環境感染学会教育ツールVer.3.2より引用，改変

（**表5**）。膀胱留置カテーテルの留置に伴う細菌尿のリスクは1日ごとに上昇し、30日後にはほぼ100％の患者に細菌尿が認められます。これらを予防するために、IHIのCA-UTI予防バンドルやCDCガイドラインの遵守が推奨されます（**表6**）。

感染管理のベストプラクティス

前述した3つの医療器具関連感染の最大の予防策は「挿入しない」ことです。当院ではリンクナースが中心となり、毎週ベッドサイドを回り、カテーテルが抜去できないかを受け持ち看護師とカンファレンスを行っています。カンファレンスでは尿量測定が本当に必要か、尿器やおむつによる尿量測定へ変更できないかを患者の全身状態を踏まえて協議し、主治医へ確認をしてもらうよう依頼をしています。このような活動を継続的に行ったことにより、膀胱留置カテーテルの器具使用比は10％程度減少しました。中心静脈カテーテル（CVC）においても同様の方法でカンファレンスを行うことで、カテーテル器具使用比の減少を認めています。そして、今日ではスタッフ自らカテーテルの抜去が可能かどうかをリーダー看護師や診療科医師と協議を行えるよう、意識改革をすることができています。

当院では、2009年に集中ケア認定看護師と感染管理認定看護師が中心となり、ICUにおいてVAPサーベイランスが開始されました。判定会は週に1回、感染症専門医師、ICU専従医師、感染管理認定看護師（専従）、ICU薬剤師、ICU看護師で行われています。そして、2012年より包括的口腔ケアプログラムを開始しています。

当院のVAPの発生率、器具使用比を**図3**に示します。サーベイランス開始当時はVAP発生率が高かったことが分かります。また、2014年の診療報酬改定により、ICUに入室する患者層に変化があり、器具使用比が増加していることから患者の重症度が上がったことが推察されます。ICU感染係、集中ケア認定看護

表6 IHI カテーテル関連尿路感染予防バンドル

① 不必要な膀胱留置カテーテルの挿入を回避する
② 膀胱留置カテーテルの挿入は無菌操作で行う
③ ガイドラインに基づいて膀胱留置カテーテルを管理する
④ 必要性の毎日の確認と早期抜去

Institue for Healthcare Improvement：How-to Guide: Prevent Catheter-Associated Urinary Tract Infections より引用，改変

エキスパートの視点

ICUに入室する患者は、疾患の重症度や治療の一環で医療デバイスによる治療が必要なことが多いため、患者にとってそのデバイスが本当に必要かを常に医療チームで協議すると共に、早期抜去へ向けた医療・看護やガイドライン・バンドルに基づいた管理を行うことが医療器具関連感染予防の第一歩ではないかと考えます。

CVC
中心静脈カテーテル：central venous catheter

図3 VAP発生率と器具使用比の推移

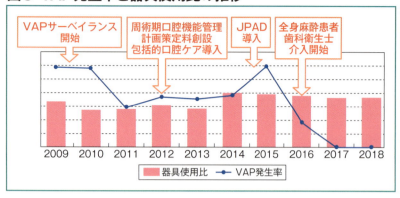

写真 カンファレンスの様子

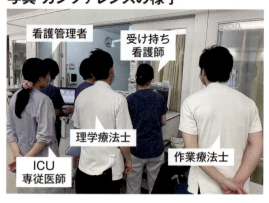

師，感染管理認定看護師で，頭部挙上や口腔ケア，手指衛生の実施状況などのバンドルに基づいた**プロセスサーベイランス** J，症例検討や勉強会の実施，スタッフへの定期的なフィードバックを行いましたが，VAP発生率の低減にはつながりませんでした。

その後，2015年より周術期管理センターの運用が開始され，2016年からは全身麻酔予定の患者は全例口腔外科の診察を受け，術前から術後まで口腔外科医師，歯科衛生士による口腔ケアが開始されました。また，同時期から2014年に日本集中治療医学会から発表されたJ-PADガイドラインに基づき「痛み・不穏・せん妄」の管理を集中ケア認定看護師，ICU看護師，集中治療医，各診療科医師で開始しました。現在，毎日ICU専従医師と診療科医師，理学療法士，作業療法士，病棟薬剤師，看護師で「治療方針の確認や気管チューブの抜去が可能か，鎮静・鎮痛薬の投与量が適正か」などカンファレンスを行い，患者にとってよりよい治療の検討を行っています（**写真**）。術前からの口腔環境の改善や手指衛生薬使用量の増加，適正な鎮痛・鎮静薬の投与，早期リハビリテーションなどさまざまな取り組みが行われた結果，

VAP発生率は低下し，2017年以降は1件も発生していません。

このように器具使用比にはあまり変化がないものの，VAP発生率を低下させることができたのは，患者の重症度に大きな変化がないものの，ICUの看護を含めた医療の質が向上したためだと考えられます。サーベイランスの目的は**アウトカム** K を測定し，フィードバックをすることで，治療や看護ケアを改善し，アウトカムを改善することにあります。当院ICUでは各診療科医師やICU専従医師，看護師へサーベイランス結果の定期的なフィードバックやコアメンバーによるプロセスサーベイランスを継続して行うことにより，「VAP発生が0」というアウトカムの改善をすることができました。もちろん，そこには臨床の看護師や医師，薬剤師，理学療法士・作業療法士・言語聴覚士など多職種の協力が得られていたことは言うまでもありません。

皆さんの施設のICUにおいて，医療器具関連感染はどの程度発生していますか？感染管理認定看護師が行っているサーベイランスでは他施設との比較ができると共に，治療や看護を変えることで感染率がどのように変化したのかが一目で分かります。感染管理認定看護師を活用する

J 知っておきたい用語

ケアバンドルの実施率などを調査し，実施率を向上させることでアウトカムを達成する手段です。

K 知っておきたい用語

アウトカムとは結果を意味します。ICUでの感染にかかわるアウトカムはVAPなどの医療器具関連感染の発生率やMRSAの発生率などです。それらを改善するための方法をプロセスと言います。

MRSA
メチシリン耐性黄色ブドウ球菌：methicillin-resistant Staphylococcus aureus

ことで，よりよいケアを一緒に考えていきましょう。感染管理は皆が一緒に取り組まなくてはなりません。感染管理を十分に行えないスタッフが1人でもいることにより，患者が医療関連感染を発生するリスクが上がってしまいます。ぜひ，患者を含めた医療チーム全員で感染管理に取り組んでいただきたいと思います。

- 手指衛生や医療器具が適切に管理されているか，お互いに声をかけ合いましょう。
- 医師や先輩看護師と「どうしたら医療器具が抜去できるか」を考えましょう。
- サーベイランスデータを活用し，医療関連感染を予防しましょう。

引用・参考文献

1) Vicki Erasmus, Thea J. Daha, Jan Hendrik Richardus, et al.：Systematic Review of Studies on Compliance with Hand Hygiene Guidelines in Hospital Care, INFECTION CONTROL AND HOSPITAL EPIDEMIOLOGY, Vol.31, No.3, 283-294, 2010.
2) Huis A, van Achterberg T, de Bruin M, et al.：Asystematic review of hand hygiene improvement strategies：a behavioural approach. Implement, Sci, 7：92，2012.
3) 渡邉都貴子：Ventilator-Associated Events（VAE）の疫学，要因及び予防策，日本環境感染学会誌，Vol.31，No.3，P.151〜157，2016.
4) 日本環境感染学会：日本環境感染学会 JHAIS委員会 医療器具関連感染サーベイランスマニュアル http://www.kankyokansen.org/uploads/uploads/files/jsipc/jhais_device-manual（8）.pdf（2019年4月閲覧）
5) 日本環境感染学会JHAIS（Japanese Healthcare Associated Infections Surveillance）委員会 http://www.kankyokansen.org/uploads/uploads/files/jsipc/jhais_device-%20CLABSI_CAUTI_VAP.pdf（2019年4月閲覧）
6) Wilhelmina G Melsen et al.：Attributable mortality of ventilator-associated pneumonia：a meta-analysis of individual patient data from randomized prevention studies, The Lancet Infectious Diseases, 13（8），665-671, 2017.
7) Vital Signs－Central Line-Associated Blood Stream Infections：United States, 2001, 2008, and 2009, Morbidity and Mortality Weekly Report（MMWR）
8) Alexandre R. Marra：Impact of a program to prevent central line-associated bloodstream infection in the zero tolerance era, Am J Infect Control, 38, 434-439, 2010.
9) CDC Guidelines for the Prevention of Intravascular Catheter-Related Infections（2011） https://www.cdc.gov/infectioncontrol/guidelines/bsi/updates.html（2019年4月閲覧）
10) R. Monina Klevens, Jonathan R. Edwards, Chesley L. Richards, et al.：Estimating Health Care-Associated Infections and Deaths in U.S. Hospitals, 2002. Public Health Reports, 122（2），160-166, 2007.
11) WHO guidelines on hand hygiene in health care https://apps.who.int/iris/bitstream/handle/10665/44102/9789241597906_eng.pdf（2019年4月閲覧）
12) 日本集中治療医学会ICU機能評価委員会：人工呼吸関連肺炎予防バンドル 2010改訂版，2010. https://www.jsicm.org/pdf/2010VAP.pdf（2019年4月閲覧）
13) Institue for Healthcare Improvement：How-to Guide: Prevent Central Line-Associated Bloodstream Infections（CLABSI）
14) Gould, C.V., Umscheid, C.A., Agarwal, R.K., et al.：Guideline for Prevention of Catheter-Associated Urinary Tract Infections 2009 Infection Control and Hospital Epidemiology, Vol. 31, No. 4, 319-326, 2010.
15) 日本環境感染学会教育ツールVer.3.2
16) Institue for Healthcare Improvement：How-to Guide: Prevent Catheter-Associated Urinary Tract Infections
17) 森兼啓太，林淑朗編：特集 Infection Control, INTENSIVIST, Vol.3，No.1，2011.
18) 国公立大学附属病院感染対策協議会編：病院感染対策ガイドライン改訂第2版，じほう，2015.
19) 日本集中治療医学会看護テキスト作成ワーキンググループ編：集中治療看護師のための臨床実践テキスト 疾患・病態編，真興交易医書出版部，2018.
20) 志馬伸朗編：ICU感染制御を究める，南江堂，2017.

ベストプラクティス編

早期リハビリテーション

岡山赤十字病院 リハビリテーション科　**小幡賢吾**
順天堂大学 保健医療学部 理学療法学科 副学科長・教授　**高橋哲也**

> **早期リハビリテーションに活かすコツ**
> ❶ 他動で行うリハと自身で行う積極的なリハの違いを知る。
> ❷ 積極的なリハの基準を知る。
> ❸ 運動器関連のアセスメントを知る。

国内における集中治療室でのリハビリテーション

　集中治療室内でのリハビリテーション（以下，リハ）は，これまでも必要があれば理学療法士や作業療法士によって行われていました。しかしそれは，関節可動域運動や呼吸リハなど，ベッド上臥床で行うものがほとんどでした。これはリハ関連職種の病態やデバイス類に対しての知識不足や経験不足からだけではなく，医師や看護師も「積極的なリハは人工呼吸器を抜管してから」などの思いがあったからではないでしょうか。しかし近年になり，早期からの離床などの積極的なリハに関しての安全性や効果が示され，さらにはABCDEバンドル[1]やPADガイドライン[2]の公表により，集中治療室の治療手段の一つとして一般的になってきたのではないかと思われます。

　また2017年に日本集中治療医学会から「集中治療における早期リハビリテーション〜根拠に基づくエキスパートコンセンサス〜」[3]（以下，エキスパートコンセンサス）」が公表・発刊，2018年には「早期離床・リハビリテーション加算」が算定され，さらなる後押しになりました。

早期リハビリテーションの定義と対象患者

　エキスパートコンセンサスでは，早期リハとは「**疾患の新規発症，手術または急性増悪から48時間以内に開始される運動機能，呼吸機能，摂食嚥下機能，消化吸収機能，排泄機能，睡眠機能，免疫機能，精神機能，認知機能など各種機能の維持，改善，再獲得を支援する一連の手段**」[3]のこと，とされています。したがって，基本的に集中治療室に入室しているすべての患者が対象となります。

覚醒度に応じた早期リハビリテーション

　近年，集中治療室に入院している患者は，極力浅い鎮静で管理されていますが，病態や治療によっては深い鎮静で管理されていることもあります。患者本人の協力が得られるかどうかで，リハ内容が大きく変わってくるため，**鎮静深度の把握は重要**です。

　図1は国内の多くの施設で参考にされている，鎮静度レベル別のリハビリテーションプログラムです。RASS－2〜－5であるLEVEL 1, 2の患者は覚醒度も

図1 鎮静深度によるリハ内容

	LEVEL 1 超急性期	LEVEL 2 急性期	LEVEL 3 回復期	LEVEL 4 安定期
鎮静（RASS）	－5／－4	－3／－2	－1	0
意識レベル	深い鎮静状態	軽度から中等度の鎮静状態	傾眠	覚醒して落ち着いている
F_IO_2	1.0～0.6	1.0～0.6	0.5～0.3	0.3
Passive Exercise	・他動ROM（3×/日） ・筋ストレッチ ・ポジショニング（2時間ごと） ・電気刺激	・他動ROM（3回/日） ・筋ストレッチ ・ポジショニング（2時間ごと）	・他動ROM（3回/日） ・筋ストレッチ ・ポジショニング（2時間ごと）	・他動ROM（3回/日） ・筋ストレッチ ・ポジショニング（2時間ごと）
Early Mobility and Exercise		ヘッドアップ座位 最低20分3回/日	自動抵抗運動 ヘッドアップ座位 最低20分3回/日 端座位	自動抵抗運動 ヘッドアップ座位 最低20分3回/日 端座位 いすへの移動 最低20分3回/日

Morris, Peter E., et al.：Early intensive care unit mobility therapy in the treatment of acute respiratory failure. Critical care medicine, 36（8），2238-2243, 2008.を高橋哲也により一部改編加筆

表1 ICUで早期離床や早期からの積極的な運動を原則行うべきでないと思われる場合（禁忌）

1) 担当医の許可がない場合
2) 過度に興奮して必要な安静や従命行為が得られない場合（RASS≧2）
3) 運動に協力の得られない重篤な覚醒障害（RASS≦－3）
4) 不安定な循環障害で，IABPなどの補助循環が必要な場合
5) 強心昇圧薬を大量に投与しても，血圧が低すぎる場合
6) 体位を変えただけで血圧が大きく変動する場合
7) 切迫破裂の危険性がある未治療の動脈瘤がある場合
8) コントロール不良の疼痛がある場合
9) コントロール不良の頭蓋内圧亢進（≧20mmHg）がある場合
10) 頭部損傷や頸部損傷の不安定期
11) 固定の悪い骨折がある場合
12) 活動性出血がある場合
13) カテーテルや点滴ラインの固定が不十分な場合や十分な長さが確保できない場合で，早期離床や早期からの積極的な運動により事故抜去が生じる可能性が高い場合
14) 離床に際し，安全性を確保するためのスタッフが揃わないとき
15) 本人または家族の同意が得られない場合

日本集中治療医学会早期リハビリテーション検討委員会：集中治療における早期リハビリテーション～根拠に基づくエキスパートコンセンサス～, 日本集中治療医学会雑誌, Vol.24, No.2, P.278, 2017.

低いため，他動的な関節可動域運動や筋のストレッチング，ポジショニング，神経筋電気刺激療法などの他動的なリハが主体となります。覚醒度が高くなると自身で行う筋力強化や端座位，立位などの積極的なリハが可能となってきます。

早期リハビリテーションの禁忌，開始・中止基準

他動的に行われるリハは，患者負荷も低いため禁忌となり得る病態はまれです。しかし，主治医の許可がない場合や患者・家族の同意が得られない場合は禁忌となります。

四肢の自動運動や離床などの積極的な早期リハに対しての適応・禁忌ならびに開始・中止基準に関しては，エキスパートコンセンサスに記載（表1～3）されているものが，現時点で標準的な内容と言えます。これらを参考に，対象患者やマンパワーなどを考慮した，施設ごとの基準を作成することが望ましいです。また，**これらの基準は職種による差異があってはならないため，関連職種が協同で作成することが重要です。**

リハ前運動器アセスメント

●関節可動域

ICUに入室した直後は，四肢体幹の可動状況は確認されていないことが多いた

F_IO_2
吸入酸素濃度：fraction of inspiratory oxygen

ROM
関節可動域：range of motion

表2 早期離床や早期からの積極的な運動の開始基準

	指標	基準値
意識	Richmond Agitation Sedation Scale（RASS）	$-2≦RASS≦1$ 30分以内に鎮静が必要であった不穏はない
疼痛	自己申告可能な場合numeric rating scale（NRS） もしくはvisual analogue scale（VAS） 自己申告不能な場合behavioral pain scale（BPS） もしくはCritical-Care Pain Observation Tool(CPOT)	$NRS≦3$　もしくは　$VAS≦3$ $BPS≦5$　もしくは　$CPOT≦2$
呼吸	呼吸回数 酸素飽和度（SaO_2） 吸入酸素濃度（F_IO_2）	$<35/min$が一定時間持続 $≧90\%$が一定時間持続 <0.6
人工呼吸器	呼気終末陽圧（PEEP）	$<10cmH_2O$
循環	心拍数（HR） 不整脈 虚血 平均血圧（MAP） ドパミンやノルアドレナリン投与量	HR：$≧50/min$もしくは$≦120/min$が一定時間持続 新たな重症不整脈の出現がない 新たな心筋虚血を示唆する心電図変化がない $≧65mmHg$が一定時間持続 24時間以内に増量がない
その他	・ショックに対する治療が施され，病態が安定している ・SATならびにSBTが行われている ・出血傾向がない ・動く時に危険となるラインがない ・頭蓋内圧(intracranial pressure, ICP)$<20cmH_2O$ ・患者または患者家族の同意がある	

元の血圧を加味すること．各数字については経験論的なところもあるのでさらに議論が必要である．
日本集中治療医学会早期リハビリテーション検討委員会：集中治療における早期リハビリテーション～根拠に基づくエキスパートコンセンサス～，日本集中治療医学会雑誌，Vol.24, No.2, P.279, 2017.

SAT
自発覚醒トライアル：spontaneous awaking trial

SBT
自発呼吸トライアル：spontaneous breathing trial

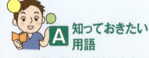

A 知っておきたい用語

片側6関節6方向を左右で行います．
対象関節と可動方向は，①肩関節外転 ②肘関節屈曲 ③手関節背屈 ④股関節屈曲 ⑤膝関節伸展 ⑥足関節背屈で，判定はMMTと同様に0～5の6段階で行います．両側12関節で60点満点になり，ICU-AWの判定には48点が判定基準になります．

MRC
イギリス医学研究会議：medical research council

MMT
徒手筋力検査：manual muscle test

ICU-AW
ICU関連筋力低下：ICU-acquired weakness

め，リハを行う前に確認しておく必要があります．どの関節にどの程度の制限や痛みがあるのかを把握することで，筋力トレーニングや離床を行う際に，筋力が低下して動かないのか，関節の問題で動かせないのかを判断することができます．また，リハ開始時に確認しておくことで，以降の変化の目安にもなります．

●筋力

立ち上がりや歩行などの離床を行う際の介助量を予測するためにも，筋力を把握することは重要です．筋力を評価する方法として最も認知されているのがMMT（徒手筋力検査）ではないかと思います．しかしこの検査法は，どの筋に対して行うかは評価者が決定し，一貫性がありません．したがって現在，ICU患者の筋力評価方法として使われることが多くなりつつあるのは，MMTを応用した，MRC Muscle scale[4] A（表4）です．このスケールはICU-AW（ICU関連筋力低下）B の判定の一つにも用いることができるため，その意味でも現時点でICU患者に対して行う筋力評価法として適していると思われます．

リハの実際

●関節可動域運動

患者の覚醒度に応じ，他動関節可動域運動，自動介助関節可動域運動，自動関節可動域運動を選択もしくは複合的に行います．回数や頻度に関しては，文献によっても差異があるため，患者の状態や目的に応じ設定すればよいと思われます．注意点としては，点滴の刺入部位が対象関節上にある場合は刺入部位を変更する必要があります．また管理上，ミトンや抑制帯などで関節の動きを制限して

表3 ICUでの早期離床と早期からの積極的な運動の中止基準

カテゴリー	項目・指標	判定基準値あるいは状態	備考
全体像神経系	反応 表情 意識 不穏 四肢の随意性 姿勢調節	明らかな反応不良状態の出現 苦悶表情，顔面蒼白・チアノーゼの出現 軽度以上の意識障害の出現 危険行動の出現 四肢脱力の出現 急速な介助量の増大 姿勢保持不能状態の出現　　転倒	呼びかけに対して傾眠，混迷の状態
自覚症状	呼吸困難 疲労感	突然の呼吸困難の訴え 努力呼吸の出現 耐えがたい疲労感 患者が中止を希望　　苦痛の訴え	気胸，PTE 修正Borg Scale 5〜8
呼吸器系	呼吸数 SpO₂ 呼吸パターン 人工呼吸器	<5/minまたは>40/min <88% 突然の吸気あるいは呼気努力の出現 不同調　　バッキング	一過性の場合は除く 聴診など気道閉塞の所見もあわせて評価
循環器系	HR 心電図所見 血圧	運動開始後の心拍数減少や徐脈の出現 <40/minまたは>130/min 新たに生じた調律異常 心筋虚血の疑い 収縮期血圧>180mmHg 収縮期または拡張期血圧の20%低下 平均動脈圧<65mmHg または>110mmHg	一過性の場合を除く
デバイス	人工気道の状態 経鼻胃チューブ 中心静脈カテーテル 胸腔ドレーン 創部ドレーン 膀胱カテーテル	抜去の危険性（あるいは抜去）	
その他	患者の拒否 中止の訴え 活動性出血の示唆 術創の状態	ドレーン排液の性状 創部離開のリスク	

介入の完全中止あるいは，いったん中止して経過を観察，再開するかは患者状態から検討，判断する。

日本集中治療医学会早期リハビリテーション検討委員会：集中治療における早期リハビリテーション〜根拠に基づくエキスパートコンセンサス〜，日本集中治療医学会雑誌，Vol.24，No.2，P.281，2017.

表4 MRC Muscle scale

対象筋群	（上肢3筋群，下肢3筋群）×両側：合計12検査 上肢：手関節 下肢：足関節
スコア	0：筋収縮みられず（視診，触診） 1：筋収縮みられるが，四肢の動きなし 2：四肢の動きはみられるが，重力に抵抗できない 3：四肢の動きあり，重力に抵抗して動かせる 4：重力と弱い抵抗に対して動かせる 5：最大抵抗に対して動かせる（正常）
判定	最低スコア：0×12＝0点 最高スコア：5×12＝60点 平均スコア：合計点/12

表5 ICU-AWの診断基準

下記1かつ2かつ3もしくは4かつ5を満たす

1. 重症の病態発症後に全身の筋力低下が進行
2. 筋力低下はびまん性，左右対称，弛緩性であり，通常は脳神経筋は侵されない
3. 24時間以上間隔をあけて2回行ったMRC scoreの合計が48点未満，または検査が可能な筋の平均点が4点未満
4. 人工呼吸器に依存している
5. 背景にある重症疾患と関連しない筋力低下の原因が除外されている

Stevens RD, et al.：A framework for diagnosing and classifying intensive care unit-acquired weakness. Crit Care Med, 37（10 Suppl），S299-308, 2009.

B 知っておきたい用語

原因が明らかでない重症ICU患者に生じる，全身的な筋力低下と定義されています[5]。全身性炎症や血糖上昇による末梢神経の微小循環障害，神経軸索障害，筋の異化・不動などが重なり生じると言われています。IUC-AWはcritical illness polyneuropathy（CIP），critical illness myopathy（CIM），2つの特徴を持ち合わせているcritical illness neuromyopathy（CINM）の3つに分類されます[6]。

CIPは，脱髄を認めず感覚神経より運動神経に有意な軸索変性を特徴とした病態です[7]。CIMは，全身的な筋力低下と感覚機能の残存が主な特徴で，全身の炎症から引き起こされた筋障害や不動が

原因と考えられています[8]。ICU-AWの大きな問題として、ICU退室以降も遷延し、最終的には長期予後にも影響することです[9,10]。ICU-AWに対する確立されたアプローチは現時点ではありませんが、原因の一つである不動を解消するためにも、早期リハの重要性は高いと思われます。

診断基準として**表5**が用いられます。

いる部位は、関節可動域制限を来しやすいため、関節可動域運動は入念に行った方がよいと思われます。

●骨格筋トレーニング

覚醒度が低い場合、最近では神経筋電気刺激療法を行う施設も増えています。覚醒度が上がり、骨格筋トレーニングに協力が得られる場合は、廃用症候群やICU-AWの予防のためにも速やかに行った方がよいと思われます。**安静臥位での筋力は、下肢の方が低下しやすいと**言われています[11]。また下肢筋の多くは、立位などの抗重力位になった際に、遠心性収縮（筋肉が伸ばされながら収縮する）を主体に姿勢制御を行います。中でも二関節筋（2つの関節をまたいでいる筋）は、非加重下とは違う複合的な収縮が行われます。したがって、**下肢の骨格筋トレーニングは、可能であればより立位に近い足底が設置した状況で行うものが望ましい**と言えます。

●離床

患者の状態が許せば、速やかに積極的な離床を進めることが、筋力低下の予防や身体の恒常性を取り戻すためにも重要です。離床に際し、各施設でプロトコルを作成することで、リハ関連職種が不在の場合でも進めることが可能となります。また、各種ルート類の管理やバイタルチェックは必須となるため、**無理に一人で行うのではなく、マンパワーを確保することが非常に重要**です。

- 離床を行う際は、関節や筋力の状態を確認してから行いましょう。
- 多職種でリハプロトコルや各種基準を作成・認識することで、職種間の差異がなくリハを進行することができます。

引用・参考文献

1) Pandharipande, Pratik, et al.：Liberation and animation for ventilated ICU patients：The ABCDE bundle for the back-end of critical care. Crit Care, 14（3）, 157, 2010.
2) Barr, Juliana, et al.：Clinical practice guidelines for the management of pain, agitation, and delirium in adult patients in the intensive care unit. Critical care medicine, 41（1）, 263-306, 2013.
3) 日本集中治療医学会早期リハビリテーション検討委員会：集中治療における早期リハビリテーション～根拠に基づくエキスパートコンセンサス～, 日本集中治療医学会雑誌, Vol.24, No.2, P.255～303, 2017.
4) https://mrc.ukri.org/research/facilities-and-resources-for-researchers/mrc-scales/mrc-muscle-scale/（2019年4月閲覧）
5) Stevens RD, et al.：A framework for diagnosing and classifying intensive care unit-acquired weakness. Crit Care Med, 37（10 Suppl）, S299-308, 2009.
6) Stevens RD, et al.：Neuromuscular dysfunction acquired in critical illness：a systematic review. Intensive Care Med, 33（11）, 1876-1891, 2007.
7) Zink W, et al.：Critical illness polyneuropathy and myopathy in the intensive care unit. Nat Rev Neurol, 5（7）, 372-379, 2009.
8) Latronico N, et al.：Critical illness myopathy and neuropathy. Lancet, 347, 1579-1582, 1996.
9) Herridge MS, et al.：One-year outcomes in survivors of the acute respiratory distress syndrome. N Engl J Med, 348, 683-693, 2003.
10) Herridge MS, et al.：Functional disability 5 years after acute respiratory distress syndrome. N Engl J Med, 364（14）, 1293-1304, 2011.
11) Gogia P, et al.：Bed rest effect on extremity muscle torque in healthy men. Arch Phys Med Rehabil, 69（12）, 1030-1032, 1988.
12) Morris, Peter E., et al.：Early intensive care unit mobility therapy in the treatment of acute respiratory failure. Critical care medicine, 36（8）, 2238-2243, 2008.

PICS対策

ベストプラクティス編

札幌医科大学附属病院 ICU病棟 急性・重症患者看護専門看護師　**春名純平**
札幌市立大学 看護学部 成人看護学領域（急性期看護学）教授　**卯野木　健**

> **PICS対策に活かすコツ**
> ❶ 集中治療の目的は救命だけではない。重症患者の高いQOLを目指してケアを考える。
> ❷ PICSとは何かをまず理解することが大切である。
> ❸ 包括的なケアでPICSを予防する。

近年の敗血症患者をはじめとする重症患者の救命率は飛躍的に改善し、オーストラリアとニュージーランドの報告では、その救命率は約20％まで改善しています[1]。

一方で、こうした集中治療からの生存者の中には、自分で食事や排泄・入浴ができない、一人で外出できない、物忘れがひどい、夜眠れないなど、さまざまな苦悩を抱えながら生活している人がいることが明らかとなってきました。これらのそれぞれの症状には、それぞれの原因があると考えられますが、これらを総称して、PICS（集中治療後症候群）と呼ばれています。PICSは、2012年の米国集中治療学会（SCCM）において提唱された新しい概念です[2]。その内容は、身体機能障害、認知機能障害、メンタルヘルスの問題に加え、集中治療を受けた患者の家族に生じるメンタルヘルスの問題であるPICS-F（Family）で構成されています（図1）。

これまで集中治療の領域では、救命を目的とした疾患別のガイドラインの開発・普及による治療法の標準化がなされてきました。その目的の一つは、人工呼吸期間やICU在室日数の短縮、死亡率の低下といった、いわゆるICU患者の救命率の向上にコミットすることであったと思います。しかし、PICSという概念が

PICS
集中治療後症候群：post intensive care syndrome

SCCM
米国集中治療学会：Society of Critical Care Medicine

図1　PICSの概念図

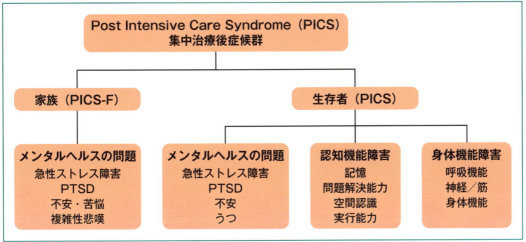

Needham DM, et al.：Improving long-term outcomes after discharge from intensive care unit：report from a stakeholders' conference. Crit Care Med, 40（2）, 502-509, 2012.を参考に作成

QOL
生活の質：quality of life

ARDS
急性呼吸窮迫症候群：acute respiratory distress syndrome

ICU-AW
ICU関連筋力低下：ICU-acquired weakness

ADL
日常生活動作：activities of daily living

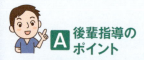

A 後輩指導のポイント

身体機能障害については，前稿（P.224）で取り上げられた早期リハビリテーションが有効であるとされています。開始基準・中止基準を明確にし，チームで行動することで，患者のQOLを改善させることができるかもしれません。

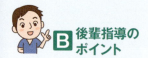

B 後輩指導のポイント

ICUでせん妄を発症すると，高い確率でICU退室後，長期にわたり認知機能が低下してしまうことを理解する必要があります。そのため，適切なせん妄のモニタリングと管理が求められます。

PTSD
心的外傷後ストレス障害：post traumatic stress disorder

提唱された今，私たちは重症患者を救命することだけを目的とするのではなく，高いQOLおよび社会復帰を目指すためのケアを構築する必要があるのです。では，私たちは実際にどのようなことから始めたらよいのでしょうか。

まず，PICSとは何かを理解する

私たちが，まず行うべきことは，患者に何が生じているのかを知ることです。つまり，「PICSとは一体何なのか？」その背景から理解することが大切ということです。次に，PICSの概要を示します。

● 身体機能障害

重症疾患後の身体機能障害に関する報告はいくつかありますが，ARDS後の患者に関する報告では，退院後5年経過しても，6分間で歩行できる距離は，同年代健常者の76％に止まっていたという報告があります[3]。また，最近注目されているのが，敗血症などの重症疾患後に認める，集中治療中における急性の左右対称性の四肢筋力低下を特徴とするICU-AWという概念です。ICU-AWは，4日間以上の人工呼吸患者の25～80％，また敗血症患者の50～75％に発生すると言われており，これは，1年後も継続することが報告されています[4]。ほかにも，重症敗血症患者516人を対象とした身体機能障害に関する観察研究では，入院前にADLの障害がなかった患者であっても，重症敗血症後には新たに約2つのADLの制限が生じていたことが示されています[5]。これらの報告を見ると，**命が助かっても，長期間，身体機能障害に悩まされている患者が多く，特にICU-AWなどを発症すると，QOLはなかなか改善しないと言えます**A。

● 認知機能障害

認知機能障害は，ICUで発症したせん妄と強く関連があると言われています。APACHE Ⅱ score25点以上のICU患者821人を対象にしたICUせん妄の持続期間と，全認知機能を評価した観察研究では，**ICU退室1年後の認知機能は，約4割の患者で中等度の外傷性脳損傷と同等程度の認知機能に止まっていることが明らかとなっています**[6] B。さらに，同報告の中では，24％は軽度アルツハイマー病と同等の認知機能であったと報告されています[6]。

● メンタルヘルスの問題

重症患者の退院3カ月後，1年後の精神症状の変化を調査した報告では，退院後37％の患者にうつ症状を認め，それは1年後もほぼ変わらず持続していたことが明らかになっています[7]。また，心的外傷後ストレス障害（PTSD）に関する報告では，報告の対象によって罹患率は変化しますが，ARDSの患者におけるICU退室後のPTSD罹患率は，27.5％に上ることが示されています[8]。すなわち，重症患者の3人に1人の患者は，うつ症状やPTSDといった症状に苦しみながら生活しているということです。

● PICS-F

重症患者の家族の16％がうつの症状を有し，さらに32％が不安症状を呈していたという報告があります[9]。集中治療を受ける患者の家族には，患者の病状に対する不安，治療方針決定や治療中止の代理意思決定の負担，治療中の仕事な

どの社会的問題，高額な医療費による経済的な負担などが一気にのしかかるため，家族を支援するのも私たち医療スタッフの役割となります。

PICSのリスク因子を理解する

PICSのリスク因子を図2に示しました[10]。これを見ると，今，目の前で見ている患者のほとんどがPICSになってしまいそうな気がしてきます。しかしながら，患者背景や原疾患など介入困難な要因に対して，介入可能な要因に関しては，薬剤の使用や患者マネジメントの方法，症状への対処など看護師が介入できる部分が多くあると思いますC。では，その予防の方策を考えてみましょう。

これで解決する？ABCDEFGHバンドル

「病気に対する予防は治療よりも優れている」とよく言われますが，同様のことがPICSにも言えます。予防対策の一つに，ABCDEFGHバンドルがあります。これは，ICUで人工呼吸管理の患者の予後の改善を目的とし，ICU-AWを予防するための包括的管理指針として提言されたものです[2, 11]（表1）。A～Hのすべての項目において，看護師の力が発揮できる内容ではないでしょうか。本稿では，ICU退室後のフォローアップとICU Diaryについて簡単に説明します。

ICU退室後のフォローアップ

ICUの再入室は，患者の予後と関連します。米国の105のICUで行われた調査では，再入室患者は，ICU滞在日数（4.9日対3.4日）や入院期間（13.3日対4.5日）が延長し，さらに死亡率が高い（21.3% vs 3.6%）ことが示されています[12]。この再入室に関して考えてみると，再び状態が悪くなる前に，より早期に治療介入ができれば，患者の予後やQOLが改善するかもしれません。

この方策として，ICU退室後の患者に対するフォローアップチームのラウンドというものがあります[13]。これは，ICU

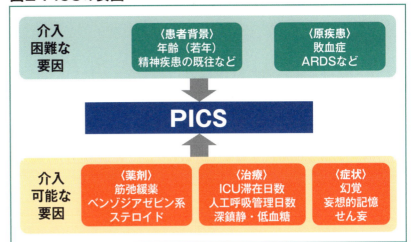

図2 PICSの要因

Sue Lasiter, et al.：Critical Care Recovery Center；Making the Case for an Innovative Collaborative Care Model for ICU Survivors. Am J Nurs, 115 (3), 24-46, 2015を参考に作成

表1 ABCDEFGHバンドル

A	Awakening	日中に覚醒を促す　浅い鎮静を実現する
B	Breathing	自発呼吸トライアル 人工呼吸器の早期離脱
C	Coordination. Choice of analgesic and sedatives	AとBの併用 適切な鎮痛薬および鎮静薬の選択 ベンゾジアゼピン系薬剤の使用を避ける
D	Delirium monitoring and management	せん妄のモニタリングと管理 睡眠への配慮と非薬剤性介入
E	Exercise Early mobility	早期リハビリテーション ICU-AWの評価
F	Family	家族を巻き込む　家族の意思決定を支える
G	Good handoff communication	ICUからの引き継ぎを適切に行う ICU退室後のフォローアップなど
H	Handout materials on PICS and PICS-F	患者家族が適切にPICSの情報を知る ICU Diaryの活用

Needham DM, et al.：Improving long-term outcomes after discharge from intensive care unit：report from a stakeholders' conference. Crit Care Med, 40 (2), 502-509, 2012., Elliott D, et al.：Exploring the scope of post-intensive care syndrome therapy and care：engagement of non-critical care providers and survivors in a second stakeholders meeting. Crit Care Med, 42 (12), 2518-2526, 2014.を参考に作成

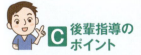

C 後輩指導のポイント

PICSのリスク因子を理解することは，PICSを発症しやすい患者を特定するのに非常に役立ちます。患者の情報を共有し，PICS予防の方策を検討するために有益であると考えます。

表2 ICU Diaryの手順

1. 入室した時点で，患者もしくは家族にICU Diaryについて説明し，同意を得る。
2. 当日の担当看護師が，その日の様子を写真撮影し，専用用紙のコメント欄に出来事を記載する（最低1日1内容）。
3. 患者の意識レベル改善時（挿管・気管切開の有無にかかわらず，医療者とコミュニケーションが成り立つ時）に，ICU Diaryを開示しながら説明を行う。
4. 転棟・転院時に本人に渡し，死亡退院時は，家族に渡す。

図3 ICU Diaryの書式

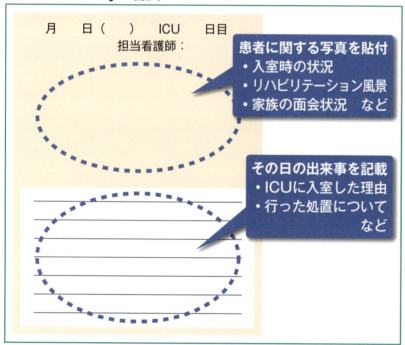

退室後の患者に対して，看護師のチームが1日1回ラウンドを行い，異常の有無を判断したり，病棟スタッフに対してケアの提案を行ったりといった試みです。筆者の所属施設でも2018年からこのフォローアップを開始し，看護師と医師とでICU退室後の患者を訪問し，フィジカルアセスメントを行っています。結果として，再入室の減少と，再入室時の重症度が低下している印象はあります。

また，一般病棟からICUへのケアに関するコンサルテーションも頻繁にあり，患者を重症化させないための体制が整いつつあると感じています。こうした試みを組織的に行うことが，PICS予防の一つの対策になるのではないでしょうか。

メンタルヘルスの障害を予防する？ ICU Diaryとは？

人工呼吸器から離脱し，抜管したのち患者の体験を聞いてみると，「何にも覚えていない」「変な夢をずっと見ていた」といったことを話す患者と出会ったことはないでしょうか。ICUでの記憶を喪失している患者や妄想的記憶を有している患者は，メンタルヘルスの障害を発症するリスクが高いことが明らかになっています[14]。つまり，この記憶を補正する工夫ができれば予防することができるかもしれないのです。その方策の一つとして，効果的であると報告されているのが，ICU Diaryです[15,16]。ICU Diaryとは，ICU入室中の患者自身の日記のことです。筆者の所属施設においても，2017年よりICU Diaryの提供を開始しています。簡単にその手順の一例を説明します（表2）。

● ICU Diaryの記載方法（図3）

記載用紙には，上部に写真を添付し，下部に看護師からのコメントを記載しています。欧米では，看護師からのコメントだけでなく，家族がコメントするICU Diaryもあり[17]，家族の状況が許せば，コメントをもらうのもよいと考えます。写真の構図には特に規定がないのですが，入室時の状況やリハビリテーションの風景，家族の面会状況を撮影しています。特に，リハビリテーションの風景に関しては，日々の患者の全身状態の改善を示す効果があり，さらに写真による視覚的効果はICUでの正常な記憶を取り

戻すのに有効であるという報告もあります[18]。ABCDEFGHバンドルの中にも含まれるICU Diaryですが，実は書式に関する明確なエビデンスがないのが現状です。今後，ICU Diaryによる患者と家族のアウトカムが明確に示される報告が期待されます。

おわりに

PICS，PICS-Fを予防するためには，医療チーム全員の目標を統一する必要があると考えます。PICSに対する包括的なケアが実践できるように，これを読んだあなたが先頭に立って，医療チームの意識を高めていただけたら幸いです。

- PICS対策には，ABCDEFGHバンドルが一つのキーワードとなります。「バンドル（bundle）」とは「束」という意味で，それぞれの介入を単独で行うのではなく，束ねて実践することで効果を生み出すといった介入方法になります。
- ABCDEFGHバンドルをすべていきなり実践することは困難ですので，一つひとつの項目について，多職種で連携しながら実践することから始めましょう。

引用文献

1）Kaukonen KM, et al.：Mortality related to severe sepsis and septic shock among critically ill patients in Australia and New Zealand, 2000-2012. JAMA, 311(13), 1308-1316, 2014.
2）Needham DM, et al.：Improving long-term outcomes after discharge from intensive care unit：report from a stakeholders' conference. Crit Care Med, 40(2), 502-509, 2012.
3）Herridge MS, et al.：Functional Disability 5 years after Acute Respiratory Distress Syndrome, N Engl J Med, 364(14), 1293-1304, 2011.
4）Judy D, et al.：Postintensive Care Syndrome Right Care, Right Now…and Later. Critical Care Medicine, 44(2), 381-385, 2016.
5）Theodore JC, et al.：Long-term Cognitive Impairment and Functional Disability Among Survivors of Severe Sepsis. JAMA, 304(16), 1787-1794, 2010.
6）Pandharipande P, et al.：Long-term cognitive impairment after critical illness. N Engl J Med, 369(14), 1306-1316, 2013.
7）Jackson JC, et al.：Depression, post-traumatic stress disorder, and functional disability in survivors of critical illness in the BRAIN-ICU study：a longitudinal cohort study. Lancet Respir Med, 2(5), 369-379, 2014.
8）Nickl M, et al.：The occurrence of posttraumatic stress disorder in patients following intensive care treatment：a cross-sectional study in a random sample. J Intensive Care Med, 19(5), 285-290, 2004.
9）Sarah J, et al.：Acute Physiologic Stress and Subsequent Anxiety Among Family Members of ICU Patients. Crit Care Med, 46(2), 229-235, 2018.
10）Sue Lasiter, et al.：Critical Care Recovery Center：Making the Case for an Innovative Collaborative Care Model for ICU Survivors. Am J Nurs, 115(3), 24-46, 2015.
11）Elliott D, et al.：Exploring the scope of post-intensive care syndrome therapy and care：engagement of non-critical care providers and survivors in a second stakeholders meeting. Crit Care Med, 42(12), 2518-2526, 2014.
12）Kramer AA, et al.：The association between ICU readmission rate and patient outcomes. Crit Care Med, 41(1), 24-33, 2013.
13）Carol Ball, et al.：Effect of the critical care outreach team on patient survival to discharge from hospital and readmission to critical care：non-randomised population based study. BMJ, 327(7422), 1014, 2003.
14）Granja C, et al.：Understanding posttraumatic stress disorder-related symptoms after critical care：the early illness amnesia hypothesis. Crit Care Med, 36(10), 2801-2809, 2008.
15）Backman CG, et al.：Use of a personal diary written on the ICU during critical illness. Intensive Care Med, 27(2), 426-429. 2001.
16）Griffiths RD, et al.：Filling the intensive care memory gap? Intensive Care Med, 27(2), 344-346, 2001.
17）Hale M, et al.：How diaries can improve the experience of intensive care patients. Nurs Manag, 17(8), 14-18, 2010.
18）Egerod I, et al.：A comparative study of ICU patient diaries vs. hospital charts. Qual Health Res, 20(10), 1446-1456, 2010.

ベストプラクティス編　家族ケア

近畿大学病院　家族支援専門看護師
藤野　崇

> **家族ケアに活かすコツ**
> ❶ 危機を回避するには，①家族に起こる影響，②家族のニード，③家族危機の視点を活用する。
> ❷ 急性期の家族ケアでは，看護師が「家族にとっての資源となる」ことが重要。

A　エキスパートの視点

家族に起こる影響の解決には，ソーシャルワーカーや地域のリソースなど多様な人材の協力が必要な場合もあります。できるだけ早期から多職種と連携しましょう。

B　後輩指導のポイント

自分たちで解決できるところがどこか，問題解決にどんなリソースが必要かの見極めをサポートしてあげましょう。

C　エキスパートの視点

実際に使用するにあたっては，CNS-FACEⅡのホームページを参照して，活用方法を確認しましょう。
援助者が行動を評価するため活用しやすいですが，その反面，見る人が「何を見るのか」が共有されないと各々がバラバラの情報を集めることになります。活用前にチームで視点を共有しましょう。

急性期の家族ケアの重要性は広く知られ，多くの人が家族ケアに携わっていると思います。本稿では，「危機を回避する」ことを中心にした，急性期の家族ケアに必要な知識を解説します。

急性期の家族を見る3つの視点

危機を回避するための家族ケアでは，主に3つの視点を活用します。それは，①家族に起こる影響，②家族のニード，③家族危機，という視点です。では，それぞれの内容を見ていきましょう。

●家族に起こる影響

家族の1人が急に生命危機に陥ると，家族の生活も変化し，本来，家族の持つ力が発揮しにくくなります。そのため，家族に起こる影響が対応困難なレベルに至っていないかを確認し，援助につなぐきっかけにします。

家族に起こる影響や支援の必要性は**表1**のように見ています。

急性期の家族員がいると，その人への治療などが優先されるため，これらは前面に出てこないかもしれません。ですが，**ポストクリティカル期に困難が表面化しないよう早めに支援を検討すること**が重要です **A B**。

●家族のニード

代表的なアセスメントツールとして，山勢らにより開発されたCNS-FACEがあります。このツールは，**危機理論とストレスコーピングを基礎理論に，6カテゴリーのニードと2カテゴリーのコーピングを測定できます**（**表2**）[1] **C**。

山勢[2]によると，「ニードの日毎の推移は，情報，接近，保証のニードが経過に従って高くなる傾向が見られ，逆に，情緒的サポートと安楽・安寧のニードは入院当日が最も高く，情緒的サポートのニードについては，病日を経るに従って低くなる傾向にあった」とされています。実際にデータをとることが一番正確ですが，このようなニードの推移を踏まえて，家族ケアの必要性の予測をすることもできます。

●家族危機

家族危機の代表的なモデルとして，McCubbin, M. Aの「二重ABCXモデル」（**図1**）があります。これは，前危機段階と後危機段階に分かれており，時間経過の中で家族が適応に至るかどうかを見ることができます。

表1 家族に起こる影響と表れ方

機能	家族に起こる影響	支援の必要性の判断
情緒的機能 気持ちを支え合う機能	大切な人の生命危機に伴ってさまざまな感情を体験し，自分の余裕がなくなると，支え合う力も失われる。	「つらさが解消されない」「思いを抱え込んでいる」などの困難がないか。
意思決定機能 合意して，決定し，人生を引き受ける機能	「気持ちの混乱」「情報不足」「本人の意思の不明確さ」「短時間での決定」「生命にかかわる決断」などの条件の中で情報を共有し，意見をまとめることは，特に決定に慣れない人には難しい。	「決められない」「この決定で良かったのかという悩み」などの困難がないか。
家族役割機能 生活などに必要な役割を担う機能	今までの役割に加え，患者の背負っていた役割，新たに生じた役割（介護・意思決定など）に同時に対応することが求められる。背負う役割の多さや重さなどによっては，背負い切れなくなることもある。	「（ある役割を）果たせない」「協力してもらえない」などの困難がないか。
危機対処機能 危機的な出来事に対応していく機能	家族自身が生命危機を回避する有効な方法を持てないため，乗り越え方が分からず無力感に悩んだりする。当初の状況を乗り越えても，危機的状況の蓄積（生活の中のものを含め）により消耗することもある。	「対応できていない」「どう対応したらよいか分からない」などの困難がないか。
セルフケア機能 健康生活を営む機能	危機対応が長期になるほど，日常生活の破綻や別の家族の健康障害など，二次的な問題が出現する可能性が高まる。	「生活が不安定」「別の家族の病気が悪化している」などの困難がないか。

表2 CNS-FACEのニードおよびコーピングの解説

ニード		
社会的サポート	医療者，家族，知人などの人的，社会的リソースを求めるニード。サポートの中でも，社会的サポートシステムを志向するようなニード	
情緒的サポート	自己の感情を表出することでそれを満たそうとするニード。サポートの中でも，情緒的表現を通してそれを受け止め合ったり，対応してもらいたいと，意識的あるいは無意識的に表出されるもの。	
安楽・安寧	家族自身の物理的・身体的な安楽・安寧・利便を求めるニード	
情報	患者のことを中心にしたさまざまなことに関する情報を求めるニード	
接近	患者に近づき，何かしてあげたいと思うニード	
保証	患者に行われる治療や処置に対して安心感，希望などを保証したいとするニード	
コーピング		
情動的コーピング	ストレスフルで苦痛をもたらす厄介な問題に対し，情動反応を調節していくこと。直接的な問題解決につながらないが，情動をコントロールすることでストレスフルな状況を軽減させようとする対処	
問題志向的コーピング	ストレスフルで苦痛をもたらす厄介な問題を巧みに処理し，変化させていこうとする対処。その問題を直接的に解決するようなさまざまな行為を含む	

CNS-FACE開発プロジェクトチーム：CNS-FACE開発アセスメントツール使用マニュアル—実施法と評価法—，P.3，200.より引用，一部改変

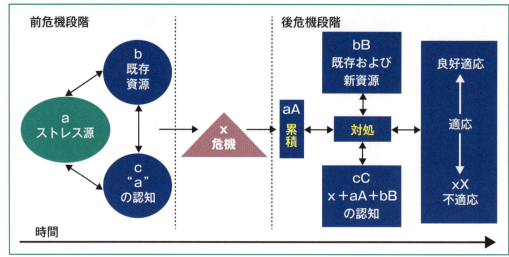

図1 二重ABCXモデル

鈴木和子，渡辺裕子：家族看護研究の展開，家族看護学—理論と実践 第2版，P.45〜47，日本看護協会出版会，1999.より引用，一部改変

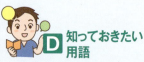

知っておきたい用語

家族ストレス源
危機の引き金となる出来事。

家族対処
「ストレス源」を取り除き，「認知」を現実的で妥当なものに保ち，社会的・心理的・物的な「資源」を獲得するなど適応するための方法。「ストレス源」に合った適切な方法を持っていることが重要です。

家族資源
「家族対処」の元手となるもの。何の「家族対処」の元手となるのかが重要です。

家族の認知
「ストレス源」「資源」「家族対処」のとらえ方。

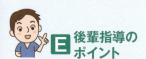

後輩指導のポイント

情報の取り方に悩む場合は，次のことを家族と話すよう勧めます。
・ストレス源：対応に困っていること
・対処：これまでどう対応してきたか
・資源：対応方法の実現に必要なものが手に入るか

二重ABCXモデル

二重ABCXモデルには，「家族ストレッサー」「対処資源」「ストレッサーの認知」「家族対処」という4要素と，結果としての「良好適応（あるいは不適応）」があり，これらの4要素の関係のあり方で，最終的に適応できるかが決まることが示されています。

もう少し詳しく説明すると，前危機段階では，「家族ストレッサー（ストレス源となる出来事）」の影響を受けた家族が「家族危機」に陥るかどうかは，「対処資源（家族が危機対処に用いることのできる資源）」と「ストレッサーの認知（家族のとらえ方）」との相互作用で決まることが示されています。

後危機段階では，前危機段階の発生後蓄積された「家族ストレス源」「既存および新たに獲得した資源（家族資源）」「状況の新たな認知（家族の認知）」，そして「家族対処」が相互作用し，良好適応や不適応の結果に至ることが示されています[3,4]。

活用方法

実際に活用する場合は，二重ABCXモデルに，「家族ストレス源」「家族対処」「家族資源」「家族の認知」 D の情報を書き込み，不足する要素を補います E 。「家族ストレス源」を減らすなど問題解決的に対応するためのポイントは，①「家族ストレス源」を減らすのに有効な「家族対処」があること，②「家族対処」を行うのに役立つ「家族資源」があること，の2点です。これらのことを家族が理解（「家族の認知」）していると，なお望ましいです。しかし，どこかの要素が欠けてしまうと，問題解決的に対応するサイクルがうまく回らなくなります。

不足要素を補うケアとしては，次のようなことが挙げられます。「家族ストレス源」を減らすのに役立つ「家族資源」がない時には，新たな「家族資源」を増やします。また，「家族資源」はあるが，その有効な使い方（「家族対処」）が分からない場合は，その使い方の教育や練習を行います。

ここからは事例を通して，二重ABCXモデルの考え方を見ていきましょう。図2に本事例における二重ABCXモデルの後危機段階を示します。

図2 二重ABCXモデルによる事例分析

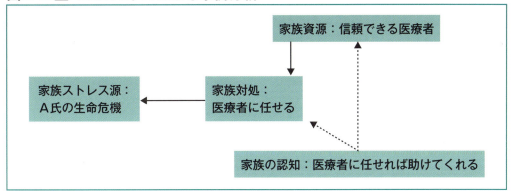

事例紹介

A氏と妻の2人家族。A氏の父は5年前に心筋梗塞で死去。

ある日，A氏は仕事中に突然胸痛に襲われ，近くの総合病院に搬送された。病院に来た妻に，医師から「急性心筋梗塞」の診断が伝えられた。妻はA氏の父のことが思い出され，「死んでしまうの？」と強い不安を感じた。その中で，医師から「適切な処置を行えば命は助かる」ことが説明されたため，妻は医師の言葉を信じ，治療を任せることにした。

この家族の場合，「A氏の生命危機」という「家族ストレス源」に対して，「医療者に任せる」という「家族対処」があり，その「家族対処」に役立つ「信頼できる医療者」という「家族資源」があります。そして，「医療者に任せれば助けてくれる」という「家族の認知」を持つことができていますので，家族として対応できていると言えます。

しかし，ここで「信頼できる医療者」という「家族資源」がなくなる，あるいは「信頼できる医療者」がいても，「医療者に任せる」という「家族対処」の方法が分からなくなると，どうなるでしょうか。考えるまでもなく，前述した2つの条件を満たせず，うまく対応できなくなり，危機に陥りやすくなります。

①家族に起こる影響，②家族のニード，③家族危機の3つの視点はそれぞれ単独で活用することもできますが，3つの視点を1つのケアの流れとして，「家族に起こる影響」「家族のニード」から家族の困難の焦点がどこにあるのかを見定め，危機へと至らないよう「家族危機」の視点で問題解決を図るという活用の仕方ができるので，ぜひ挑戦してみてください。

急性期の家族ケアで看護師に求められること

急性期の家族ケアで看護師に求められることは，看護師が「家族にとっての資源となる」こと，つまり「家族への影響で起こる困難の解決，家族のニードに応えること，生命を守ることをはじめとした危機から守る資源として家族の前に立つ」「自分たち資源（看護師）をどう活用したらよいのかを家族に伝える」ということです。それぞれの問題で，どう役立つ資源なのか，どう使えばよいのかは異なり，ほかの専門職の力が必要な場合もあります。

しかし，何よりも「患者の生命危機」というストレス源に対して，看護師は

表3 看護師が資源となり得る領域の例

ストレス源	どんな資源か	どう（対処に）使ってもらえるか
患者の生命危機	回復を助ける資源	回復に向けて看護師に任せる（家族は自分にできることに専念する）
命にかかわる意思決定	理解を助ける資源	医師からの説明を補足してもらう
	思いを代弁する資源	伝えきれない思いを伝えてもらう
意思決定の結果（障害など）を引き受ける	思いを受け止める資源	思いを表出してもらう
	（結果がより良くなるように）障害の回復を助ける資源	リハビリテーションなどで，回復を促してもらう（家族の参加を助けてもらう）
介護生活の不安	介護モデルとなる資源	介護の学習を支援してもらう
	資源への仲介者	適切な資源につないでもらう

「回復を助ける術を持つ貴重な資源」です。このことを家族と共有し，「回復に向けて看護師に任せられることが何か」「いま家族にできることが何か」を整理することに活用してもらえれば，家族は危機対応のサイクルを回しつつ，自分たちのエネルギーをどこに注げばよいのかが分かるようになります。

例えば，どんなストレス源の時に看護師がどんな資源となれるのか，その資源をどう使ってもらえるのかを**表3**に示します。

表3に示した内容は，あくまで看護師であれば，資源として活躍できると考えられることの一部でしかありません。大切な人の生命危機に伴い，家族はさまざまな苦悩を抱えます。看護師や，チームが持つ力を家族に伝え活用してもらうことで，家族の安心の源となってもらいたいと思います。

- 危機を回避するには，①家族に起こる影響，②家族のニードから，困難の焦点を探り，③家族危機の視点で問題解決を図りましょう。
- 「家族ストレス源」を減らすのに有効な「家族対処」があること，そして「家族対処」に役立つ「家族資源」があることが，問題解決のポイントです。
- 自分やチームにどのようなケアの力があるかを自覚して，資源として，どう使ってもらえばよいのかを家族と共有しましょう。

引用・参考文献

1）CNS-FACE開発プロジェクトチーム：CNS-FACE開発アセスメントツール使用マニュアル―実施法と評価法―，P.3，200．
http://ds26.cc.yamaguchi-u.ac.jp/~cnsface/user/html/about.html（2019年5月閲覧）
2）山勢博彰：重症・救急患者家族のニードとコーピングに関する構造モデルの開発―ニードとコーピングの推移の特徴から，日本看護研究学会雑誌，Vol.29，No.2，P.95～102，2006．
3）鈴木和子，渡辺裕子：家族看護研究の展開，家族看護学―理論と実践 第2版，P.45～47，日本看護協会出版会，1999．
4）野嶋佐由美監修，中野綾美編：家族エンパワーメントをもたらす看護実践，P.111～112，へるす出版，2005．
5）福田和明：クリティカルケア領域における家族の捉え方・その特徴，家族看護，Vol.10，No.1，P.19～27，2012．

終末期ケア

ベストプラクティス編

小倉記念病院 急性・重症患者看護専門看護師
立野淳子

終末期ケアに活かすコツ

1. 終末期の判断は，医学的状況だけでなく，患者や家族の意向を踏まえ，医療チームで検討する。
2. 患者の意向（事前指示，推定意思）と家族の思いを情報収集し，家族らと共に最善の方針についてSDMで決定する。
3. 代理意思決定をする家族らの負担や心理状況をアセスメントし，悲嘆ケアを提供する。

終末期かどうかを多角的な視点からアセスメントし，医療チームで判断する

集中治療の終末期は，あらゆる治療手段を講じた結果であることが少なくないため，予後が予測しづらく，その判断に難渋することもしばしばです。次の事例1を基に解説します。

事例1　生活習慣病を背景に持つ過大侵襲術後患者の終末期の判断事例

80代，男性。
既往歴：Ⅱ型呼吸不全，腎不全（HD導入後）

開心術後6日目，肺炎とARDSによる呼吸不全を認め，再挿管により人工呼吸管理，CHDFが開始となっていた。術後15日目，感染の再増悪を契機に循環動態が不安定となり，DIC，多臓器障害の進行を認めた。主治医チームは，「手を引くわけにはいかない」と補助循環装置の導入も含め積極的な治療を検討していたが，看護チームは，「もう救命は難しい状況ではないか」「これ以上の治療は患者を苦しめるだけではないか」と終末期の判断をする時期に来ていると感じていた。しかし，医療チームで検討はされず，家族との話し合いも行われていなかった。

事例1のように，医師は，治療の限界を感じながらも救命への強い使命感からより積極的な治療へと踏み込む方針を示すことがあります。一方で看護師は，経験知から救命の可能性は極めて低く，これ以上侵襲を伴う治療を行うことがよいことなのか，看取る医療の選択もあるのではないかと疑問に感じることも少なくありません。

事例1では，各専門職の意見が異なっていることが問題なのではありません。なぜなら，専門職間で価値観の相違はあって当然だからです。問題は，終末期の判断が医学的側面や医療者の価値観だけで検討されており，患者や家族の意向を含んだ多角的な視点から終末期かどうかが検討されていないことです。

集中治療で終末期か否かを判断するために活用できるガイドラインの一つに『救急・集中治療における終末期医療に関するガイドライン〜3学会からの提言』[1]（以下，3学会合同ガイドライン）があ

HD
血液透析：hemodialysis

ARDS
急性呼吸窮迫症候群：acute respiratory distress syndrome

CHDF
持続的血液濾過透析：continuous hemodiafiltration

DIC
播種性血管内凝固症候群：disseminated intravascular coagulation

ります。このガイドラインで終末期は、「急性重症患者に対して適切な治療を尽くしても救命の見込みがないと判断される時期」と定義されています[1]。事例1では、治療効果は不確定ながら補助循環の導入という手段が残されているのであれば、3学会合同ガイドラインの終末期の定義は満たさないことになります。

もう一つ活用できるガイドラインに、厚生労働省が公表している「人生の最終段階における医療・ケアの決定プロセスに関するガイドライン」[2]（以下、厚労省終末期ガイドライン）があります。ここでは、「がんの末期のように、予後が数日から長くとも2-3ヶ月と予測が出来る場合、慢性疾患の急性増悪を繰り返し予後不良に陥る場合、脳血管疾患の後遺症や老衰など数ヶ月から数年にかけ死を迎える場合」[3]と3学会合同ガイドラインよりも広義に終末期をとらえていることが分かります。

この場合、終末期の判断は、単に医学的状況だけではなく、患者本人（または代理者）が、どのような医療を受けたいか（もしくは受けたくないか）、どのような最期を迎えたいかによって終末期の判断は異なると考えられます。事例1では、補助循環という治療手段の適応について十分に医療チームで判断することはもちろん、患者（もしくは代理者）が「回復の可能性が低いならこれ以上の治療を望まない」との意向を示したのであれば、その時は、終末期に至る可能性が高いことになるのです。

このように、終末期の判断は、医学的な側面だけでなく、患者の意向（事前意思や推定意思を含む）を含めて行われるべきであり、患者や家族の最も近くにいる看護師は、終末期の判断に必要な情報を収集し、医療チームに提供するという重要な役割を担っています。

最善について、患者や家族と共に考え、意思決定を支援する

集中治療では、終末期の治療や延命の方針を決定する際に、意識レベルの問題などにより患者が自己決定能力を有さない場合が多いという特徴があります。しかし、意思決定の基本は、厚労省終末期ガイドラインや3学会合同ガイドラインで示されているように、患者の意思を尊重することです（図1）。

集中治療を受ける重症患者に、価値や信念、希望を確認し、治療（延命治療を含む）を選択してもらうことは容易ではありません。特に我が国では、患者本人に死の可能性などのBad Newsを伝えることを躊躇する文化があります。意識が保たれている患者が自分の病状を正確に知る機会が与えられなければ、治療を選択することはできません。予後予測が容易ではないこと、生命の危機にある患者に予後不良の事実を伝えるのは残酷だという医療者の価値観、Bad Newsを伝える医療者のストレス、家族からの伝えないでほしいという要望など、患者への情報提供が差し控えられる背景にはさまざまな要因があります。しかし、倫理的には患者が自分のことを知る権利も知りたくない権利のいずれも守られなければいけません。患者に知りたい内容の範囲を確認することや伝え方、伝えた後の心理

的サポート体制について十分に検討する必要があります。

患者自身が治療の選択ができない場合には，患者のことを最もよく知り，最善を考えられるであろう家族らにその決定を求めることになります。大切な家族員の死の可能性を告げられた家族らの衝撃は大きく，命にかかわる決断を求められることが大きな負担になることは想像に難くありません。

家族らが代理意思決定の役割を担うことの影響として，不安や抑うつ症状を強めるだけでなく，心的外傷後ストレス障害（PTSD）や複雑性悲嘆のリスクになると言われています。どのような結論を出したとしても，それを決定した家族らは，長期的に心の負担を負うことになります。その負担を少しでも軽減するためには，意思決定に至るプロセスを，家族らと医療者が負担を分け合いながら一緒に考えるSDM（Shared decision-making）Aが大切です。

事例2　終末期における意思決定場面

患者の意識レベルはRASS－4で自己決定はできない。妻に，「補助循環装置を入れても救命の可能性は低いが，どうするかを決定してほしい」と主治医よりインフォームド・コンセント（IC）が行われた。

ICに同席した看護師に妻は，「子どももいないし，すぐに来てくれる親戚もいない。私が決めなくてはいけないのは分かっているけど，どうしたらよいのか分からない。まさかこんなことになるとは思っていなかったから」「元気になってくれるなら治療してほしいけれど，苦し

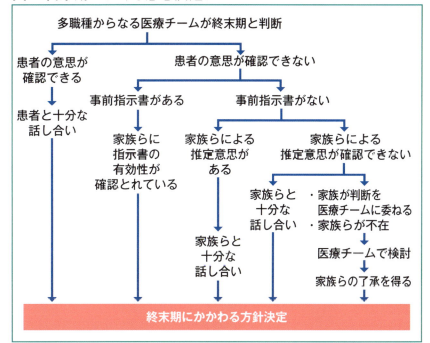

図1　終末期における意思決定プロセス

いことはしたくないって言ってたからね。もうどうしたらよいか」と語った。

このような場面で，SDMを行うために看護師は妻とどのようにかかわり，支援すればよいでしょうか。いくつかの視点で考えてみたいと思います。

●家族らの理解状況を確認する

医師がどんなに丁寧に現状や治療の選択肢を説明しても，死という現実に動揺している家族らは，多くの情報を整理し，理解できる状況ではないことが推測されます（理解力が乏しいのではありません。理解できる状況にないのです）。医療者側と家族らの認識に乖離（gap）があると，共に最善の方針やゴールを決定することは困難になります。

意思決定支援における重要な介入の一つは，家族らの理解状況を把握し，できる限り医療者側との認識のgapを埋めることです。例えば，「医師の話を今どのように受け止めていますか」などと問いかけて家族らにICの内容を家族の言葉

PTSD
心的外傷後ストレス障害：post traumatic stress disorder

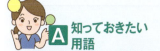
知っておきたい用語

家族らと医師が，医療情報のみならず患者や家族の価値観や嗜好，意向を共有しながら，最善の方針を決定する手法です。

RASS
リッチモンド興奮（不穏）-鎮静スケール：Richmond agitation-sedation scale

IC
インフォームド・コンセント：informed consent

で語ってもらうことで，理解状況をとらえるのもよいでしょう。ポイントは，「はい」や「いいえ」で答えられない質問で問いかけることです。自らの言葉で語らせることは，家族ら自身が情報を整理することを支援するケアにもなります。

●患者の事前指示や推定意思，家族らの思いを確認する

図1に示したように，患者自身の意向が確認できない場合は，家族らに患者の事前指示や推定意思を確認することになります。

事前指示

事前指示とは，患者が元気なうちに人生の最期に受ける医療について書面に残したものです。最近ではACPがそれに該当します。加速する高齢化社会においてさまざまなところでACPのことを耳にするようになりました。しかし，厚生労働省の調査によると，事前指示の作成について国民の70％が賛成しているものの，実際に作成しているのは10％程度であることが報告されています[4]。またACPについて知っている割合は3.3％にすぎませんでした[4]。

実際の臨床現場でも現在，事前指示書が確認できることはほとんどありません。しかし，今後はACPを提示される機会が増えることが予測されますので，ACPを提示された時の取り扱いについて，施設内で取り決めておく必要があります。

推定意思

推定意思とは，家族らが患者の価値観や人生観を踏まえて，患者の意向を推定したものです。事例2の妻の発言の中に「苦しいことはしたくないと言っていた」とあります。これはどのような状況で，どんなことを苦しいと言っていたのかなど話をより深く知ることで患者の推定意思になり得るかもしれません。臨床現場でも，家族らに話を聞いてみると，もしもの時のことを話している場合も少なくありません。「これまで病気になった時のことを話し合ったことはありますか」などと問いかけながら，家族らの発言から患者の推定意思を一緒に整理していくことが重要な意思決定支援の一つになります。

この時，家族らの希望と患者の推定意思を混合させないことが大切です。家族らの希望や意向は，患者の推定意思と区別し，「ご家族はどのように思われていますか」などと問いかけながら確認していきます。

事例2で妻は，生きていてほしいけれど苦しめたくはないという複雑な心情を吐露しています。このようなアンビバレントな思いを抱くことは珍しくありません。この思いを承認しながら，患者の事前指示や推定意思を含めて，医療チームで情報を共有し，方針決定のための意思決定を支援していくことが大切です。

家族らの悲嘆感情に対応する

家族らの悲嘆は，大切な家族員の死の可能性を認識した時点から始まっています。死別という最もつらい喪失による悲嘆反応は，表1に示すように，身体的，感情的，認知的，行動的反応に分類されています。これらの反応は，性別や続柄，喪失に対するストレス評価，ソーシャルサポート，喪失への対処パターン，死の形態などさまざまな要因により，反応の現れ方や程度は異なります。そのため，面会時の家族の様子やかかわりを通して，

ACP
アドバンス・ケア・プランニング：advance care planning

表1 悲嘆反応の分類

身体的反応	口渇，息の詰まる感じ，呼吸促迫，ため息，胃の空虚感，筋力の衰退，食欲低下，体に力が入らない，睡眠障害
感情的反応	悲しみ，パニック，泣く，怒り，不安，自責罪悪感，孤独感，抑うつ，疲労感，感情鈍麻，思慕，無力感，解放感，安堵感
認知的反応	否認，集中力低下，散漫，混乱，幻影を見る
行動的反応	摂食障害，社会的引きこもり，故人を思い出させるものの回避 落ち着きのない過剰行動，嗜好への傾倒の増大 故人を思い出す場所の訪問や品物の携帯 故人への思いに取りつかれる探索行動

表2 悲嘆ケア（一例）

- 悲嘆感情を表出する場を提供する
- 悲嘆感情を持つことは正常な反応であることを伝える
- ニードを充足する
- 共感や傾聴のスキルを用いて良好なコミュニケーションをとる
- 家族個々のコーピングを支援する
- 他者からのサポート状況を把握する
- 患者の苦痛を緩和する
- 必要に応じて専門家の支援を得る
- 心残りを少しでも少なくできるようにかかわる
- ライフレビューを支援する

どのような悲嘆反応が現れているかをアセスメントすることが大切です。

次に，悲嘆の渦中にある家族らへのケアの一例を**表2**にまとめました。その中から悲嘆ケアとして特徴的なものとして「ライフレビューを支援する」を取り上げます。

ライフレビューとは，ライフ（人生）をレビュー（振り返る）することです。患者と家族らが共に歩んできた人生は，病気になって今まさに最期を迎えようとしていることだけではなく，年月をかけて歩んできた歴史があります。家族らが，患者とのライフ（人生）を声に出してレビューすることは，家族らの心の整理につながります。医療者は，「患者さんはどのような方ですか」などライフレビューのきっかけを提供し，家族らのペースで語られることを傾聴するだけでよいのです。これは重要な悲嘆ケアの一つです。

短時間でも足を止めて家族の話を傾聴し，「心残りを少しでも少なくできる」ようにかかわることが大切です。「最期にお酒を飲ませたかった」「何かできるケアをしたい」など最期まで世話を焼くことやできることはしてあげたいという思いが叶うことは，家族らの支えになります。医療者の一方的な促しだけでなく，家族らの意向に沿うことが大切なのですが，何をしてあげたいかは，人それぞれ異なります。家族らの面会時間に意図的に情報収集し，可能な限り検討することが家族らの満足度にもつながります。

- 患者の事前指示や推定意思，家族の思いを聴く場面では，高いコミュニケーションスキルが必要です。相手の話を引き出すようなよい問いをしながら，傾聴や共感のスキルを使って，良好なコミュニケーションを心がけることがポイントです。
- 悲嘆ケアで大切なことは，何かよいことをしてあげたり，言ってあげたりしようと思うのではなく，家族ら自身がグリーフワーク（悲嘆作業）をすることを支援するという意識でかかわることが大切です。

引用・参考文献

1) 日本集中治療医学会，日本救急医学会，日本循環器学会：救急・集中治療における終末期医療に関するガイドライン～3学会からの提言，2014.
2) 厚生労働省：人生の最終段階における医療・ケアの決定プロセスに関するガイドライン（改訂平成30年3月）
3) 厚生労働省人生の最終段階における医療の普及・啓発の在り方に関する検討会：人生の最終段階における医療・ケアの決定プロセスに関するガイドライン解説編（改訂平成30年3月）
4) 厚生労働省人生の最終段階における医療の普及・啓発の在り方に関する検討会：人生の最終段階における医療に関する意識調査報告書（平成30年3月）

ベストプラクティス編

ME機器管理

東京慈恵会医科大学葛飾医療センター 臨床工学部　奥田晃久

ME機器管理に活かすコツ
1. ME機器を正しく使用し，得られた情報を理解する。
2. ME機器が安全に使用されるよう目的・使い方を理解する。
3. ME機器の故障に備えて，危機的状況を回避できるようにする。

MEとは医用工学（medical engineering）の略ですが，一般的にME機器は"医療機器"を示しており，診断や治療，検査，モニタリング，人体機能補助を行う装置のことです。クリティカルケア領域においては，最新の医療機器が使用され，看護師はさまざまな医療機器に囲まれた患者に対して，看護を提供しなくてはなりません。したがって，クリティカルケア領域の看護師にとって，医療機器に対する理解と操作方法を熟知することが，患者に対するベストプラクティスにつながると考えられます。

クリティカルケア領域で使用されるME機器には，①身体からの情報を計測・監視する装置，②身体の機能の一部を代行する装置，③その他（輸液ポンプ，シリンジポンプ，電動ベッドなど）があります。看護師は①の装置を活用し正しく計測する技術と，②の装置を必要とする患者へのケアおよび機器の安全管理能力が必要となります。①で使用されるME機器には，電子体温計や簡易血糖測定器なども含まれますが，主に心電図モニタ，パルスオキシメータ，観血・非観血的血圧計，心拍出量モニタ，カプノメータ，脳波モニタなどがあります。また，②のME機器にもモニタリング機能があり，患者の身体生理機能を示す情報を得ることができます。

ME機器で得られた情報は，クリティカルケア領域において患者の状態を把握するために必要不可欠であり，看護を行う上でも重要な意義を持ちます。そのため，看護師は測定精度が高く確かな値が得られるよう正しく取り扱い，得られた情報からアセスメントできることが必要です。また，②のME機器には人工呼吸器や大動脈内バルーンパンピング（IABP），経皮的心肺補助（PCPS），血液浄化装置などがあり，これらを使用している患者は重篤で身体的にも精神的にも危機的状況にあります。したがって，機器を使用しなくてはいけない状況を理解してケアを行うだけではなく，安全にこれらの機器が使用できるよう管理することが必要です。

ME機器の基本的知識

●電源プラグ

電気機器は漏電による**感電の防止対策**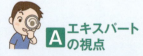として基礎絶縁（電源と人体が触れる部分を切り離すこと）が必要ですが，ME機器にはJIS T 0601-1：2012において

IABP
大動脈内バルーンパンピング：intra-aortic balloon pumping

PCPS
経皮的心肺補助：percutaneous cardiopulmonary support

A エキスパートの視点

手や足に1mAの電流が流れるとビリビリと感じ，10mA以上では握った電線から手が離れなくなり，100mA以上だと心室細動を起こしてしまうため感電防止対策が必要です。

表1 電源の種類

電源の種類	起動時間（電源確立時間）	連続稼働時間	コンセントの色
一般非常電源	40秒以内	10時間以上	赤色
特別非常電源	10秒以内	10時間以上	赤色
瞬時特別非常電源（UPS）	0.5秒以内	10分以上	緑色または赤色
商用電源回路	−	−	白色

JIS T 1022：2010. 病院電気設備の安全基準：Safety requirements of electrical installations for medically used rooms in hospitals and clinics.より一部改変

さらにもう一つの安全手段の装備が義務づけられています。

一般的なME機器の電源プラグは医用3Pプラグと呼ばれ，3本の金属の棒が付いており，そのうちの1本の太くて丸い棒がアース（保護設置：漏れ電流を大地に逃がす道）です。アースがあることで，万一漏電しても電流が患者や操作者に流れないようになっています。そのため，アースピンが折れた状態でのME機器の使用は危険です。

ただし，電源プラグが2Pプラグでも電源部が二重絶縁（基礎絶縁＋補強絶縁）されていて，アースを付けていなくても安全に使用できる機器があります。輸液ポンプや経腸栄養ポンプ，エアマットなどは，2Pプラグのものもあり一般家庭などでも使用できます。

●非常電源

病院では，停電が起こってもME機器が停止しないように非常電源（**表1**）を備えています。非常電源とは，停電により自家発電装置が作動し緊急で電源を供給する装置のことです。停電から電気が供給されるまでの時間（起動時間）によって一般非常電源，特別非常電源，瞬時特別非常電源（UPS）の3種類があります。

しかし，非常電源は必要最低限の電圧しか用意されていないため，止まって困るME機器のみに使用します。特に生命にかかわるような人工呼吸器やIABP，PCPSなどは，瞬時特別非常電源に接続してください。

身体からの情報を計測・監視するME機器

●心電図モニタ

心電図モニタは，心電図解析から心拍数や不整脈，波形の変化といった患者の状態が判断できるため，クリティカルケア領域において必要不可欠なME機器です。心電図以外にも呼吸波形，呼吸数を測定することができます。また，波形の変化から患者の体動や振戦などを判断することができます。

心電図波形の抽出方法は，まず波高が一番高いQRS波成分を抽出するために，QRS波成分以外を除去する低周波フィルタ／高周波フィルタを使用します。QRS波を検出すると，次に波高の高いT波成分を抽出します。次に，QRS波／T波成分を除去しP波を検出し，各波形が区別されてから測定を行います。各波形が区別された波形をテンプレート（標準波形）として，テンプレートとQRS波形の違いを監視することで不整脈を解析しています。

UPS
瞬時特別非常電源：uninterruptible power system

図1 SpO₂プローブの取り付け方

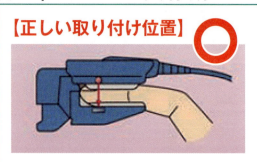
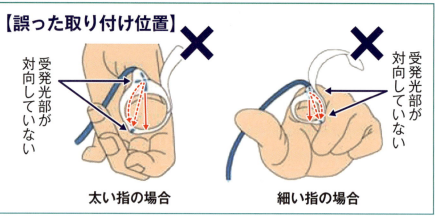

日本光電工業株式会社より提供

【正しい取り付け位置】○
指が奥まで挿入され、爪の根本部分に受発光部が位置している

【誤った取り付け位置】×
受発光部が対向していない
太い指の場合

受発光部が対向していない
細い指の場合

VPC
心室期外収縮：ventricular premature contraction

VF
心室細動：ventricular fibrillation

VT
心室頻拍：ventricular tachycardia

SpO₂
経皮的酸素飽和度：saturation of percutaneous oxygen

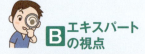

Bエキスパートの視点

頻回の心電図モニタのミスアラームは、看護師のアラームへの信頼度を下げる環境をつくり、看護師のアラームへの対応を疎かにするとされています[3]。そのため、適時、アラーム設定値を見直し、アーチファクトの発生しにくい環境をつくります。ミスアラームを最小限とすることで不要なアラーム対応がなくなり、質の高いケアをする時間が増え、不整脈発生時のアラーム対応を確実に行えるようになります。

NIBP
非観血的血圧：non-invasive blood pressure

そのため、心電図解析のトラブルとしてはノイズがあります。ノイズの原因は、①体動や呼吸による筋電図（筋作用に付随する体電流）混入、②皮膚の乾燥や電極ゲルの乾燥・粘着性低下による接触抵抗の上昇、③電極やリード線の破損、④周辺電気器具（電気毛布など）からの交流波（ハム）の混入などがあります。心電図モニタのノイズや電極外れ、体動・処置によるアーチファクト（基線の揺れ）によって心室期外収縮（VPC）や心室細動（VF）、心室頻拍（VT）などと誤解析されたり、逆に重度な不整脈を見逃したりする可能性もあるため注意が必要です。

なお、心電図モニタのアラーム発生の多くはノイズなどのアーチファクトによるミスアラームですが[1,2]、決して放置してはならず、適時、アラーム設定値を見直し、アーチファクトの発生しにくい環境をつくり、ミスアラームを最小限とするB必要があります。

●パルスオキシメータ

パルスオキシメータは、無侵襲かつ連続的に動脈血酸素飽和度（SpO₂）を測定するME機器です。SpO₂以外にも脈波（プレチスモグラフ）を測定しているので、脈拍数の測定や波形の変化から末梢循環不全を評価することもできます。

SpO₂の測定において重要な要素は「光」と「脈波」です。パルスオキシメータのセンサ部には発光部と受光部があり、発光部から出た光が組織をまっすぐに透過し、受光部がその光をすべて受け取ることでSpO₂値を測定しています（**図1**）。そのため、光の遮断や光の侵入による光の干渉[4]がある場合や、発光部と受光部が向き合わない状態でセンサが取り付けられている場合は、SpO₂値に誤差が生じます。また、脈波から動脈拍動を抽出しているため、体動によるノイズ、末梢循環不全、不整脈による動脈拍動特定困難、圧迫による静脈拍動の混入の場合も誤差が生じます。したがって、モニタ上にSpO₂値が表示されていても、正しいプレチスモグラフが表示されていない場合は、誤った値を表示している可能性があるため注意が必要です。

●観血・非観血的血圧計

血圧の測定法には、直接動脈にカテーテルを挿入して測定する観血的血圧測定と、カフによる非観血的血圧（NIBP）測定があります。どちらも多くの誤差要因を含む測定法であるため、病態や測定シ

図2 カフの選択方法

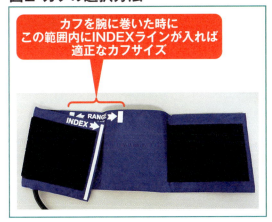

カフを腕に巻いた時にこの範囲内にINDEXラインが入れば適正なカフサイズ

ステムを理解した上で使い分ける必要があります。

①観血的血圧測定

観血的血圧測定は，動脈に挿入した観血的動脈圧ラインによって継続的な血圧をモニタリングしているため，いち早く異常を察知することができます。また，動脈血液のサンプリングが容易であり，血液ガス測定など血液データを頻回に検査したい病態にも有用です。

観血的血圧測定には，圧を電気信号に変換する圧トランスデューサを用います。測定にはゼロ点を決めなければいけないため，通常トランスデューサに付いている三方活栓を大気に開放しゼロ点をとります。ゼロ点は心臓の右房の高さに合わせるのが基本であり，ベッドの高さを変えるのに合わせてトランスデューサの位置を変更しなくてはいけません。

動脈波形は末梢に向かうにつれて血管抵抗や末梢からの反射の影響を受け，より尖った波形となります[5]。さらには，観血的動脈圧ラインの回路が長いほど，圧波形は共振を起こし収縮期血圧が高く表示されます。そのため，尖った動脈圧波形が見られた場合には，ダンピング装置を回路に組み込むことで補正できます。また，回路内に気泡がある場合も尖った波形になるため，動脈圧ライン内の気泡を除去します。

なお，観血的血圧測定は動脈に直接カテーテルを留置しているため，体動によるノイズやカテーテル先端が血管壁に当たることで測定できない場合があります。また，血管損傷や血栓形成，感染といった合併症もあるため，適応であるか日々の評価が必要です。

②非観血的血圧（NIBP）測定

NIBPは，上腕に巻いたカフの内圧を低下させるにつれて，いったん遮断していた血流の再開をオシロメトリック法でとらえて測定します。

NIBPは上腕にカフを巻くだけで簡易的に測定できる反面，カフの選択やカフの装着部位，不整脈，体動の影響を受けます。腕周りに対して小さすぎるカフは血圧を過大評価し，緩いカフは血圧を過小評価します。腕に巻いた時に**図2**のような位置にくる適切なカフを選択しましょう。通常，成人であれば13cm幅のものが使用されます。また，カフ装着部位は通常，上腕が選択されますが，カフを遠位に装着するほど収縮期血圧は上昇し，拡張期血圧は低下する傾向を示します。さらには，左右差や血管の硬さ，血管作動薬の影響によっても血圧は変化するため注意が必要です。

●心拍出量モニタ

心拍出量モニタは，心臓血管外科術後や循環が不安定な重症心不全などの患者の循環動態を把握するために用いられます。「スワンガンツカテーテル」と呼ばれる肺動脈カテーテルのほかに，動脈圧

SV
一回拍出量：stroke volume

CO
心拍出量：cardiac output

APCO
連続的動脈圧心拍出量モニタ：arterial pressure-based cardiac output

CCO
連続心拍出量：continuous cardiac output

CVP
中心静脈圧：central venous pressure

PAP
肺動脈圧：pulmonary arterial pressure

PAWP
肺動脈楔入圧：pulmonary artery wedge pressure

S$\bar{v}$O$_2$
混合静脈血酸素飽和度：mixed venous oxygen saturation

SVV
一回拍出量変化：stroke volume variation

SVR
体血管抵抗：systemic vascular resistance

PaO$_2$
動脈血酸素分圧：partial pressure of arterial oxygen

PaCO$_2$
動脈血二酸化炭素分圧：partial pressure of arterial carbon dioxide

VAP
人工呼吸器関連肺炎：ventilator-associated pneumonia

PICS
集中治療後症候群：post intensive care syndrome

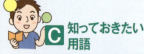

知っておきたい用語

C ICU在室中あるいは退出後，さらには退院後に生じる運動機能・認知機能・精神の障害のことです。人工呼吸器に限らず，ME機器の使用環境下における機器の駆動音や，抑制，不眠やせん妄が要因とされ，ABCDEFGHバンドルを中心とした包括的対策が望まれます[7]。

波形を解析して一回拍出量（SV）を計算し，心拍出量（CO）を算出するAPCO測定装置が存在します。

①スワンガンツカテーテル（肺動脈カテーテル）

スワンガンツカテーテルは熱希釈法を応用して血液温度の変化を検知し，COを測定します。その他にも，連続心拍出量（CCO），中心静脈圧（CVP），肺動脈圧（PAP），肺動脈楔入圧（PAWP），混合静脈血酸素飽和度（S$\bar{v}$O$_2$），血液温度などが測定できます。

CCOは数分間のCOの平均値で表示されます。安定して計測されている反面，測定開始直後や急激な変化への対応は非常に弱いです。また，COを正確に測定するためにはカテーテルの位置が重要です。カテーテル挿入時は適切な留置位置であっても，体液バランスの変化により位置が変化することがありますので，肺動脈波形の変化やX線撮影で位置を確認しましょう。

ただし，スワンガンツカテーテルは侵襲的な検査であり，感染や血管損傷，血栓塞栓症，心タンポナーデ，不整脈の誘発などの合併症[6]があるため，必要性について考える必要があります。

②APCO測定装置

専用のトランスデューサを用いることで橈骨動脈圧から簡易的にCOを測定することができますが，使用にはさまざまな制限があります。動脈圧波形がしっかり確認できることが重要なため，不整脈やIABP，PCPSなどの補助循環装置を使用している患者では正確に測定できません。また，自発呼吸がある患者，小児（20歳以下）でも正確な測定はできません。

APCO装置ではその他にも，一回拍出量変化（SVV），体血管抵抗（SVR）が測定できます。SVVは循環血液量の指標に用いられ，数値が高い（SVV＞15％）と血管内容量減少と解釈できますが，強い自発呼吸がある場合は数値が高くなるため注意が必要です。

身体の機能の一部を代行する装置

●人工呼吸器

人工呼吸器は酸素化の改善，換気量の確保，呼吸仕事量の軽減を目的に使用されるME機器です。酸素投与下でもPaO$_2$ 60Torr以下，呼吸困難が強くPaCO$_2$ 55Torr以上，無呼吸や高度な呼吸抑制，または頻呼吸がある場合が適応です。ただし，人工呼吸器には副作用もあり，陽圧換気による肺・気道の損傷，緊張性気胸，循環動態の変動や，喉頭浮腫，人工呼吸器関連性肺炎（VAP），筋萎縮，せん妄，**集中治療後症候群（PICS）** **C** があるため人工呼吸器装着後は直ちに人工呼吸器が離脱できるよう管理することが重要です。

人工呼吸器から送気されたガスは呼吸回路を介して，患者に挿入した人工気道（気管内チューブ，気管切開チューブ）から肺へと送られます。送気ガスは，換気モードや換気方式（量規定：VC，圧規定：PC）によりタイミングが制御されます。送気が終わると膨らんだ肺が弾性によって縮むため，ガスが呼出され呼吸回路を介して人工呼吸器へと戻ります。

図3 気道内圧アラーム時のトラブルシューティング

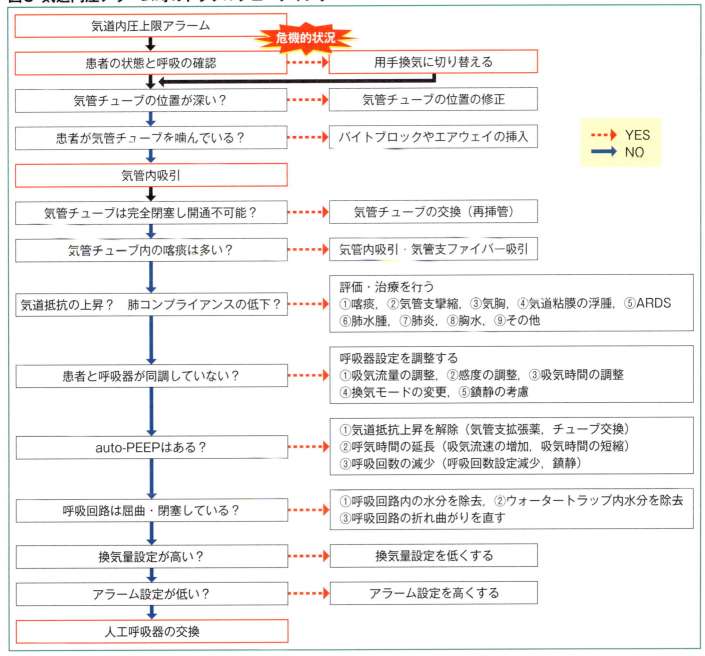

　人工呼吸器を安全に使用するためには，発生しているアラームが患者と人工呼吸器側の問題なのか，機械側の問題なのかを判断できることが必要です。患者と人工呼吸器側の問題としては，気管内チューブの抜去，接続外れ，カフ漏れ，気道分泌物によるチューブの狭窄・閉塞，**患者−人工呼吸器の非同調D**などがあります。機械側の問題としては，呼吸回路の接続部の外れ・破損，折れや閉塞，人工呼吸器の誤設定，故障，電源・医療用ガス供給不良などがあります。特に発生しやすいアラームとその対処方法を図3，4に示します。なお，アラームが発生した場合は，アラーム内容を確認すると共に患者の状態を確認し，危機的状況であれば直ちに患者から人工呼吸器を外し，バッグバルブマスクやジャクソン・リース回路などの用手換気に切り替えます。

VC
従量式：volume control

PC
従圧式：pressure control

ARDS
急性呼吸窮迫症候群：acute respiratory distress syndrome

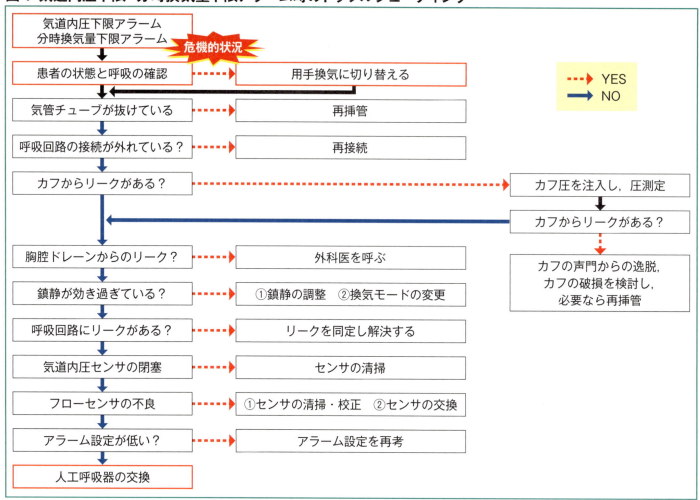

図4 気道内圧下限・分時換気量下限アラーム時のトラブルシューティング

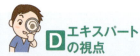

エキスパートDの視点

非同調とは、患者の呼吸（自発呼吸）と人工呼吸器からの送気のタイミング、速さ、量が合わないことを示します。非同調があると呼吸仕事量が増加します。また、不安やパニックを起こすことにつながり、鎮静薬が増量[8]され、人工呼吸器装着期間が延長するため人工呼吸器による合併症を起こすリスクが高くなります。

CRRT
持続的腎代替療法：continuous renal replacement therapy

CHD
持続的血液透析：continuous hemodialysis

CHF
持続的血液濾過：continuous hemofiltration

CHDF
持続的血液濾過透析：continuous hemodiafiltration

● 血液浄化装置

　血液浄化装置は、持続的腎代替療法（CRRT）や血漿交換療法、吸着療法などのアフェレシス療法を行うためのME機器です。クリティカルケア領域では、主にCRRTで使用されます。CRRTには、持続血液透析（CHD）、持続血液濾過（CHF）、持続血液濾過透析（CHDF）があり、いずれも患者の血液を体外に取り出し血液浄化器を通して病因物質を除去することで病態の改善を図ります。CRRTは24時間ゆっくり血液浄化するため、不安定な循環動態や脳浮腫を有している腎不全患者などに対し、長時間連続的に電解質補正や体液量調整、有害物質の除去を行うことができます。

　また、血液を24時間安定して体外に取り出すために、バスキュラーアクセスカテーテルを右内頸静脈、大腿静脈または左内頸静脈に留置する必要があります。留置部位によって患者ケアの方法に違いが出てくるため（**図5**）、カテーテル挿入時は十分に検討しましょう。

　CRRT稼働中は、血液回路内での血液凝固を防ぐために抗凝固薬を使用します。抗凝固薬には半減期が5〜8分と短いナファモスタットメシル酸塩（フサン®）や安価な未分化ヘパリンが使用されますが、**回路内活性凝固時間（ACT）や活性化部分トロンボプラスチン時間（APTT）をモニタリング E して、患者の血液凝固能や出血傾向を把握する必要があります。**

図5 バスキュラーアクセスカテーテルの形状と刺入部位

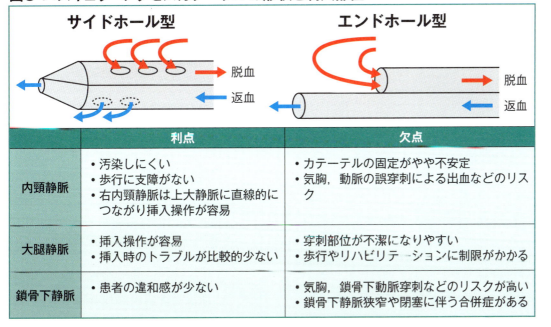

	利点	欠点
内頸静脈	・汚染しにくい ・歩行に支障がない ・右内頸静脈は上大静脈に直線的につながり挿入操作が容易	・カテーテルの固定がやや不安定 ・気胸，動脈の誤穿刺による出血などのリスク
大腿静脈	・挿入操作が容易 ・挿入時のトラブルが比較的少ない	・穿刺部位が不潔になりやすい ・歩行やリハビリテーションに制限がかかる
鎖骨下静脈	・患者の違和感が少ない	・気胸，鎖骨下動脈穿刺などのリスクが高い ・鎖骨下静脈狭窄や閉塞に伴う合併症がある

ACT
活性凝固時間：activated coagulation time

APTT
活性化部分トロンボプラスチン時間：activated partial thromboplastin time

エキスパートの視点

CRRT中は長時間の抗凝固管理となり出血のリスクが高まります。一方，回路内血液凝固は失血，治療効果の低下を招くため，定期的にAPTTやACTを測定し抗凝固の効果を評価する必要があります。なお，APTTは基準値の1.4倍以下または45秒以下，ACTでは脱血回路で150〜200秒程度に調整します。

　CRRTの管理では，装置の稼働状況（血液流量，回路内圧，除水量など）とバイタルサインと血液検査のモニタリングが必要です。CRRTは循環動態が不安定な患者に用いられるため，循環動態の変化や不整脈には気をつけましょう。また，血液浄化に用いられる濾過型人工腎臓用補液はカリウム濃度が低く，リンが含まれていないため長期間のCRRTでは徐々に低下していきます。適宜，電解質を確認し補正しましょう。

　回路内圧は，血液凝固があると上昇します。その他にも血液回路の折れ，ブラッドアクセスカテーテルの折れ，先当たりなどによっても上昇します。脱血圧が低下した場合は，脱血不良が原因です。脱血側の血液回路の折れ，ブラッドアクセスカテーテルの折れ，先当たりが考えられるため，患者の体勢やカテーテルの位置を調整します。その他にも循環血液量が少なくなり血管壁にあたりやすくなっている可能性もあるため十分なアセスメントが必要です。

● 補助循環装置

① IABP装置

　IABP装置は，バルーンカテーテルを胸部下行大動脈内に留置し，バルーンを心臓の拡張期に膨張させて大動脈圧を上昇し冠血流の増加，心筋酸素供給量を増加させます（diastolic augmentation）。また，収縮期にはバルーンカテーテルを収縮させて，大動脈内の血液量減少に伴う後負荷の低下によって心筋酸素消費量を減少させる（systolic unloading）ME機器です。IABPの効果はバルーン容量，留置位置，大動脈径に対する閉塞率，大動脈のコンプライアンス，血管抵抗，心拍数，調律（リズム）の影響を受けます[9]。IABPの適応については，近年否定的な意見もありますが[10]，通常，機械的合併症による心原性ショックや，PCIにおける難治性不整脈や薬剤抵抗性の心原性ショックが挙げられます。

　IABP稼働中は，胸部X線写真を見ながらバルーンカテーテルの先端位置が左鎖骨下動脈の2cmほど下にあることを

PCI
経皮的冠動脈インターベンション：percutaneous coronary intervention

表2 IABPのタイミングエラーによる影響

	バルーンのタイミング	影響
early inflation	大動脈弁閉鎖前に膨張	・左室後負荷の増加 ・心筋酸素消費量の増加 ・20％程度の一回拍出量の減少
late inflation	大動脈弁閉鎖から遅れて膨張	・冠血流量増加効果の減弱
early deflation	心臓拡張期で早期に収縮	・冠血流量増加効果の減弱 ・頸動脈や冠動脈への逆行性血流による脳虚血，心筋虚血
late deflation	左室の収縮開始以降に収縮	・左室後負荷の増加 ・心筋酸素消費量の増加 ・20％程度の一回拍出量の減少

Trost JC, Hillis LD：Intra-aortic balloon counterpulsation. Am J Cardiol, 97（9），1391-1398, 2006.

確認します。IABPは心電図，または血圧波形からタイミングを合わせて駆動するため，正しく波形が得られていることが重要となります。バルーンの膨張のタイミングは，大動脈弁閉鎖点であるディクロティックノッチ（dicrotic notch）に合わせて行います。一方，収縮のタイミングは，収縮期圧と拡張期圧が共に減少するタイミングに設定する方法（conventional timing）と，心電図のR波検出後にバルーン収縮を行う方法（real-time timing）があります。バルーンカテーテルの膨張および収縮のタイミングを誤ると逆効果（**表2**）になるため，タイミングは随時確認しましょう。

バルーンカテーテルは主に大腿動脈から挿入し留置されます。挿入側の鼠径部を屈曲させるようなことは極力避けますが，下肢，特に足関節の運動は行うように促します。**ヘッドアップは30°まで**Fは可能です[11]。カテーテル挿入側は動脈閉塞に伴う下肢血流障害が起こる可能性があるため，左右足背動脈，後脛骨動脈の触知，左右差を確認しマーキングしておくことが大切です。触知不能の場合は

ドプラー血流計を用いて音で確認します。バルーンカテーテル留置中は，血栓形成予防のためにAPTTは基準値の1.4倍以下または45秒以下，ACTでは脱血回路で150〜200秒程度に調整します。

IABPの合併症にはその他にも，バルーンカテーテル挿入時の動脈解離，挿入部の出血や感染があります。バルーンが穿孔・破裂した場合，装置からのリークアラームやキンクアラームの頻発，IABP内圧波形のベースラインの低下，バルーンカテーテル内への血液の混入が起こります。バルーン内に血液が混入し凝固した場合，バルーンの抜去時に外科的処置が必要になるかもしれないため，早急な対応が必要となります。

②PCPS装置

PCPS装置は経皮的心肺補助装置のことで，血液を流す遠心ポンプと人工肺が組み込まれた回路を用いて，心臓と肺の機能を補助するME機器です。最近ではECMOと呼ばれ，心臓の機能補助を目的に行う場合をVA-ECMO，呼吸の機能補助を目的に行う場合をVV-ECMOと呼びます。どちらも同じポンプと人工

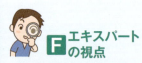

F エキスパートの視点

鼠径部が屈曲するとバルーンカテーテルが折れ（キンク）てしまい，バルーンの膨張不良や破損を起こすためヘッドアップは30°までにします。なお，ヘッドアップ後はカテーテル挿入部の位置がずれていないことを確認し，必要であれば胸部X線で位置を確認します。

ECMO
体外式膜型人工肺：extracorporeal membrane oxygenation

VA-ECMO
静脈脱血-動脈送血体外式膜型人工肺：veno-arterial extracorporeal membrane oxygenation

VV-ECMO
静脈脱血-静脈送血体外式膜型人工肺：veno-venous extracorporeal membrane oxygenation

図6 ミキシングゾーンの位置の違いによる血流の変化

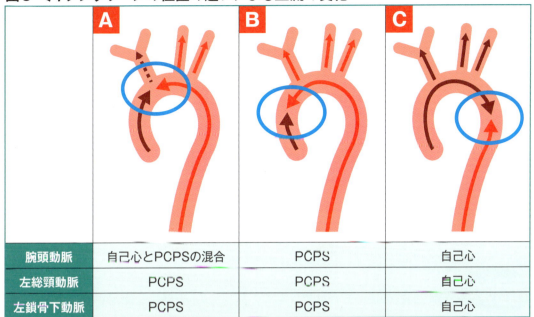

	A	B	C
腕頭動脈	自己心とPCPSの混合	PCPS	自己心
左総頸動脈	PCPS	PCPS	自己心
左鎖骨下動脈	PCPS	PCPS	自己心

肺を使用するのですが，血液を送り出す血管が動脈の場合はVA-ECMOとなり，静脈の場合はVV-ECMOとなります。脱血は基本的に大腿静脈から挿入し，カテーテルの先端が右心房の位置になるように留置します。

VA-ECMOは迅速な対応が可能なため，心臓血管外科・循環器領域での待機症例への使用のほかに，心原性ショックや心肺停止などの緊急症例にも使用されます。

VA-ECMOの最大の目的は全身に酸素を供給することです。そのため酸素運搬量（$\dot{D}O_2$），酸素消費量（$\dot{V}O_2$），酸素摂取率（O_2ER）といった全身酸素代謝をアセスメントします。一般的な酸素代謝の指標としては，混合静脈血酸素飽和度（$S\bar{v}O_2$）を用いて60～70％を目標に管理します。また，自己心拍がある場合は自己心から拍出される血液とVA-ECMOから送り出される血液が大動脈内でミックスされる部分が発生し**ミキシングゾーン**Gと呼ばれます。ミキシングゾーンを正確に評価することは難しいですが，右手橈骨動脈の血液ガス分析とSpO₂や左手のSpO₂，脳機能測定装置，IABPの先端側の血液ガス分析などで推測し，自己肺機能に留意しながらVA-ECMOと人工呼吸管理を行います。

VA-ECMOの合併症で最も多いのが出血です[12]。カニューレ穿刺部からの出血，カニューレ挿入時の後腹膜出血や血管損傷，または脳・呼吸器系・消化管出血などが挙げられており，大量出血の場合には外科的処置を行う必要があります。出血は循環血液量不足による脱血不良を引き起こし，流量管理に大きな影響を及ぼすため，適宜輸血や補液を行います。また，カニューレ留置側の下肢は血流障害になる可能性があるため，ドプラー血流計や色調の変化などを観察し血流の評価を行います。なお，下肢血流を認めた場合には下肢バイパスを行い，血流を確保します。

VA-ECMO稼働中に回路や遠心ポンプ内に血栓が生じた場合，回路交換が必

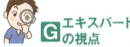

エキスパートの視点

PCPSの設定条件が一定であれば，ミキシングゾーンの位置は心機能によって変化します（図6）。心機能が低下し自己心拍出量が低下すると，両上肢や脳への血流はPCPSの血流に依存します（図6**B**）。一方，自己心拍出量が上昇すれば，両上肢や脳への血流は自己心拍による血流に依存します（図6**C**）。そのため，ミキシングゾーンを評価することは心機能の改善を評価するためにも重要なことです。

$\dot{D}O_2$
酸素運搬量：oxygen delivery

$\dot{V}O_2$
酸素消費量：oxygen consumption

O_2ER
酸素摂取率：oxygen extraction ratio

要になります。回路交換の作業は補助循環を一時中断しなくてはならずリスクが高いため，血栓予防のためにAPTTは基準値の1.5〜2.5倍または50〜80秒程度，ACTでは180〜200秒程度に調整します。また，人工肺は長期使用により人工肺内に結露が生じるウェットラングや，血漿成分が漏出するプラズマリークが発生し，ガス交換能が低下します。ウェットラングは定期的にガスフラッシュや送気ガスの温度を上げることで対処できますが，プラズマリークは回路交換が必要です。

PCPS装置は機械であるため突然停止する可能性があります。PCPSが停止すると患者が危機的状況に陥るため，直ちにPCPSに付属している手動用ポンプに切り替えて循環が維持できるよう日々訓練しておくことが必要です。

- ME機器の使い方だけではなく，なぜそのME機器を使用するのかを理解することが重要です。そして，得られた情報を患者管理に活かす必要があります。
- ME機器を必要とする患者の身体的，精神的，社会・経済的な状況を理解すると共に，安全を提供するためにもME機器を管理できるようになることが重要です。

引用・参考文献

1) 坂井誠，佐竹信子，吉楽初美：モニターアラームコントロールチームとの連携 生体情報モニターの適切な運用のための取り組み，医療安全，Vol.7，No.2，P.18〜21，2010.
2) Block FE Jr, Nuutinen L, Ballast B：Optimaization of alarms：a study on alarm limits, alarm sounds, and false alarms, intended to reduce annoyance. J Clin Monit Comput, 15（2）, 75-83, 1999.
3) 磨田裕：ME機器のアラームへの苦言・提言 医師の立場から 現場の期待するより使いやすく賢いアラームとは，Clinical Engineering，Vol.19，No.1，P.61，2007.
4) Amal J：Pulse oximetry. Critical care. 19, 272, 2015.
5) Watanabe H, et al.：The discrepancy between invasive and noninvasive blood pressure. Sapp Med J, 59, 111-117, 1990.
6) American Society of Anesthesiologists Task Force on Pulmonary Artery Catheterization. Practice guidelines for pulmonary artery catheterization：an updated report by the American Society of Anesthesiologists Task Force on Pulmonary Artery Catheterization. Anesthesiology, 99（4）, 988-1014, 2003.
7) 日本版敗血症診療ガイドライン2016作成特別委員会：日本版敗血症診療ガイドライン2016，日本集中治療医学会雑誌，Vol.24，Supplement 2，2016.
8) Epstein SK：Optimizing patient-ventilator synchrony. Semin Respir Crit Care Med, 22（2）, 137-152, 2001.
9) Weber KT, Janicki JS：Intraaortic balloon counterpulsation. A review of physiological principles, clinical results, and device safety. Ann Thorac Surg, 17（6）, 602-636, 1974.
10) Ibanez B, James S, Agewall S, et al.：2017 ESC Guidelines for the management of acute myocardial infarctioin in patients presenting with ST-segment elevation：The Task Force for the management of acute myocardial infarction in patients presenting with ST-segment elevation of the European Society of Cardiology（ESC）. Eur Heart J, 39（2）, 119-177, 2018.
11) Reid MB, Cottrel D：Nursing Care of Patients Receiving：Intra-aortic Balloon Counterpulsation. Critical Care Nurse, 25（5）, 40-49, 2005.
12) 中谷武嗣：レジストリー，松田暉監修：新版 経皮的心肺補助法—PCPSの最前線，P.141〜148，学研メディカル秀潤社，2004.
13) JIS T 1022：2018. 病院電気設備の安全基準：Safety requirements of electrical installations for medically used rooms in hospitals and clinics.
14) Trost JC, Hillis LD：Intra-aortic balloon counterpulsation. Am J Cardiol, 97（9）, 1391-1398, 2006.

執筆者一覧 [執筆順]

道又元裕	国際医療福祉大学成田病院 準備事務局
清水孝宏	那覇市立病院 看護部 急病センター 看護師長／集中ケア認定看護師
石田幹人	国立病院機構 関門医療センター 集中治療室 副看護師長／集中ケア認定看護師
松村千秋	岩手県立中央病院 看護師長／集中ケア認定看護師
川上悦子	長崎大学病院 集中治療部 副看護師長／集中ケア認定看護師
赤間幸江	東北医科薬科大学病院 ICU 集中ケア認定看護師
永田明恵	奈良県立医科大学 医学部看護学科 基礎看護学 助教／集中ケア認定看護師
菅原直子	杏林大学医学部付属病院 HCU 主任／集中ケア認定看護師
露木菜緒	国際医療福祉大学成田病院 準備事務局 集中ケア認定看護師
廣本幸枝	関西医科大学附属病院 GICU病棟 救急看護認定看護師
髙橋ひとみ	杏林大学医学部付属病院 看護部 師長補佐／救急看護認定看護師
菅 広信	秋田大学医学部附属病院 看護部 キャリア支援室 教育担当看護師／集中ケア認定看護師
長坂信次郎	藤枝市立総合病院 手術室 看護師長／集中ケア認定看護師
石川智也	藤枝市立総合病院 集中治療室 集中ケア認定看護師
戎 初代	国際医療福祉大学成田病院 準備事務局 集中ケア認定看護師
辻本雄大	奈良県立医科大学附属病院 集中治療部 急性・重症患者看護専門看護師／特定看護師
小橋郁美	奈良県立医科大学附属病院 集中治療部 特定看護師
清田和弘	東邦大学医療センター佐倉病院 看護部 看護師長補佐／集中ケア認定看護師
佐藤大樹	社会医療法人 北海道循環器病院 看護部 看護主任／集中ケア認定看護師
髙橋健二	山口県立総合医療センター ICU 集中ケア認定看護師
安藤有子	関西医科大学附属病院 看護部 看護師長／急性・重症患者看護専門看護師／集中ケア認定看護師
佐藤晃子	獨協医科大学病院 看護部 集中治療室 主任／集中ケア認定看護師
鎮目祐子	JAとりで総合医療センター ICU 集中ケア認定看護師
森安恵実	北里大学病院 集中治療センター RST・RRT室 集中ケア認定看護師
佐々木謙一	岩手県立中央病院 ICU 集中ケア認定看護師
沖 良一	公益財団法人大原記念倉敷中央医療機構 倉敷中央病院 救急ICU 看護師長／集中ケア認定看護師
諸見里 勝	那覇市立病院 呼吸器内科病棟 主任看護師／集中ケア認定看護師
鈴木 淳	総合病院 土浦協同病院 SCU 集中ケア認定看護師
平井 亮	京都橘大学 看護学部 看護学科 助手
増田貴生	国立循環器病研究センター 看護部 教育担当 副看護師長
神谷健司	近畿大学病院 ICU部 看護師長／集中ケア認定看護師
阿部絵美	日本赤十字社 前橋赤十字病院 ICU 看護係長／集中ケア認定看護師
栗原知己	日本赤十字社 前橋赤十字病院 ICU 看護師／群馬県立県民健康科学大学 看護学研究科 博士前期課程
五十嵐竜太	新潟大学医歯学総合病院 集中ケア認定看護師
更科陽子	済生会横浜市東部病院 救命救急センター外来 救急看護認定看護師
清水 祐	国立大学法人 千葉大学 大学院看護学研究科 看護学専攻 博士前期課程 集中ケア認定看護師
宮本毅治	純真学園大学 保健医療学部 看護学科 講師
志村知子	日本医科大学付属病院 看護部 主任看護師／皮膚・排泄ケア認定看護師／急性・重症患者看護専門看護師
渡邊健太	杏林大学医学部付属病院 集中治療室 感染管理認定看護師
小幡賢吾	岡山赤十字病院 リハビリテーション科
高橋哲也	順天堂大学 保健医療学部 理学療法学科 副学科長・教授
春名純平	札幌医科大学附属病院 ICU病棟 急性・重症患者看護専門看護師
卯野木 健	札幌市立大学 看護学部 成人看護学領域（急性期看護学）教授
藤野 崇	近畿大学病院 家族支援専門看護師
立野淳子	小倉記念病院 急性・重症患者看護専門看護師
奥田晃久	東京慈恵会医科大学葛飾医療センター 臨床工学部

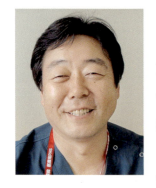

〈編著〉**道又元裕** 国際医療福祉大学成田病院 準備事務局

東京女子医科大学病院中央集中治療部看護師（主任看護師）を経て日本看護協会看護研修学校救急看護学科専任教員。2001年日本看護協会看護研修学校重症集中ケア専任教員，2003年看護研修学校副校長，2006年4月から2008年3月まで看護研修学校校長を務める。2008年4月杏林大学医学部付属病院看護・助産実践教育研修センター集中ケア認定看護師教育課程主任教員，2010年杏林大学医学部付属病院 看護部長を歴任後，2019年4月より現職。

重症患者のアセスメントとベストプラクティス

2019年6月20日 発行　　第1版第1刷

編著：道又元裕（みちまたゆきひろ）Ⓒ

企　画：日総研グループ
代　表　岸田良平
発行所：日総研出版

本部　〒451-0051 名古屋市西区則武新町3-7-15(日総研ビル)　☎ (052)569-5628　FAX (052)561-1218

日総研お客様センター　電話 0120-057671　FAX 0120-052690
名古屋市中村区則武本通1-38　日総研グループ縁ビル　〒453-0017

札幌	☎ (011)272-1821　FAX (011)272-1822　〒060-0001 札幌市中央区北1条西3-2(井門札幌ビル)	広島	☎ (082)227-5668　FAX (082)227-1691　〒730-0013 広島市中区八丁堀1-23-215
仙台	☎ (022)261-7660　FAX (022)261-7661　〒984-0816 仙台市若林区河原町1-5-15-1502	福岡	☎ (092)414-9311　FAX (092)414-9313　〒812-0011 福岡市博多区博多駅前2-20-15(第7岡部ビル)
東京	☎ (03)5281-3721　FAX (03)5281-3675　〒101-0062 東京都千代田区神田駿河台2-1-47(廣瀬お茶の水ビル)	編集	☎ (052)569-5665　FAX (052)569-5686　〒451-0051 名古屋市西区則武新町3-7-15(日総研ビル)
名古屋	☎ (052)569-5628　FAX (052)561-1218　〒451-0051 名古屋市西区則武新町3-7-15(日総研ビル)	商品センター	☎ (052)443-7368　FAX (052)443-7621　〒490-1112 愛知県あま市上萱津大門100
大阪	☎ (06)6262-3215　FAX (06)6262-3218　〒541-8580 大阪市中央区安土町3-3-9(田村駒ビル)		この本に関するご意見は，ホームページまたはEメールでお寄せください。E-mail cs@nissoken.com

・乱丁・落丁はお取り替えいたします。本書の無断複写複製（コピー）やデータベース化は著作権・出版権の侵害となります。
・この本に関する訂正等はホームページをご覧ください。www.nissoken.com/sgh

研修会・出版の最新情報は
www.nissoken.com

日総研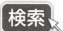